医药卫生类普通高等教育校企合作"双元规划"精品教材

组织学与胚胎学

蒙兆年　陈雄林　张雪梅　**主编**

江苏大学出版社
JIANGSU UNIVERSITY PRESS
镇 江

图书在版编目（CIP）数据

组织学与胚胎学 / 蒙兆年，陈雄林，张雪梅主编
. —镇江 ：江苏大学出版社，2023.12
ISBN 978-7-5684-2078-5

Ⅰ.①组… Ⅱ.①蒙… ②陈… ③张… Ⅲ.①人体组
织学②人体胚胎学 Ⅳ.①R32

中国国家版本馆 CIP 数据核字（2023）第 219897 号

组织学与胚胎学

Zuzhixue Yu Peitaixue

主　　编 /	蒙兆年　陈雄林　张雪梅
责任编辑 /	王　晶
出版发行 /	江苏大学出版社
地　　址 /	江苏省镇江市京口区学府路 301 号（邮编：212013）
电　　话 /	0511-84446464（传真）
网　　址 /	http：//press. ujs. edu. cn
排　　版 /	北京世纪鸿文制版技术有限公司
印　　刷 /	廊坊市伍福印刷有限公司
开　　本 /	899 mm×1 194 mm　　1/16
印　　张 /	18
字　　数 /	531 千字
版　　次 /	2023 年 12 月第 1 版
印　　次 /	2023 年 12 月第 1 次印刷
书　　号 /	ISBN 978-7-5684-2078-5
定　　价 /	69.00 元

如有印装质量问题请与本社营销部联系（电话：0511-84440882）

前 言

　　教育部关于高校发展规划及普通高等教育教材建设的意见指出，教材必须具有思想性、科学性、先进性、启发性和适应性。为全面推进素质教育，进一步提高学生学习的主动性和创造性，我们结合医学专业教学特点，遵循既重视扎实掌握专业基础知识，又重视培养解决问题和动手实操能力的宗旨，努力将理论知识与临床实践相结合，编写了这本《组织学与胚胎学》。

　　本教材由多所院校从事组织学与胚胎学一线教学工作的专任教师共同编写。全书共28个章节，包括组织学绪论、四大基本组织、各个系统组织学、胚胎学总论和先天性畸形等具体内容。各章中的板块包括思维导图、学习目标、思政入课堂、章节具体内容、本章节理论联系具体临床案例、本章小结、思考题等。在内容安排和编写体例上，本教材力求符合当代医学高校教学要求，突出专业性、思想性和实用性，以便更好地为广大医学院校教学服务。

　　本教材在编写中进行了创新改革，与传统教材相比对编写板块及内容进行了改变。章节以思维导图起笔，将主要内容展现出来，让学生对章节主要内容有大致的认知；学习目标的罗列可以突出重点，让学生很好地进行针对性学习；"思政入课堂"从章节背景入手，告诉学生要成为一名德才兼备的白衣天使应具备的高尚道德品质和职业素养；章节具体内容在传统知识结构的基础上，增加了临床具体案例，内容精练，突出重点和实用性；"本章节理论联系具体临床案例"很好地将理论与临床相衔接，可以增加学生的临床知识储备和提升学生的运用能力，同时对备考执业医师资格考试帮助很大；"本章小结"对章节内容进行汇总梳理，提炼出重要知识点；"思考题"提出章节重点问题，让学生进行汇总、思考和分析，进一步提升学生思考、分析和解决问题的能力。

　　本教材是在新时代医学教育背景及需求的大环境下进行的教学创新改革成果。由于编者水平有限，书中难免存在不足之处，欢迎广大读者批评指正。

编　者

编 委 会

目　录

组织学

胚胎学

第一章 组织学绪论

思维导图

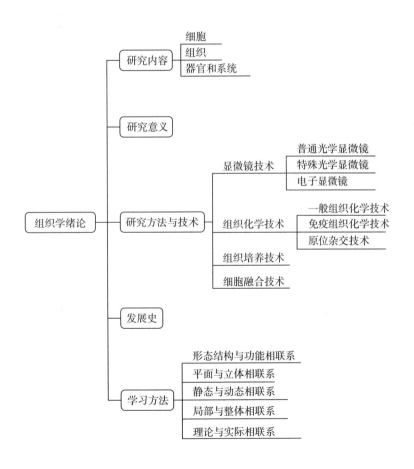

学习目标

1. 掌握：组织学的概念及学习方法。

2. 熟悉：组织学的研究方法与技术；HE 染色嗜酸性和嗜碱性的区别；光镜和电镜的分辨率。

3. 了解：组织学的发展史。

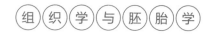

一、组织学的研究内容及其意义

组织学（Histology）是研究正常人体微细结构及相关功能的学科，以显微镜观察组织切片为基本方法，故组织学又称为微观解剖学（Microanatomy）。

人体组织是由细胞和细胞外基质发育分化形成的，而器官是由几种不同组织发育分化并有机结合形成的，若干功能相关的器官又构成一个系统。因此，组织学的研究内容包括细胞、组织及器官和系统三部分。

1. 细胞

细胞（Cell）是人体形态结构和功能的基本单位，是一切生物体新陈代谢、生长发育、繁殖分化的形态学基础。细胞的结构特点：人体具有多种（210多种）形态各异、大小不等的细胞。功能特点：执行着多样的机能活动。它们在身体内互相调节和互相合作，以维持整体的生命活动。

2. 组织

组织（Tissue）形成于胚胎发育时期，由一些形态相似、功能相近的细胞和细胞外基质（细胞间质）所组成。由于细胞的种类和特性不同，一般将组织分为四类，即上皮组织、结缔组织、肌组织和神经组织，统称为基本组织。

3. 器官和系统

器官和系统是在胚胎发育的早期由几种不同的组织发育分化和相互结合形成的。人体的各个器官和各种系统均各有其细微结构的组织特征，并执行一定的功能。

医学组织学的研究意义，就是阐明在正常情况下，细胞、组织、器官和系统的形态结构及其生理功能，以及它们在人体内的相互关联作用和意义。只有深入了解机体的结构，才可能透彻阐明其功能。因此，组织学的发展极大地促进了生理学的进步，同时它也是病理学的基础。

二、组织学的研究方法与技术

（一）显微镜技术

1. 普通光学显微镜

普通光学显微镜简称光镜（Light microscope，LM），最高分辨率达 0.2 μm，可将组织放大 1500 倍，是 16 世纪末由荷兰人发明的。

光镜下观察到的组织结构称光镜结构。利用显微镜观察组织结构时，需要先将组织制成切片。组织切片的制作流程包括：①取材、固定；②脱水、包埋；③切片（5 ~ 10 μm 厚）、染色。最常用的组织切片染色法是苏木精—伊红染色法（Hematoxylin-eosin staining），简称 HE 染色。苏木精是碱性染料，能将染色质和核糖体染成紫蓝色；伊红为酸性染料，能将胞质和细胞外基质染成红色。对酸性染料亲和力强者，称嗜酸性（Acidophilia）；对碱性染料亲和力强者，称嗜碱性（Basophilia）；与两种染料的亲和力均不强者，称中性（Neutrophilia）。此外，还有甲苯胺蓝染色和硝酸银染色等方法。

2. 特殊光学显微镜

特殊光学显微镜包括荧光显微镜、暗视野显微镜、相差显微镜和激光共聚焦扫描显微镜。

3. 电子显微镜

电子显微镜简称电镜（Electron microscope，EM），最高分辨率达 0.2 nm，可将组织放大几万倍甚至几十万倍，是 1932 年由卢斯卡和科诺尔发明的。

电镜下观察到的组织结构称超微结构。目前常用的电镜有透射电镜和扫描电镜。透射电镜的分辨率是 0.2 nm，扫描电镜的分辨率是 2 nm。

（二）组织化学技术

组织化学技术是运用理化、免疫或分子生物学等技术与组织学技术相结合，在组织切片上定位或定量地显示组织细胞内某种物质的存在与分布。

1. 一般组织化学技术

一般组织化学技术（Common histochemistry technique）是指用某种化学试剂与样品中某种物质发生反应，然后用光镜或电镜观察反应产物的技术。可用于组织细胞中某种物质的定性、定位或定量分析。

2. 免疫组织化学技术

免疫组织化学技术（Immunohistochemistry technique）简称免疫组化，是根据抗原抗体特异结合的原理，用已知的标记抗体去滴定样品，通过观察抗原抗体复合物沉淀中的标记物来定位或定量样品抗原分布情况的技术。

3. 原位杂交技术

原位杂交技术（In situ hybridization technique）是用标记的核酸探针（DNA 或 RNA 片段）与细胞或组织切片中的待测核酸按碱基互补配对原理进行杂交，通过镜下观察标记物获得待测核酸的分布与含量。

（三）组织培养技术

组织培养技术（Tissue culture technique）是指在人体外培养活细胞、组织或器官的方法，用于研究各种理化因素或生物因素对细胞新陈代谢的影响。

（四）细胞融合技术

细胞融合技术（Cell fusion technique）是指通过培养和诱导两个或多个细胞，使它们合并成一个双核或多核细胞的技术。

另外，还有流式细胞技术、冷冻蚀刻技术、显微放射自显影技术和生殖工程等。

三、组织学的发展史

（一）细胞的发现和细胞学说的创立

从细胞的发现和细胞学说的建立起始，组织学发展至今已有 300 余年历史。英国人 Hooke（1635—1703 年）用显微镜观察软木塞薄片，首先描述了细胞壁围成的小室，称之为 "cell"。意大利人 Malpighi（1628—1694 年）用显微镜观察了脾、肺、肾等组织结构。荷兰人 Leeuwenhoek（1632—1723 年）用较高倍的显微镜发现了精子、红细胞、肌细胞、神经细胞等。荷兰人 Graaf（1641—1673 年）观察报道了卵泡。法国人 Bichat（1771—1822 年）用肉眼观察解剖组织，并于 1801 年发表《膜的研究》一文，文中首次提出 "组织"（法文 tissu，原意为编织物）一词，还将人体的组织分为 21 种。德国人 Meyer 在 1819 年又将组织重新分类为 8 种，并创用 "histology" 一词。英国人 Brown 在 1831 年发现了细胞核，对细胞的结构有了初步的认识。德国学者 Schleiden（1804—1881 年）和 Schwann（1810—1882 年）于 1838—1839 年分别指出细胞是一切植物和动物的结构、功能和发生的基

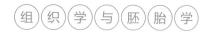

本单位，创立了细胞学说，成为组织学、胚胎学、生理学、病理学等生命科学发展的重要里程碑。细胞学说被誉为 19 世纪自然科学的三大发现（细胞学说、物质和能量守恒定律、达尔文进化论）之一。不久，德国学者 Virchow（1821—1902 年）于 1858 年指出疾病只源于细胞，细胞损害是一切疾病的基础，建立了细胞病理学说，使细胞学说更趋完善。19 世纪中期以后，光学显微镜、切片技术及染色方法的不断改进与充实，推进了组织学的发展。20 世纪初至中期，相差显微镜、偏光显微镜、暗视野显微镜、荧光显微镜、紫外光显微镜等特殊显微镜陆续制成，并用于组织学研究；与此同时，组织化学、组织培养、放射自显影等技术也逐渐建立和完善并被广泛应用，组织学研究更趋深入，资料日益丰富。20 世纪 40 年代，电子显微镜问世并不断改进，至今已广泛用于观察细胞和组织的微细结构及其在不同状态下的变化，使人类对生命现象结构基础的认识深入更微细的境界，其中许多重要资料已列为现代组织学的基本内容。

（二）我国主要的组织学家

我国组织学研究始于 20 世纪初，组织学是从人体解剖学分化出来的一门"较年轻"的科学。我国老一辈组织学家如马文昭（1886—1965 年）、鲍鉴清（1893—1982 年）、王有琪（1899—1995 年）、张作干（1907—1969 年）、李肇特（1913—2006 年）、薛社普（1917—2017 年）等，他们在学科建设、科学研究和人才培养等方面做出了历史性贡献。

（三）组织学的发展前景

近几十年，科学技术的发展更为迅猛，许多新技术、新设备不断涌现并用于细胞学和组织学的研究，诸如免疫细胞化学技术、单克隆技术、细胞分离技术、细胞融合技术、显微分光光度计、图像分析仪与立体计量技术、同位素示踪技术、流式细胞技术、蛋白质和核酸的分离提取及原位检测、原位杂交等核酸分子杂交技术、X 射线衍射技术、X 射线显微分析技术以及分子重组与基因工程等。这些新技术大多与计算机技术相结合，对细胞进行微观和微量的定性和定量分析，使组织学的研究进入了更深层次和更宽广的领域。

四、组织学的学习方法

组织学是通过显微镜观察组织切片，获得相关组织微细结构的学科，在学习中应该注重以下几个方面。

（一）形态结构与功能相联系

细胞、组织和器官的形态结构特点与其生理功能密切相关，形态结构是生理功能的基础。如肌纤维的形态细长，胞质内的大量肌丝都是为了适应其舒缩功能；红细胞为双凹圆盘状，是为了适应其携带更多 O_2 和 CO_2 的功能。

（二）平面与立体相联系

在组织切片上观察到的是细胞、组织和器官的平面结构，而人体的细胞、组织和器官是三维立体结构，故不同切面下观察到的形态结构是不同的。如骨骼肌纤维在纵切面上为长条形，且可见横纹与多核，但在其横切面上就不一定能看到细胞核与横纹。

（三）静态与动态相联系

教学中观察到的图像是静止的，而体内细胞、组织的形态与功能随其发育阶段不同每时每刻都在发生变化，所以在同一张切片中可能观察到某种细胞或组织的不同形态。

（四）局部与整体相联系

人体是由许多组织器官构成的完整统一的整体，各组织器官在结构和功能上既相互联系又相互影响。

（五）理论与实际相联系

应充分利用教学中形象直观的挂图、模型、图谱、切片来印证课堂讲授、叙述的理论，以此加深理解和记忆。

本章节理论联系具体临床案例

患者张某，男，48岁，前期因胃部饱胀不适，消化不良，自以为是慢性胃炎，自行去药店购买胃炎治疗药物后服用效果不佳。后出现胃痛、烧心，进食后疼痛减轻，有体重下降、便血等症状。遂去医院消化内科就诊，经胃镜检查诊断为"胃窦部腺癌"。医生建议患者立即住院手术治疗。但该患者因经济原因，三个月后才住院实施手术治疗。肿瘤外科医生在给该患者施行胃大部切除术时，临时发现该患者除胃部原患病部位外，腹膜出现新的病灶，这时在手术过程中该如何进行处理？

分析和处理：

手术时怀疑某部位有病变，需要进一步确诊，必须对怀疑病变部位进行病理诊断。常规石蜡组织切片制作需要经过取材和固定、脱水和透明、浸蜡和包埋、切片和染色、封固等十七个步骤，并且固定、脱水、透明、染色等过程有严格的时间要求和限制，这就是患者取病理报告结果需要等两到三天的原因。但是该患者在手术过程中被发现有新的病灶，让患者躺在手术台上等两到三天出病检结果后再行决定是否手术，或者给患者伤口缝合等病检结果出来再行决定是否再次手术，显然都是不可行的。这时的最佳选择是冰冻切片检查诊断技术。医生可临时在怀疑病变部位取材，由病理科医生将切下的病变组织放在冰冻切片机中迅速冷冻，然后制作成切片，再做出诊断，以决定是否手术。从取材冷冻到得出结果，大约只需三十分钟。冰冻切片检查诊断技术可极大地方便医生应对临床诊断和治疗时的突发要求，这项技术常用于快速病理诊断。

本章小结

组织学是研究正常人体微细结构及其功能的学科，研究内容包括细胞、组织及器官和系统三部分。细胞是人体结构和功能的基本单位，是组织和器官的结构基础。许多形态相似、功能相关的细胞，与细胞外基质结合而形成的细胞群，称为组织。每种组织都具有某些共同的形态结构特点和相关的功能。组织分为上皮组织、结缔组织、肌组织和神经组织，统称为基本组织。器官由几种不同组织发育分化和相互结合形成，许多功能相关的器官联合在一起构成系统。

组织学研究随着研究技术的进步而发展。在组织学的学习中，HE染色是最常用的染色方法之一。苏木精是碱性染料，将细胞核染成紫蓝色；伊红是酸性染料，将细胞质染成红色。对酸性染料亲和力强者，称嗜酸性；对碱性染料亲和力强者，称嗜碱性；与两种染料的亲和力均不强者，称中性。在形态学观察中，分辨率是一个重要的指标，通常人眼的分辨率为 0.2 mm，光镜的分辨率为 0.2 μm，透射电镜和扫描电镜的分辨率分别是 0.2 nm 和 2 nm。

思考题

1. 简述人体组织学的定义和研究内容。
2. 说出组织学常用的研究方法与技术。
3. 解释 HE 染色后出现的嗜酸性和嗜碱性。

第二章 上皮组织

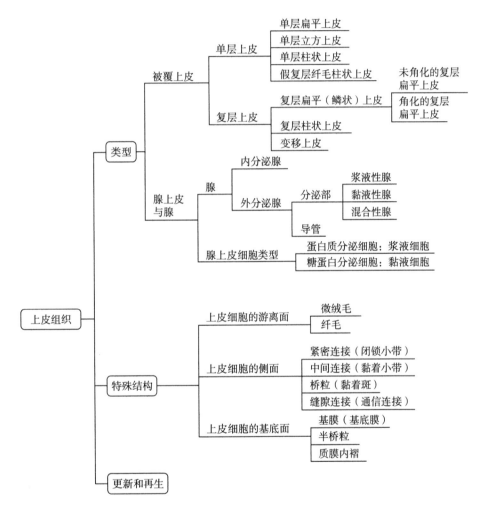

被覆上皮
- 单层上皮
  - 单层扁平上皮
  - 单层立方上皮
  - 单层柱状上皮
  - 假复层纤毛柱状上皮
- 复层上皮
  - 复层扁平（鳞状）上皮
    - 未角化的复层扁平上皮
    - 角化的复层扁平上皮
  - 复层柱状上皮
  - 变移上皮

腺上皮与腺
- 腺
  - 内分泌腺
  - 外分泌腺
    - 分泌部
      - 浆液性腺
      - 黏液性腺
      - 混合性腺
    - 导管
- 腺上皮细胞类型
  - 蛋白质分泌细胞：浆液细胞
  - 糖蛋白分泌细胞：黏液细胞

特殊结构
- 上皮细胞的游离面
  - 微绒毛
  - 纤毛
- 上皮细胞的侧面
  - 紧密连接（闭锁小带）
  - 中间连接（黏着小带）
  - 桥粒（黏着斑）
  - 缝隙连接（通信连接）
- 上皮细胞的基底面
  - 基膜（基底膜）
  - 半桥粒
  - 质膜内褶

更新和再生

学习目标

1. 掌握：上皮组织的结构特点；被覆上皮的分类原则、分类及分布。
2. 熟悉：腺上皮、腺的定义；上皮的特殊结构。
3. 了解：上皮组织的更新和再生。

思政入课堂

　　上皮组织（Epithelial tissue）简称上皮（Epithelium），由大量形态规则、排列密集的上皮细胞和极少量的细胞外基质构成。上皮细胞的不同表面在结构和功能上均具有明显的差别，称为极性。上皮细胞朝向体表或有腔器官腔面的一面，称游离面，常分化出一些特殊的结构与功能相适应。与游离面相对的另一面朝向深部的结缔组织，称基底面，借助基膜与结缔组织相连。上皮组织中大多没有血管，细胞的营养依靠结缔组织内的血管透过基膜供给。上皮组织内分布有丰富的感觉神经末梢。上皮组织主要分为被覆上皮、腺上皮两大类，具有保护、吸收、分泌和排泄等功能。

第一节　被覆上皮

被覆上皮（Covering epithelium）覆盖于身体表面，衬贴在体腔和有腔器官的腔面，根据上皮细胞的排列层数和在垂直切面上细胞的形态（主要根据表层细胞的形态）进行分类和命名（表2-1）。

表 2-1　被覆上皮的类型和主要分布

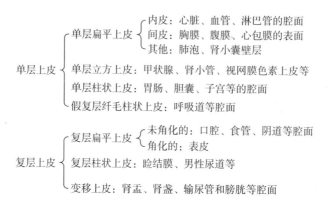

（一）单层上皮

（1）单层扁平上皮（Simple squamous epithelium）又称为单层鳞状上皮，由一层很薄的扁平细胞构成。由表面观察，细胞呈不规则形或多边形，核呈椭圆形，位于细胞中央，细胞边缘呈锯齿状或波浪状，互相嵌合；由垂直切面观察，细胞呈扁薄形，胞质很少，含核的部分略厚（图2-1、图2-2）。其中，衬贴在心、血管和淋巴管腔面的单层扁平上皮称为内皮。内皮的结构特点是游离面光滑，有利于血液和淋巴液的流动及物质交换。而分布于胸膜、腹膜和心包膜表面的单层扁平上皮称为间皮（图2-3）。间皮的结构特点是游离面湿润光滑，有助于减少器官摩擦，便于内脏的运动。

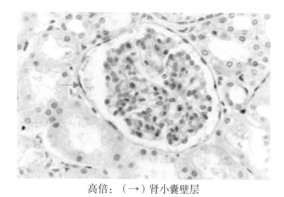

高倍：（→）肾小囊壁层

图 2-1　单层扁平上皮光镜图

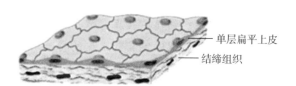

图 2-2　单层扁平上皮模式图

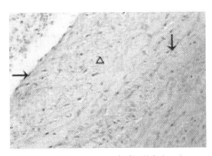 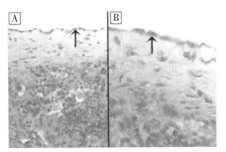

高倍：内皮（→），内皮下层（△），
内弹性膜（↓）
（a）内皮（人主动脉）

A. 低倍：在被膜表面可见一细线（↑）
B. 高倍：此线（↑）为一层扁平细胞相互连接而成
（b）间皮（人脾）

图 2-3 内皮与间皮光镜图

（2）单层立方上皮（Simple cuboidal epithelium）由一层近似立方形的细胞组成（图 2-4、图 2-5）。由上皮表面观察，细胞呈多边形；由垂直切面观察，细胞呈立方形，核圆，位于细胞中央。单层立方上皮主要分布于肾小管、甲状腺滤泡等处，具有分泌和吸收功能。

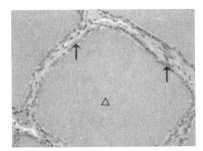

高倍：甲状腺滤泡壁（↑）为单层立方上皮，
细胞核呈圆形。滤泡腔内充满红色胶质（△）

图 2-4 单层立方上皮光镜图（人甲状腺）

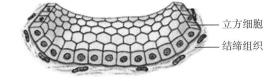

立方细胞
结缔组织

图 2-5 单层立方上皮模式图

（3）单层柱状上皮（Simple columnar epithelium）由一层棱柱状细胞组成。由表面观察，细胞呈六角形或多角形；由垂直切面观察，细胞呈柱状，核呈长椭圆形，与细胞的长轴平行，多位于细胞近基底部。单层柱状上皮主要分布在胃、肠、胆囊和子宫等的腔面，具有吸收或分泌功能。此外，在小肠和大肠腔面的单层柱状上皮中，柱状细胞间还散在有杯状细胞（图 2-6、图 2-7）。杯状细胞形似高脚酒杯，顶部膨大，充满黏液性分泌颗粒，基底部较细窄，含深染的三角形或半月形的胞核。杯状细胞是一种腺细胞，分泌黏液，对上皮具有润滑和保护的作用。

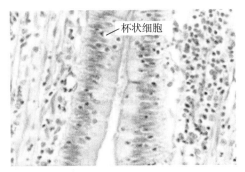

杯状细胞

图 2-6 单层柱状上皮光镜图（小肠）

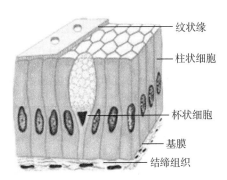

纹状缘
柱状细胞
杯状细胞
基膜
结缔组织

图 2-7 单层柱状上皮模式图

（4）假复层纤毛柱状上皮（Pseudostratified ciliated columnar epithelium）由柱状细胞、梭形细胞、锥体形细胞和杯状细胞几种形状和大小不同的细胞组成。由于每种细胞形态不同、高矮不等，细胞核位置的深浅也不一致，从上皮垂直切面看很像复层上皮，但这些高矮不等的细胞基底端都附在基膜上，故实际仍为单层上皮，加之柱状细胞游离面具有纤毛，因此得名（图 2-8、图 2-9）。这种上皮主要分布在呼吸道的腔面。杯状细胞分泌的黏液可黏附吸入的灰尘和细菌等异物，纤毛的节律性摆动将含有灰尘和细菌的黏液推向咽部继而排出体外，具有清洁和保护呼吸道的作用。

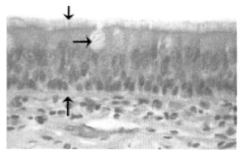

高倍：上皮由多种细胞构成，游离面有纤毛（↓），可见杯状细胞（→），基膜明显（↑）

图 2-8　假复层纤毛柱状上皮光镜图（人气管）

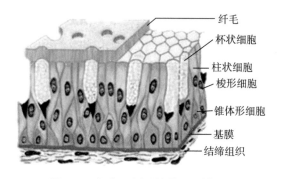

纤毛
杯状细胞
柱状细胞
梭形细胞
锥体形细胞
基膜
结缔组织

图 2-9　假复层纤毛柱状上皮模式图

（二）复层上皮

（1）复层扁平（鳞状）上皮（Stratified squamous epithelium）由多层细胞组成，是最厚的一种上皮（图 2-10）。由垂直切面观察，细胞的形状和厚薄不一。紧靠基膜的一层细胞呈立方形或矮柱状，细胞较为幼稚，具有旺盛的分裂能力；此层以上是数层多边形细胞；再上为梭形细胞；浅层为几层扁平细胞。

最表层的扁平细胞已退化并不断脱落。基底层的新生的细胞逐渐向浅层移动，以补充表层脱落的细胞。复层扁平上皮与深部结缔组织的连接面凹凸不平，扩大了两者的接触面积，有利于物质交换，并使连接更为牢固。

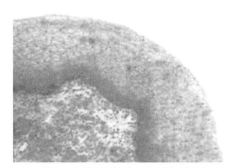

低倍：细胞层数较多，从表层到深层
细胞形态逐渐变化

（a）

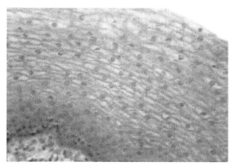

高倍：表层细胞为扁平形，染色浅，其核扁平；
中间数层细胞为多边形，染色浅，核呈圆形或椭圆形；
基底层为一层立方或矮柱状细胞，染色深，核呈椭圆形

（b）

图2-10　复层扁平上皮光镜图（人食管）

复层扁平上皮主要分布于口腔、食管和阴道等的腔面及皮肤表皮，具有很强的机械性保护作用，如耐摩擦和阻止异物侵入等，且受损伤后，该上皮有很强的修复能力。

位于皮肤表面的复层扁平上皮，浅层细胞已无胞核，胞质中充满角蛋白，细胞干硬，并不断脱落。这种上皮称为角化的复层扁平上皮（主要见于皮肤的表皮）。衬贴在口腔和食管等腔面的复层扁平上皮，浅层细胞是有核的，含角蛋白少，称未角化的复层扁平上皮。

（2）复层柱状上皮（Stratified columnar epithelium）深层为一层或几层多边形细胞，浅层为一层排列较整齐的柱状细胞（图2-11）。此种上皮仅见于眼睑结膜和男性尿道等处。

（3）变移上皮（Transitional epithelium）又名移行上皮，由表层细胞、中间层细胞和基底细胞组成。其主要衬贴在排尿管道（肾盏、肾盂、输尿管和膀胱）的腔面。变移上皮的特点为细胞形状和层数可随所在器官的收缩与扩张而发生变化。如膀胱缩小时，上皮变厚，细胞层数较多，此时，表层细胞呈大立

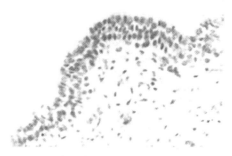

图2-11　复层柱状上皮光镜图（眼睑结膜）

方形，胞质丰富，有的细胞含两个细胞核，称盖细胞，一个盖细胞可覆盖几个中间层细胞；中间层细胞为多边形，有些呈倒置的梨形；基底细胞为矮柱状或立方形（图2-12）。当膀胱充盈扩张时，上皮变薄，细胞层数减少，细胞形状呈扁梭形。

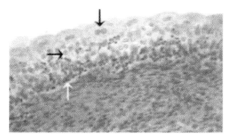

高倍（人膀胱）：表层细胞（↓）为立方形，有1~2个核；
中间数层细胞（→）为倒置梨形；基层细胞（↑）为矮柱状

（a）

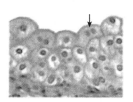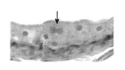

左图为膀胱空虚状态；右图为膀胱充盈状态
（↓）盖细胞

（b）

图2-12　变移上皮光镜图

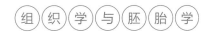
第二节　腺上皮与腺

以分泌功能为主的上皮称为腺上皮（Glandular epithelium）。以腺上皮为主要成分构成的器官称腺（Gland）。腺细胞的分泌物含酶、糖蛋白（也称黏蛋白）和激素等。

（一）外分泌腺和内分泌腺

在胚胎时期，多数腺上皮是从原始上皮层向结缔组织内生长分化增殖，形成细胞索。细胞索逐渐分化为中空的管状，其末端具有分泌功能，即成为腺。若形成的腺有导管通到器官腔面或身体表面，分泌物经导管排出，则这种腺称外分泌腺（Exocrine gland），如汗腺、胃腺等；若形成的腺没有导管，分泌物经血液或淋巴输送，则这种腺称内分泌腺（Endocrine gland），如甲状腺、肾上腺等（图 2-13）。

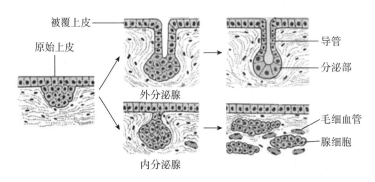

图 2-13　外分泌腺和内分泌腺发生模式图

（二）浆液细胞

浆液细胞（Serous cell）大多呈锥体形或矮柱状，核呈圆形，靠近细胞基底部。细胞基底部胞质呈强嗜碱性，顶部充满嗜酸性酶原颗粒。电镜下，浆液细胞符合蛋白质分泌细胞的超微结构特点，细胞基底部有排列紧密的粗面内质网，核上方分布有发达的高尔基复合体和高电子密度的分泌颗粒。浆液细胞的分泌物为较稀薄的液体，其中含有不同的酶。

（三）黏液细胞

黏液细胞（Mucous cell）大多呈矮柱状或锥体形，细胞核常较扁，位于细胞基底部，细胞顶部胞质含许多较大的分泌颗粒，用 PAS 法染色时，颗粒着色很深；但在 HE 染色切片中，因不易保存分泌颗粒，所以分泌颗粒所在部位着色很浅，呈泡沫状或空泡状。细胞的分泌物与水结合成黏液，覆盖在上皮游离面，起滑润和保护的作用。杯状细胞是散在于呼吸道和肠道上皮中的单细胞黏液细胞。

（四）外分泌腺的结构与分类

外分泌腺可分为单细胞腺和多细胞腺。前述的杯状细胞就是单细胞腺，但人体中大多数腺是多细胞腺，一般都由分泌部和导管两部分组成（图 2-14）。

1. 分泌部（Secretory portion）

分泌部的形状为管状、泡状或管泡状。泡状和管泡状的分泌部常称腺泡。分泌部一般由一层细胞组成，中央有腔。根据分泌部的形状，腺可分为管状腺、泡状腺和管泡状腺（图 2-14），组成分泌部的腺细胞结构，因腺的种类和分泌物性质的不同而有显著差别。根据分泌物的性质，可将消化、呼吸及生殖管道中的某些腺体分为浆液性腺、黏液性腺及混合性腺。

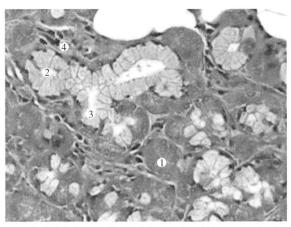

1—浆液性腺泡；2—黏液性腺泡；3—混合性腺泡；4—导管

（a）外分泌腺光镜图

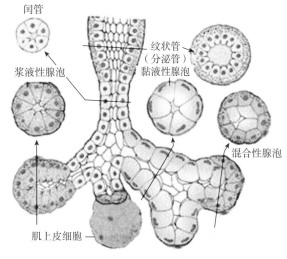

（b）外分泌腺模式图

图2-14 外分泌腺

（1）浆液性腺（Serous gland）：由浆液细胞构成的腺泡。

（2）黏液性腺（Mucous gland）：由黏液细胞构成的腺泡。

（3）混合性腺（Mixed gland）：由浆液细胞和黏液细胞共同组成的腺泡。大部分混合性腺主要由黏液性细胞组成，少量的浆液性细胞位于腺泡的底部，在切片中呈半月形结构，称浆半月。

2. 导管（Duct）

导管与分泌部直接通连，由单层或复层上皮构成。导管的作用主要是排出分泌物，但有些腺的导管还有吸收水和电解质及排泄作用。导管有无分支也是外分泌腺分类命名的依据之一。有些腺的一个或几个分泌部通连一条不分支的导管，称单腺；有些腺的导管分成大小不等的几级分支，最小的导管末端通连分泌部，称复腺。

第三节 上皮组织的特殊结构

上皮细胞具有明显的极性，与其功能相适应，在上皮细胞的各个面常形成不同的特殊结构。

（一）上皮细胞的游离面

1. 微绒毛（Microvillus）

微绒毛是上皮细胞游离面细胞膜和细胞质伸出的微细指状突起，直径约 0.1 μm，在电镜下才能清楚辨认（图2-15）。微绒毛的长度及数量在不同的细胞或不同的生理状态下有明显的差异。其中，具有活跃吸收功能的上皮细胞在光镜下可见细胞游离面的纹状缘或刷状缘，它就是由许多排列整齐、密集

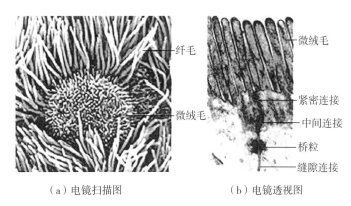

（a）电镜扫描图　　　（b）电镜透视图

图2-15 微绒毛电镜图

13

的微绒毛构成的（图 2-7、图 2-15）。微绒毛可显著地扩大细胞的表面积，增强细胞的吸收功能。

2. 纤毛（Cilium）

纤毛是细胞游离面细胞膜和细胞质伸出的能摆动的较粗而长的突起，长 5 ~ 10 μm，粗 0.3 ~ 0.5 μm，比微绒毛粗长，在光镜下可见（图 2-16）。电镜下观察纤毛，胞质中含有"9+2"纵行排列的微管，中央有 2 条单独的微管，周围有 9 组二联微管，二联微管一侧伸出 2 条短小的动力臂，其具有 ATP 酶活性，分解 ATP 后动力臂附着于相邻的二联微管，使微管之间产生滑动，导致纤毛的运动。大量纤毛的协调摆动像风吹麦浪状，把上皮表面的黏液及黏附的颗粒定向推送。纤毛基部有一个致密颗粒，称基体（图 2-17），这可能是纤毛微管的最初形成点。例如，呼吸道的假复层纤毛柱状上皮即以此种方式做纤毛定向摆动，把吸入的灰尘和细菌等排出。

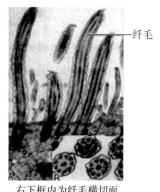

右下框内为纤毛横切面

图 2-16　气管上皮细胞纤毛电镜透视图

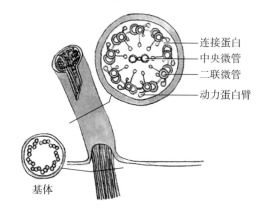

连接蛋白
中央微管
二联微管
动力蛋白臂

基体

图 2-17　纤毛结构模式图

（二）上皮细胞的侧面

上皮细胞的侧面是细胞间的相邻面，相邻面上分化出的一些特殊结构称细胞连接（Cell junction）。细胞连接只有在电镜下才能观察到，常呈点状、斑状和带状结构，使上皮细胞互相牢固相连（图 2-16）。

细胞连接主要有紧密连接、中间连接、桥粒和缝隙连接，有两个或两个以上紧邻存在，构成连接复合体（图 2-18）。以下以单层柱状上皮为例，介绍细胞连接。

（1）紧密连接（Tight junction）又称闭锁小带，常见于单层柱状上皮和单层立方上皮，位于相邻细胞侧面顶端，呈箍状环绕细胞（图 2-18、图 2-19）。紧密连接除有机械性连接作用外，还具有机械屏障作用，有效封闭了相邻细胞顶部的细胞间隙，可阻挡物质穿过细胞间隙。

（2）中间连接（Intermediate junction）又称黏着小带，位于紧密连接下方，环绕上皮细胞顶部。相邻细胞之间有 15 ~ 20 nm 的间隙，间隙中有较致密的丝状物连接相邻细胞的膜。在胞膜的胞质面，附着有薄层致密物质和微丝，微丝参与构成终末网（图 2-18）。此种连接常见于上皮细胞间和心肌细胞间。中间连接除有黏着作用外，还有保持细胞形状和传递细胞收缩力的作用。

（3）桥粒（Desmosome）又称黏着斑，呈斑状连接，大小不等，位于中间连接深部，连接处的细胞间隙约 20 ~ 30 nm，其中充满丝状物，丝状物密集交叉组成致密的中间丝（图 2-18）。细胞膜的胞质面有电子致密物质形成的附着板，胞质内有许多直径约 10 nm 的张力丝伸入附着板，复而折回细胞质。桥粒是上皮细胞间很牢固的连接，故多见于易受机械刺激或摩擦部位的复层扁平上皮（如皮肤、食管等部位）。

（4）缝隙连接（Gap junction）又称通信连接，呈斑状，分布于上皮细胞、肌细胞、神经细胞及骨细胞之间。连接处的相邻细胞膜紧密相贴，仅留有 2 ~ 3 nm 的间隙，内有许多对应等距离的连接点。冷冻蚀刻复型等方法显示，连接点是由细胞膜内 6 个亚单位蛋白颗粒围成直径 2 nm 的小管，两侧小管互相接通，成为细胞间的交通管道（图 2-18）。缝隙连接可供细胞互相交换某些小分子物质和离子，以传递化学信息。连接处电阻较低，在肌细胞间和神经细胞之间便于传递电冲动。

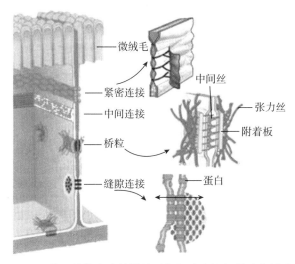

图 2-18 单层柱状上皮的微绒毛与细胞连接超微结构模式图

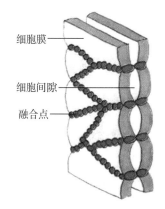

图 2-19 紧密连接超微结构模式图

（三）上皮细胞的基底面

（1）基膜（Basement membrane）又称基底膜，为一薄层均质膜，位于上皮与结缔组织之间、神经组织与结缔组织之间、肌细胞与脂肪细胞的表面。不同部位的基膜厚薄不等，电镜下可将基膜分为两层：靠近上皮细胞基底面的基板和与结缔组织相接的网板（图 2-20）。基板厚 50 ~ 100 nm，由上皮细胞分泌产生，又可以分为两层，紧贴上皮细胞基底面的一薄层即透明层和其下方电子密度高的致密层。网板由结缔组织的成纤维细胞分泌产生，由网状纤维和基质构成。基膜除有支持、连接和固定细胞的作用外，还是半透膜，具有选择通透性。此外，基膜还能引导上皮细胞移动并影响细胞的增殖和分化。

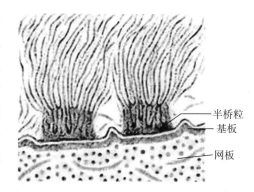

图 2-20 半桥粒和基膜超微结构模式图

（2）半桥粒（Hemidesmosome）位于上皮细胞基底面，为桥粒结构的一半（图 2-20），质膜内也有附着板，张力丝附着于板上，折成绊状返回胞质，主要作用是将上皮细胞固定在基膜上。

补充内容 ■ ————————————————————————————————

在肿瘤细胞转移过程中，细胞先黏附于基膜上，继而释放多种水解酶破坏基膜，进而出现转移。

（3）质膜内褶（Plasma membrane infolding）是上皮细胞基底面的细胞膜折向胞质所形成的许多内褶（图 2-21）。内褶周围有较多线粒体，提供物质转运时所需能量。质膜内褶的主要作用是扩大细胞基底部的表面积，便于水和电解质的迅速转运。

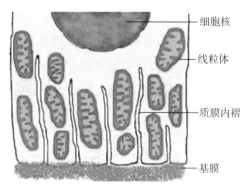

细胞核

线粒体

质膜内褶

基膜

图 2-21　质膜内褶及基膜超微结构模式图

第四节　上皮组织的更新和再生

上皮组织具有较强的再生能力。上皮组织里存在有少量未分化的干细胞，在生理状态下，它可以反复分裂增殖，产生新细胞。皮肤的表皮、胃肠上皮及其他一些上皮细胞不断死亡脱落，并迅速以新生细胞来补充，此为生理性再生；当上皮组织发生炎症或创伤时，其边缘未受伤的上皮细胞增殖、分化并进行修复，这些新生细胞一般来自上皮的基底层，它们迁移到损伤表面，形成新的上皮，此为病理性再生。

本章节理论联系具体临床案例

患者，男，36 岁，5 天前口腔内出现大疱，3 天后颈后及胸前区陆续出现弛性大疱，部分大疱破溃后成疼痛性糜烂面。尼氏征阳性，活检诊断为寻常型天疱疮。该病由于上皮细胞间桥粒消失，棘细胞彼此分离，在棘层或棘层和基底层形成裂隙或大疱，疱液内可见单个或呈团状的变性上皮细胞，这样的上皮细胞称天疱疮细胞。

本章小结

上皮组织由大量紧密排列的上皮细胞和少量的细胞外基质组成，上皮组织内一般无血管，细胞有极性。据其功能主要分为被覆上皮、腺上皮。被覆上皮据光镜下垂直切面构成细胞的层数及浅表细胞的形态分类。以分泌功能为主的上皮，称腺上皮；以腺上皮为主要成分构成的器官称腺。分泌物经导管排至体表或管腔内的腺称外分泌腺；外分泌腺一般由分泌部和导管组成。没有导管，分泌物释放入血的腺称内分泌腺。上皮细胞游离面的特殊结构有微绒毛、纤毛；侧面的特殊结构有紧密连接、中间连接、桥粒和缝隙连接；基底面的特殊结构有基膜、半桥粒和质膜内褶。

思考题

1. 简述上皮组织的结构特点、被覆上皮的分类原则、分类及分布。
2. 简述上皮组织的特殊结构及功能。
3. 解释腺上皮、腺的定义。

第三章　固有结缔组织

思维导图

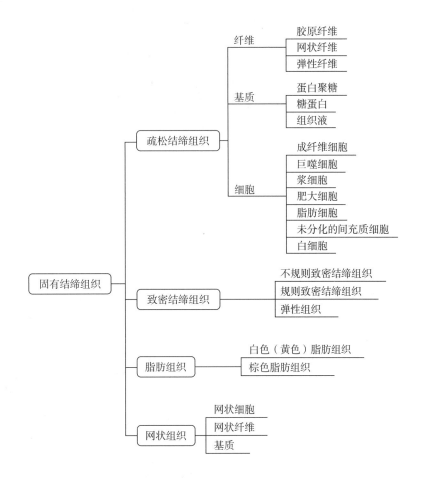

学习目标

1. 熟悉：结缔组织的结构特点及分类。

2. 掌握：疏松结缔组织中成纤维细胞、巨噬细胞、浆细胞、肥大细胞的结构与功能；三种纤维的结构与功能。

3. 熟悉：致密结缔组织、脂肪组织和网状组织的结构与分布。

思政入课堂

　　结缔组织（Connective tissue）由细胞和大量的细胞外基质组成，与上皮组织相比，具有细胞数量少、细胞外基质丰富的特点，细胞没有极性，分散存在于细胞外基质中。结缔组织的细胞外基质由基质和纤维组成，其中还有不断循环更新的组织液。基质为均质的无定形物质，纤维呈细丝状包埋在基质中。结缔组织是四大基本组织中结构和功能最为多样的组织。广义的结缔组织包括固有结缔组织、液态的血液及坚硬的软骨组织和骨组织，一般所说的结缔组织指固有结缔组织。结缔组织分布广泛，具有支持、连接、充填、营养、保护、修复和防御等功能。

结缔组织起源于胚胎时期的间充质（Mesenchyme），间充质由间充质细胞和基质组成（图3-1）。间充质细胞呈多突起的星状，细胞间以突起相互连接成网，核大，核仁明显，胞质呈弱嗜碱性。间充质细胞是一种分化程度很低的细胞，在胚胎发生过程中，可分化为各种结缔组织、血管内皮和平滑肌细胞等。成人体内的结缔组织内仍保留有少量未分化的间充质细胞。

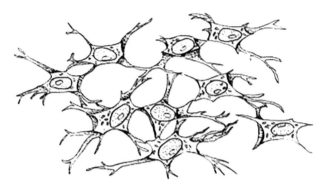

图 3-1　间充质模式图

固有结缔组织按其结构不同，分为疏松结缔组织、致密结缔组织、脂肪组织和网状组织。

第一节　疏松结缔组织

疏松结缔组织（Loose connective tissue）广泛存在于组织之间和器官之间，起着连接、支持、营养、防御保护和创伤修复等作用。疏松结缔组织的特点是细胞数量虽少但种类较多，纤维含量少且排列疏松，又称蜂窝组织（Areolar tissue）（图3-2、图3-3）。其组成如下。

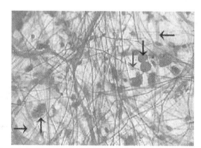

大鼠肠系膜铺片、HE地依红和硫黄染色，低倍；
粉色胶原纤维（←）、棕红色弹性纤维（↓）、
成纤维细胞（→）、肥大细胞（↓）、巨噬细胞（↑）

图 3-2　疏松结缔组织光镜图

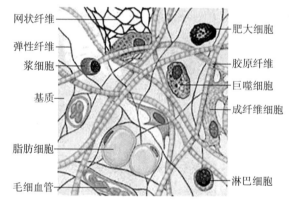

图 3-3　疏松结缔组织铺片模式图

（一）纤维

1. 胶原纤维（Collagenous fiber）

胶原纤维是结缔组织中的主要纤维成分，新鲜时呈白色，故又称白纤维。纤维粗细不等，直径约为 0.5 ~ 20 μm，HE 染色标本上呈嗜酸性，被染成粉红色，波浪状走行，相互交织（图3-3、图3-4）。胶原纤维由胶原原纤维（Collagenous fibril）组成。电镜下，胶原原纤维的直径为 20 ~ 200 nm，每根原纤

维上具有 64 nm 明暗相间的周期性横纹（图 3-5）。它的化学成分是 I 型和 III 型胶原蛋白。胶原蛋白主要由成纤维细胞分泌，在细胞外聚合成胶原原纤维，经少量黏合质黏合成胶原纤维。胶原纤维具有很强的韧性，抗拉力强，但弹性较差。

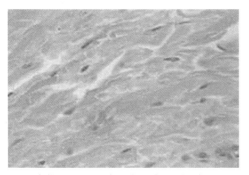

高倍：胶原纤维粉红色，排列不规则。
成纤维细胞的细胞核为椭圆形

图 3-4　胶原纤维光镜图（人食管黏膜下层）

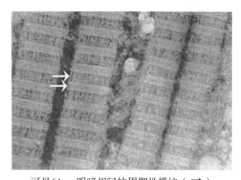

可见 64 nm 明暗相间的周期性横纹（二）

图 3-5　胶原原纤维电镜图（大鼠尾腱）

2. 网状纤维（Reticular fiber）

网状纤维直径 0.2 ~ 1.0 μm，分支多，交织成网。HE 染色标本上不着色，镀银染色时呈黑褐色，故称嗜银纤维（图 3-6）。由于纤维表面被覆较多的蛋白多糖和糖蛋白，故 PAS 反应阳性。网状纤维主要由 III 型胶原蛋白构成，也有 64 nm 明暗交替的周期性横纹。网状纤维主要分布在结缔组织与其他组织的交界处，如基膜的网板、肾小管周围、毛细血管周围；还构成某些实质性器官的细胞外支架（如骨髓、淋巴器官和内分泌腺）。

3. 弹性纤维（Elastic fiber）

弹性纤维的数量比胶原纤维少，新鲜状态下呈黄色，又称黄纤维。纤维较细，直径 0.2 ~ 1.0 μm，相互交织成网，末端常卷曲。HE 染色标本上呈淡粉色而不易与胶原纤维区分，可用特殊的弹性染色法显示（如被醛复红染成蓝紫色或被地伊红染成棕褐色）（图 3-7、图 3-8）。电镜下，弹性纤维是由均质的弹性蛋白构成，外周覆盖微原纤维（图 3-9）。弹性纤维富于弹性而韧性差，与胶原纤维交织在一起，使疏松结缔组织既有韧性又有弹性，使组织和器官既可以保持形态和位置相对恒定又具有一定的可塑性。随着年龄的增长，弹性可逐渐减弱乃至消失。例如，强烈的日光可使皮肤的弹性纤维断裂，导致皮肤失去弹性而产生皱纹。

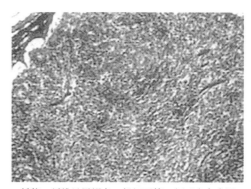

低倍：纤维呈黑褐色，粗细不等，相互吻合成网

图 3-6　网状纤维光镜图（银染，沟淋巴结）

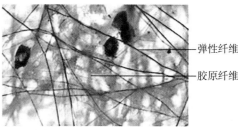

弹性纤维

胶原纤维

图 3-7　弹性纤维光镜图（地伊红染色）

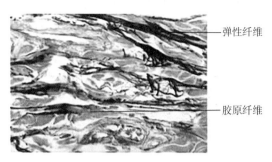

弹性纤维

胶原纤维

图 3-8 弹性纤维光镜图（醛复红染色）

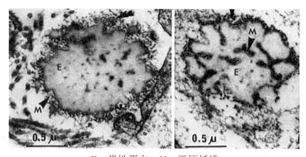

E—弹性蛋白；M—微原纤维

图 3-9 弹性纤维电镜图

（二）基质

基质（Ground substance）是由生物大分子构成的无定型胶状物，具有一定黏性，其孔隙中充满组织液（图 3-10）。基质填充在纤维和细胞之间，主要化学成分是蛋白聚糖和糖蛋白。

1. 蛋白聚糖（Proteoglycan）

蛋白聚糖亦称蛋白多糖，是由蛋白质与氨基聚糖以共价键结合成的大分子复合物，是基质的主要成分。其中，氨基聚糖又称糖胺多糖（Glycosaminoglycans，GAGs），主要是透明质酸，其次是硫酸软骨素 A、C 和硫酸角质素 A、C，以及硫酸乙酰肝素等。

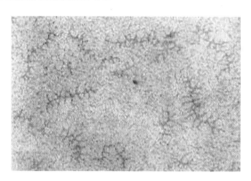

图 3-10 基质电镜图

透明质酸是一种曲折盘绕的长链大分子，长达 2.5 μm，构成蛋白聚糖复合物的主干。其他小分子的氨基聚糖与核心蛋白构成蛋白聚糖亚单位，后者再通过连接蛋白结合到透明质酸上，形成蛋白多糖聚合体（图 3-11）。

大量蛋白多糖聚合体形成有许多微孔隙的分子筛（图 3-12）。分子筛只允许小于其孔径的物质通过，如水、氧、二氧化碳、无机盐和某些营养物质等；而大于其孔径的物质（如细菌、异物等）不能通过，形成局部防御屏障。但有些细菌，如溶血性链球菌可产生透明质酸酶破坏分子筛的结构，致使感染蔓延，形成蜂窝组织炎；癌细胞、蛇毒能产生透明质酸酶，致使肿瘤扩散或毒素蔓延。

临床结合 ■

　　蜂窝组织炎是指体内疏松结缔组织的急性化脓性炎症。正常情况下，疏松结缔组织内的分子筛能阻止病原微生物的扩散。有些病原体（如溶血性链球菌）入侵人体后能释放一种透明质酸酶，它能水解疏松结缔组织内的透明质酸，破坏分子筛，使细菌及其产生的毒素得以扩散，引起机体局部强烈的炎症反应和全身症状，严重时，可导致死亡，在临床上应受到高度重视。

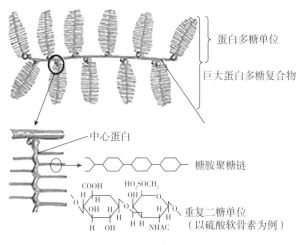

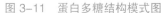

图 3-11　蛋白多糖结构模式图

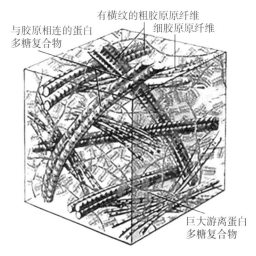

图 3-12　分子筛结构模式图

2. 糖蛋白

糖蛋白是基质内另一类十分重要的生物大分子，是最主要的粘连性糖蛋白。目前已公认的有纤维粘连蛋白、层粘连蛋白、软骨粘连蛋白、细胞外粘连蛋白等。它们不仅参与基质分子筛的构成，还通过连接和介导作用影响细胞的附着和移动，以及参与调节细胞的生长和分化。

3. 组织液

在结缔组织的基质中，除了无定形的基质外还有少量的液体，称为组织液（Tissue fluid）。它是从毛细血管动脉端渗入基质中的液体，大部分经毛细血管静脉端回流，少量经淋巴管系回流。细胞通过组织液获得营养和氧气，并向其排出代谢产物和二氧化碳，因此组织液是细胞赖以生存的内环境。正常状态下组织液不断更新并保持恒量。当组织液的渗出、回流或机体电解质、蛋白质代谢发生障碍时，基质中的组织液含量会增多或减少，导致组织水肿或脱水。

（三）细胞

疏松结缔组织中的细胞成分种类较多，其中包括成纤维细胞、巨噬细胞、肥大细胞、浆细胞、脂肪细胞、未分化的间充质细胞和白细胞等。在不同部位的疏松结缔组织中，各种细胞的数量、分布和功能状态亦不相同。

1. 成纤维细胞（Fibroblast）

成纤维细胞是疏松结缔组织中数量最多最主要的细胞，常附着在胶原纤维上。功能活跃时细胞呈扁平星状，胞体较大，有许多突起，细胞核较大，呈扁椭圆形，染色质疏松，着色浅，核仁明显，胞质呈弱嗜碱性（图 3-13）。电镜下，细胞表面有少量微绒毛和短粗的突起，胞质内有丰富的粗面内质网、游离核糖体和发达的高尔基复合体（图 3-14）。成纤维细胞具有合成和分泌胶原蛋白、弹性蛋白，并形成无定形基质的功能。胶原蛋白构成胶原纤维和网状纤维，弹性蛋白构成弹性纤维。此外，成纤维细胞还可以分泌多种生长因子。

成纤维细胞功能静止时，称为纤维细胞（图 3-13、图 3-14）。细胞变小，呈长梭形，胞核小，着色深，胞质少呈嗜酸性；电镜下粗面内质网少，高尔基复合体不发达。在创伤修复等情况下，纤维细胞可分化成成纤维细胞并增殖，向受损部位迁移，产生细胞外基质，形成瘢痕。

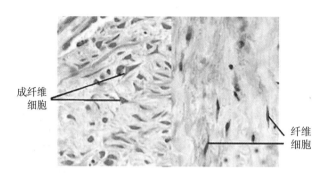

<figure>图 3-13 成纤维细胞及纤维细胞光镜图</figure>

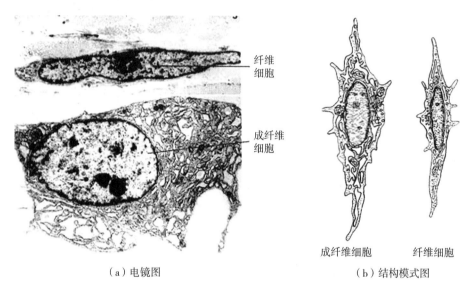

（a）电镜图　　　　　　　（b）结构模式图

图 3-14　成纤维细胞及纤维细胞电镜图和结构模式图

2. 巨噬细胞（Macrophage）

巨噬细胞来源于血液中的单核细胞，当其穿出血管壁进入结缔组织后增殖、分化为巨噬细胞，故又称组织细胞（Histiocyte）（图 3-15），是体内广泛存在的具有强大吞噬功能的细胞。其功能状态不同，形态上差异很大。光镜下，细胞不规则，核圆、小而深染，胞质呈强嗜酸性。游走的巨噬细胞常呈圆形，或因伸出伪足而呈不规则形。电镜下，巨噬细胞表面布满许多不规则的微绒毛和皱褶，还有一些较大的钝性突起（伪足），胞质内含大量初级溶酶体、次级溶酶体、吞饮小泡、吞噬体和残余体，微丝和微管多分布于细胞膜附近，参与细胞的变形运动（图 3-16）。

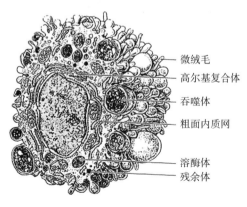

图 3-15　巨噬细胞超微结构立体模式图

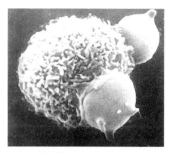

（a）透射电镜图：表面有突起和微绒毛，胞质内含有
大量的溶酶体（→）、吞噬小泡（↓）和异噬泡（↑）

（b）扫描电镜图：巨噬细胞吞噬两个
衰老的细胞

图 3-16　巨噬细胞电镜图

巨噬细胞的功能如下：

（1）趋化性和变形运动：当巨噬细胞受到趋化因子（如细菌的代谢产物、炎症部位变性蛋白、淋巴细胞分泌的巨噬细胞活化因子等）刺激时，巨噬细胞伸出伪足，向化学物质浓度梯度高的部位定向移动，聚集到产生和释放这些化学物质的部位。巨噬细胞的这种特性称趋化性；趋化性是巨噬细胞发挥功能的前提。

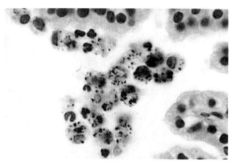

（2）吞噬作用：巨噬细胞能识别异物、细菌、衰老变性和死亡的细胞及肿瘤细胞等。巨噬细胞首先通过趋化变形运动到达吞噬物附近，将它们黏附在细胞表面，通过吞噬作用将其吞入细胞内，形成吞噬体或吞饮泡，与初级溶酶体融合后，成为次级溶酶体，溶酶体的酶类分解消化这些异物；不能被消化的则形成残余体（如尘埃颗粒）（图 3-17、图 3-18）。所以，巨噬细胞是机体防御的重要细胞成分。

图 3-17　巨噬细胞吞噬后的残余体光镜图
（尘细胞）

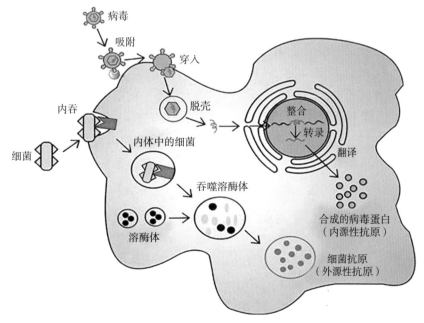

图 3-18　巨噬细胞吞噬过程示意图

（3）抗原呈递作用：巨噬细胞吞噬了抗原物质，在溶酶体内进行分解，把吞噬物的特征性分子基团（蛋白质、多肽、多糖等）与巨噬细胞自身的主要组织相容性复合体（MHC）Ⅱ类分子结合，形成抗原

肽 –MHC Ⅱ 类分子复合物黏附在巨噬细胞表面，并呈递给 T 细胞，诱导 T 细胞的活化过程。

（4）分泌功能：巨噬细胞能分泌多种生物活性物质，如溶菌酶、补体、白介素等，参与机体的防御功能。

3. 浆细胞（Plasma cell）

浆细胞多呈圆形或卵圆形，核呈圆形，较小，常偏于细胞的一侧，染色质呈块状附于核膜上，呈辐射状分布。胞质呈嗜碱性，核旁可见一淡染区（图 3-19）。电镜下，胞质内可见大量平行排列的粗面内质网和游离核糖体，核旁淡染区内含有中心体和高尔基复合体（图 3-20）。浆细胞具有合成和分泌免疫球蛋白（Immunoglobulin）即抗体（Antibody）的功能，参与体液免疫。

浆细胞来源于 B 淋巴细胞，在抗原的反复刺激下，B 淋巴细胞增殖分化，胞质内出现丰富的粗面内质网及发达的高尔基复合体，即成为浆细胞。浆细胞在一般结缔组织中少见，在病原微生物和异体物质易侵入的部位较多，如消化道和呼吸道的黏膜内、淋巴组织内及慢性炎症部位可见。

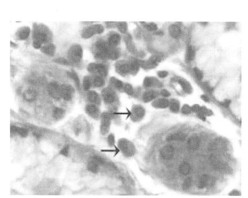
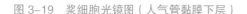

高倍：细胞呈椭圆形（→）；胞质呈强嗜碱性，核圆，
常偏于一侧，染色质呈车轮状分布

图 3-19　浆细胞光镜图（人气管黏膜下层）

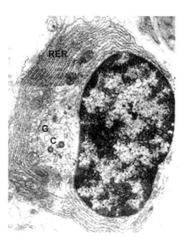

RER—粗面内质网；G—高尔基复合体；
C—中心体

图 3-20　浆细胞电镜图

4. 肥大细胞（Mast cell）

肥大细胞呈圆形或卵圆形，核小而圆。胞质内充满大小不一的嗜碱性、异染性颗粒，常被甲苯胺蓝染成紫红色（图 3-21）。颗粒易溶于水。颗粒内含有肝素、组胺（Histamine）、嗜酸性粒细胞趋化因子（ESF–A），胞质中有白三烯（Leukotriene）。电镜下，肥大细胞胞质内充满大小不等的颗粒（图 3-22）。肥大细胞常沿小血管和小淋巴管成群分布，在与抗原易接触的部位常见，如消化道和呼吸道皮肤的结缔组织中。

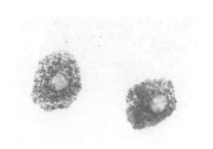

高倍：胞质内充满均等的紫色颗粒，核染色浅

图 3-21　肥大细胞光镜图

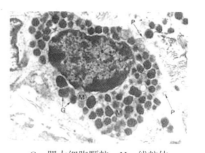

G—肥大细胞颗粒；M—线粒体

图 3-22　肥大细胞电镜图

肥大细胞参与过敏（变态）反应。过敏原进入机体后，肥大细胞可释放颗粒中所含的生物活性物质，此现象称为脱颗粒。释放出的组胺和白三烯可使毛细血管的通透性增强，造成局部红肿，表现为皮肤和黏膜的荨麻疹；并使小支气管平滑肌痉挛，导致过敏性哮喘。嗜酸性粒细胞趋化因子能吸引嗜酸性粒细胞向过敏反应的局部移动，以减轻过敏反应。

肥大细胞来源于骨髓的造血祖细胞，经血液循环进入皮肤等部位的结缔组织，在相应微环境影响下再逐步分化成熟为肥大细胞。

5. 脂肪细胞（Fat cell）

脂肪细胞较大，呈圆球形，胞质含大小不等的脂滴，这些脂滴最终融合成一个大的脂肪滴，居于细胞的中央，将胞质及核挤到一侧。脂肪细胞在 HE 染色标本上呈空泡状（图 3-23）。脂肪细胞具有合成、贮存脂肪和参与脂质代谢的功能。

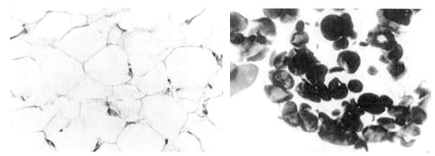

左图为 HE 染色，可见细胞核偏于一侧；右图为锇酸染色

图 3-23 脂肪细胞光镜图

6. 未分化的间充质细胞（Undifferentiated mesenchymal cell）

未分化的间充质细胞多沿毛细血管分布，其形态结构与成纤维细胞相似，但较小，在切片标本上不易区分。在一定条件下可增殖分化为成纤维细胞、脂肪细胞、血管内皮和平滑肌细胞等。

7. 白细胞

正常情况下，在结缔组织中可见从小血管游走出的一些白细胞，以淋巴细胞、嗜酸性粒细胞、中性粒细胞为多。受趋化因子的吸引，白细胞常穿出毛细血管和微静脉，游走到疏松结缔组织内，行使其功能，参与免疫应答和炎症反应。

第二节 致密结缔组织

致密结缔组织（Dense connective tissue）是一种以纤维为主要成分的固有结缔组织，纤维粗大，排列致密，以支持和连接为其主要功能。根据纤维的性质和排列方式不同，可将致密结缔组织分为以下几种类型。

（一）不规则致密结缔组织

不规则致密结缔组织分布于真皮的网状层、巩膜和大多数器官的被膜等处（图 3-24）。其以胶原纤维为主，粗大的胶原纤维束互相交织成致密的网。纤维的走行方向与承受机械力学作用的方向相适应。纤维束间有少量基质和成纤维细胞、纤维细胞、小血管及神经束等。

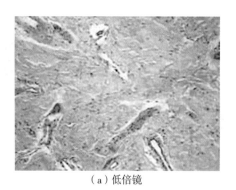
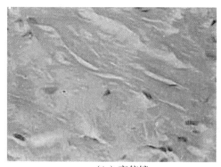

（a）低倍镜　　　　　　　　　　　　　　　（b）高倍镜

图 3-24　真皮的不规则致密结缔组织光镜图

（二）规则致密结缔组织

规则致密结缔组织主要构成肌腱和腱膜。大量密集的胶原纤维顺着受力的方向平行排列成束，基质和细胞很少，位于纤维之间（图 3-25）。细胞成分主要是腱细胞，它是一种形态特殊的成纤维细胞，胞体伸出多个薄翼状突起插入纤维束之间，胞核扁椭圆形，着色深。

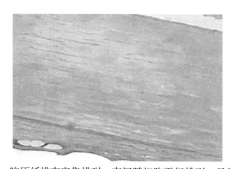

低倍：胶原纤维束密集排列，束间腱细胞平行排列，呈长杆状

图 3-25　规则致密结缔组织光镜图（人腱）

（三）弹性组织（Elastic tissue）

弹性组织是以弹性纤维为主的致密结缔组织，如项韧带、黄韧带、声带等。粗大的弹性纤维平行排列成束，并以细小的分支连接成网，其间有胶原纤维和成纤维细胞（图 3-26）。

体内有很多部位的结缔组织是疏松与致密结缔组织之间的过渡形态，其结构特点是由较细密的胶原纤维、弹性纤维和网状纤维交织成网，其中含有较多的细胞成分、小血管和神经等。消化道、呼吸道黏膜固有层的结缔组织即属于此种，常称其为细密的结缔组织。

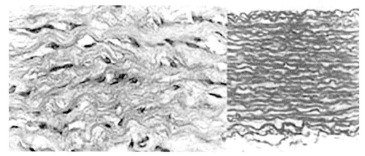

左图为 HE 染色；右图为醛复红染色

图 3-26　弹性组织光镜图（主动脉）

第三节 脂肪组织

脂肪组织（Adipose tissue）主要由大量脂肪细胞集聚而成。疏松结缔组织将成群的脂肪细胞分隔成许多脂肪小叶。根据脂肪细胞的结构和功能不同，脂肪组织可分为白色（黄色）脂肪组织和棕色脂肪组织（图 3-27）。

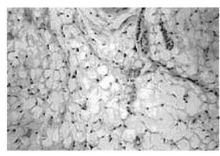 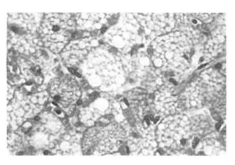

（a）白色（黄色）脂肪组织　　　　　　　　（b）棕色脂肪组织

图 3-27 脂肪组织光镜图

（一）白色（黄色）脂肪组织（White, yellow adipose tissue）

白色（黄色）脂肪组织呈黄色（在某些哺乳动物呈白色），即通常所说的脂肪组织。它的脂肪细胞的特点是：①胞质内含有一个大的脂肪滴，位于细胞的中央，在 HE 染色标本上脂肪滴被溶解而呈大空泡状；②很少的胞质及扁椭圆形的胞核被挤在周边，此种细胞称为单泡脂肪细胞。成人大多数的脂肪细胞均属此类，如皮下组织、系膜、网膜和黄骨髓等。脂肪组织除具有支持、缓冲保护和维持体温的功能外，还是机体贮存脂肪的"脂库"。

（二）棕色脂肪组织（Brown adipose tissue）

棕色脂肪组织中含有丰富的血管。棕色脂肪细胞的特点是：①细胞呈多边形，胞质内有许多较小的脂滴和大而密集的线粒体，线粒体与脂滴紧密相贴；②核呈圆形，位于细胞中央，此种细胞称为多泡脂肪细胞。棕色脂肪在新生儿含量较多，成人含量很少，在冬眠动物的体内也较多。在寒冷的环境下，棕色脂肪细胞内的脂类迅速分解氧化，产生大量热能，有利于新生儿的抗寒和维持冬眠动物的体温。

第四节 网状组织

网状组织（Reticular tissue）是造血器官和淋巴器官的基本组织成分，由网状细胞（Reticular cell）、网状纤维和基质构成。网状细胞是有突起的星状细胞，相邻细胞的突起相互连接成网（图 3-28）。胞核较大，呈圆形或卵圆形，着色浅，常可见 1 ~ 2 个核仁。胞质较多，粗面内质网较发达。

网状细胞产生网状纤维。网状纤维分支交错，连接成网，并可深陷于网状细胞的胞体和突起内，成为网状细胞依附的支架。

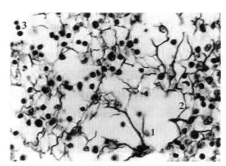

1—网状细胞；2—网状纤维；3—淋巴细胞

图 3-28 网状组织光镜图

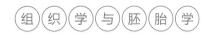

网状组织为淋巴细胞发育和血细胞发生提供适宜的微环境。

本章节理论联系具体临床案例

　　患者，男，立春后每天晨起打喷嚏、流大量的清涕，眼睛瘙痒。自行服用感冒药 10 余天未见好转。血常规显示嗜酸性粒细胞、嗜碱性粒细胞比率高。诊断为过敏性鼻炎。过敏原进入机体引起肥大细胞脱颗粒，导致相应的症状。

本章小结

　　结缔组织来源于胚胎时期的间充质，由多种细胞和大量的细胞外基质构成，分布广泛。结缔组织形态多样，有固态的软骨组织、骨组织；液体的血液及固有结缔组织（疏松结缔组织、致密结缔组织、脂肪组织和网状组织）。细胞外基质包括纤维、基质及充填在分子筛中不断更新的组织液。结缔组织具有连接、支持、防御、保护、运输物质和贮存营养等功能。

思考题

　　1. 简述三种纤维的结构与功能。

　　2. 简述成纤维细胞的结构与功能。

　　3. 简述巨噬细胞的来源、结构与功能。

　　4. 简述浆细胞的来源、结构与功能。

第四章 软骨和骨

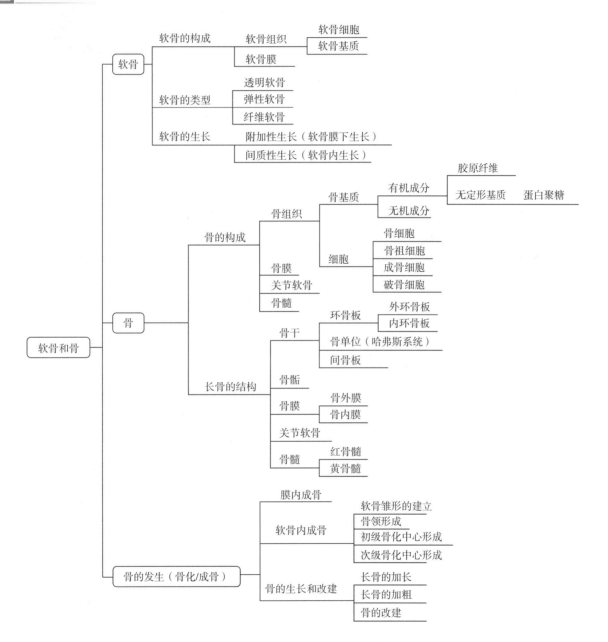

学习目标

1. 掌握：软骨的结构和类型；骨组织的结构；长骨骨干的骨板排列方式。
2. 熟悉：软骨膜和骨膜的结构；松质骨的结构。
3. 了解：软骨和骨的发生。

思政入课堂

第一节　软　骨

软骨（Cartilage）由软骨组织及其周围的软骨膜构成（图4-1），其内无血管、淋巴管和神经。在胚胎发生时期，软骨作为临时性骨骼，成为身体的主要支架。随着胎儿的发育，软骨逐渐被骨所代替，但在成人体内仍保留一部分软骨，其类型与作用因部位而异。如呼吸道的气管软骨主要起支架作用，而关节软骨则主要起减少摩擦的作用。此外，软骨对骨的发生和生长也有十分重要的作用。

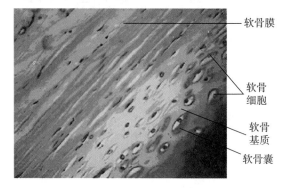

图4-1　透明软骨（低倍镜，人气管）

一、软骨组织

软骨组织（Cartilage tissue）是固态的结缔组织，主要由软骨细胞和软骨基质构成。

（一）软骨细胞

软骨细胞（Chondrocyte）是软骨中唯一的细胞类型，包埋在软骨基质中，所在的腔隙称为软骨陷窝（Cartilage lacuna）。软骨细胞因在软骨组织中的存在部位不同，其形态也不同。近软骨表面是一些幼稚的细胞，胞体小、扁圆形，细胞长轴与软骨表面平行，单个分布。越靠近深层，软骨细胞越成熟，体积逐渐增大，变成圆形或椭圆形；靠近软骨的中央，细胞成群分布，每群多为 2 ~ 8 个细胞聚集在一起，它们都是由一个软骨细胞分裂而来，故称同源细胞群（Isogenous group）。成熟软骨细胞的核小而圆，可见 1 ~ 2 个核仁，胞质呈弱嗜碱性（图4-2、图4-3）。软骨细胞具有合成和分泌软骨基质的功能。

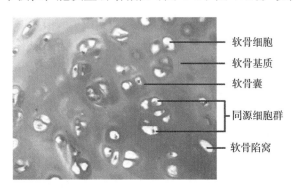

图4-2　透明软骨（高倍镜，人气管）

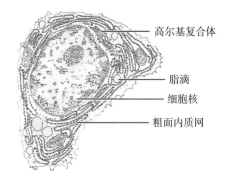

图4-3　软骨细胞超微结构模式图

（二）软骨基质

软骨基质（Cartilage matrix）即软骨细胞产生的细胞外基质，由纤维和无定型基质组成。基质的主要成分为蛋白多糖和水，其蛋白多糖与疏松结缔组织中的类似，也构成分子筛结构，故其具有较好的渗透性。软骨中的蛋白多糖浓度高于一般结缔组织，使软骨基质形成较为坚固的凝胶状。糖胺多糖在软骨基质中的分布不均匀，紧靠软骨陷窝的部位硫酸软骨素较多，在 HE 染色标本上呈强嗜碱性，形似囊状包围软骨细胞，称为软骨囊（Cartilage capsule）（图4-2）。同源细胞群中的每个软骨细胞分别围以软骨囊。虽然软骨组织内没有血管，但由于基质富含水分，易于物质渗透，使深层的软骨细胞也能获得营养物质。软骨基质的硫酸软骨素含量很高而使其呈嗜碱性并具有异染性。基质内的软骨粘连蛋白将软骨细胞和基质连接起来。纤维成分埋于基质中，使软骨具有韧性或弹性。纤维的种类和含量因软骨类型不同而异。

二、软骨膜

除关节软骨外，软骨组织表面均被覆薄层致密结缔组织，称为软骨膜（Perichondrium）（图4-1）。在软骨发育时期，软骨膜可明显地分为内、外两层。外层致密，含胶原纤维多，细胞和血管均少，主要起保护作用；内层疏松，纤维较少，血管和细胞成分多，其中含有一种干细胞，称骨祖细胞，可分化为成软骨细胞进而形成软骨细胞。软骨膜内层的血管为软骨组织供给营养，软骨细胞通过基质与血管进行物质交换并运走代谢产物。

三、软骨的类型

根据所含纤维成分的不同，成人软骨可分为透明软骨、弹性软骨和纤维软骨三类。

（一）透明软骨

透明软骨（Hyaline cartilage）因新鲜时呈半透明而得名，分布最广，如鼻、喉、气管和支气管的软骨、肋软骨及关节软骨等均属于透明软骨（图4-2）。基质内含大量水分，胶原原纤维交织排列，其与基质的折光率一致，在HE染色标本上不易分辨。透明软骨有较强的抗压性，但质脆弹性差，易断裂。

（二）弹性软骨

弹性软骨（Elastic cartilage）主要分布于耳郭、咽喉及会厌等处。其构造与透明软骨相似，不同的是基质内含有大量的弹性纤维，互相交织成网，使其具有很大的弹性，新鲜时呈不透明的黄色（图4-4）。

（三）纤维软骨

纤维软骨（Fibrous cartilage）主要存在于椎间盘、耻骨联合和关节盘等处。其特点是基质少，含有大量的胶原纤维束，平行或交叉排列，故其韧性很大，呈不透明的乳白色。软骨细胞较小而少，散在、成对或成单行排列于纤维束间，无定形基质少，呈弱嗜碱性。软骨陷窝周围也可见软骨囊（图4-5）。

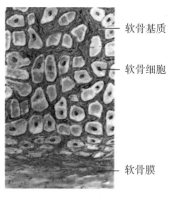

图4-4 弹性软骨

（软骨基质 / 软骨细胞 / 软骨膜）

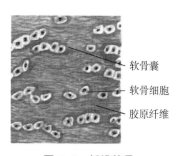

图4-5 纤维软骨

（软骨囊 / 软骨细胞 / 胶原纤维）

四、软骨的生长

软骨的生长有以下两种方式。

（一）附加性生长

附加性生长（Appositional growth）又称软骨膜下生长。软骨膜内层的骨祖细胞不断增殖分化为成软骨细胞，附加在软骨组织表面，并分泌基质和纤维，将自身埋于其中，以后成熟为软骨细胞。借此方式，软骨从外周逐渐增厚。

（二）间质性生长

间质性生长（Interstitial growth）又称软骨内生长。软骨内部的细胞仍可不断分裂增殖，产生新的软骨细胞，由新的软骨细胞又产生新的基质和纤维，使软骨从内部呈膨胀式生长。

第二节　骨

骨是由骨组织、骨膜和骨髓等所构成的坚硬器官。体内 99% 的钙以羟基磷灰石的形式贮存于骨内，因而使骨成为机体内最大的钙库。骨与机体的磷、钙代谢有着密切关系。骨内还含有骨髓，骨髓是血细胞发生的部位。

一、骨组织的结构

骨组织（Osseous tissue）是构成骨的主要成分，由数种细胞成分和大量钙化的细胞外基质组成。其特点是在基质中有大量的钙盐沉积，使得骨组织十分坚硬。

（一）骨基质

骨组织中钙化的细胞外基质称骨基质（Bone matrix），简称骨质，由有机成分和无机成分构成，含水极少。有机成分包括胶原纤维和无定形基质，约占骨干重的 35%。胶原纤维占有机成分的 90%，其主要化学成分是 I 型胶原蛋白，还有少量 V 型胶原蛋白，故骨组织切片染色呈嗜酸性。无定形基质的含量只占 10%，呈凝胶状，化学成分主要为蛋白聚糖及其复合物，具有黏合纤维的作用。无机成分主要为钙盐，又称骨盐（Bone salt），约占骨干重的 65%，主要成分是羟基磷灰石结晶。电镜下，结晶体为细针状，长 10 ~ 20 nm，它们紧密而有规律地沿着胶原原纤维的长轴排列。骨盐一旦与有机成分结合后，骨基质则十分坚硬，以适应其支持功能。

骨基质在最初形成时并无骨盐沉积，称类骨质（Osteoid），经钙化后转变为坚硬的骨质。成熟骨组织的骨基质均以骨板的形式存在，即胶原纤维平行排列成层并借无定形基质黏合在一起，其上有骨盐沉积，形成薄板状结构，称为骨板（Bone lamella）（图 4-6）。同一层

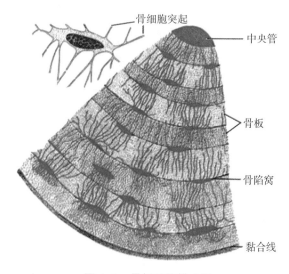

图 4-6　骨板结构模式图

（图中标注：骨细胞突起、中央管、骨板、骨陷窝、黏合线）

骨板内的胶原纤维平行排列，相邻两层骨板内的纤维方向互相垂直，如同多层木质胶合板一样，这种结构形式，能承受多方向的压力，增强了骨的支持力。

由骨板逐层排列而成的骨组织称为板层骨，成人的骨组织几乎都是板层骨。按照骨板的排列形式和空间结构不同，骨质分为骨松质和骨密质。骨松质构成扁骨的板障和长骨骨骺的大部分，骨密质构成扁骨和短骨的表层、长骨骨干的大部分和骨髓的表层。

（二）骨组织的细胞

骨组织的细胞成分包括骨细胞、骨祖细胞、成骨细胞和破骨细胞。骨细胞数量多，存在于骨组织内部，其他三种细胞均位于骨组织的表面。

1. 骨细胞（Osteocyte）

骨细胞位于骨组织内部，为扁椭圆形多突起的细胞，核呈扁圆形、深染，胞质呈弱嗜碱性（图4-7）。骨细胞夹在相邻两层骨板间或分散排列于骨板内，相邻骨细胞的突起之间有缝隙连接。在骨基质中，骨细胞胞体所在的椭圆形腔隙，称为骨陷窝（Bone lacunae），其突起所在的腔隙称骨小管（Bone canaliculus）。相邻的骨陷窝借骨小管彼此通连。骨陷窝和骨小管内均含有组织液，骨细胞可从中得到营养并向其排出代谢产物（图4-8）。骨细胞还具有一定的溶骨和成骨作用，参与调节钙、磷平衡。

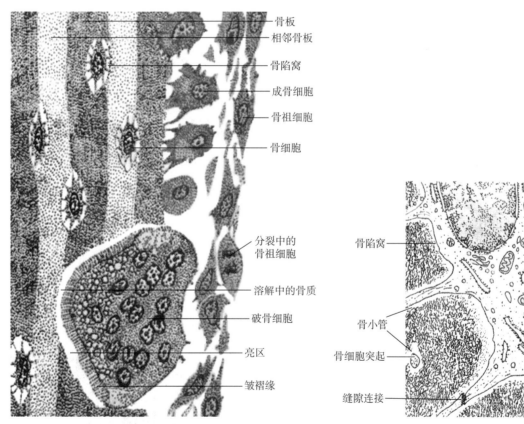

图4-7　骨组织结构模式图　　　　　图4-8　骨细胞超微结构模式图

2. 骨祖细胞（Osteogenic cell）

骨祖细胞是骨组织中的干细胞，细胞呈梭形，胞体小，胞质少，核小色深。骨祖细胞主要存在于骨外膜及骨内膜的内层及中央管内，靠近骨基质面（图4-7）。在骨的生长发育时期，或成年后骨的改建或骨组织修复过程中，骨祖细胞可分裂增殖并分化为成骨细胞和成软骨细胞。

3. 成骨细胞（Osteoblast）

成骨细胞由骨祖细胞分化而来，细胞体积大，呈矮柱状或立方形，有小突起（图4-7）。细胞核大而圆、核仁清楚，胞质呈嗜碱性，含有丰富的碱性磷酸酶。当骨生长和再生时，成骨细胞于骨组织表面排列成规则的一层，并向周围分泌基质和纤维，形成类骨质，将自身包埋于其中，成骨细胞演变为骨细胞，之后骨盐沉积变为骨组织。成骨细胞功能静止时，胞体呈扁平形，突起减少或消失，紧贴于骨组织表面，称骨被覆细胞（Bone lining cell），当成骨功能活跃时又可转为成骨细胞。

4. 破骨细胞（Osteoclast）

破骨细胞是一种多核的大细胞，直径可达100 μm，可有6～50个细胞核，胞质丰富、呈强嗜酸性（图4-7）。其数量远比成骨细胞少，多位于骨组织被吸收部位所形成的陷窝内。电镜下，破骨细胞靠近骨组织一面有许多长而密集的微绒毛，形成皱褶缘（Ruffled border），其基部的胞质内含有大量的溶酶体和吞饮小泡，泡内含有小的钙盐结晶及溶解的有机成分。皱褶缘周围有一环形的胞质区，其中只含微丝，其他细胞器很少，称为亮区（Clear zone）（图4-9）。亮区的细胞膜平整，紧贴于骨组织表面，恰似褶皱缘的一道围墙，使封闭的皱褶缘处形成一个微环境。破骨细胞可向其中释放多种蛋白酶、碳酸酐酶和乳酸等，溶解骨组织。在骨组织内，破骨细胞和成骨细胞相辅相成，参与骨的生长和改建。

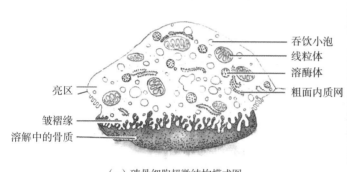

（a）破骨细胞超微结构模式图

吞饮小泡
线粒体
溶酶体
粗面内质网
亮区
皱褶缘
溶解中的骨质

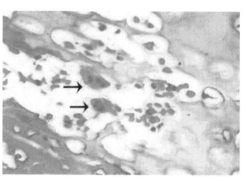

（b）胎儿指骨高倍：破骨细胞（→）

图4-9　破骨细胞

二、长骨的结构

骨属于器官，可分为多种类型，以长骨的结构最为复杂。长骨主要由骨干和骨骺两部分构成，另外表面覆有骨膜和关节软骨，内部为骨髓腔，骨髓腔内有骨髓（红、黄骨髓）填充。

（一）骨干

骨干主要由密质骨构成，骨内、外表层由环骨板构成，中层主要由哈弗斯系统和间骨板构成，内侧有少量骨松质构成的骨小梁。骨干中有与骨干长轴几乎垂直走向的穿通管（Perforating canal），内含血管、神经和少量疏松结缔组织，结缔组织中有较多骨祖细胞，穿通管在骨外表面的开口即为滋养孔（图4-10）。骨密质的骨板排列十分致密而规则，肉眼不见腔隙。在骨干，根据骨板的排列方式不同可分为环骨板、骨单位和间骨板。

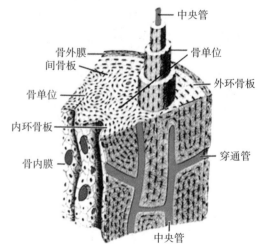

中央管
骨单位
骨外膜
间骨板
外环骨板
骨单位
内环骨板
穿通管
骨内膜
中央管

图4-10　长骨骨干结构模式图

1. 环骨板（Circumferential lamellae）

位于骨干的外周和骨髓腔的内侧，与骨干周围成平行排列的环行骨板，分别称为外环骨板和内环骨板（图 4-10）。①外环骨板：较厚，10 ~ 20 层，环绕骨干外表面平行排列，最外层与骨外膜相贴。儿童时期，层数较少，伴随生长而逐渐增加。②内环骨板：较薄，位于骨干的骨髓腔面，仅由几层骨板组成且不甚规则，内表面衬以骨内膜。内、外环骨板内均有垂直或斜穿骨板的穿通管，其与纵向排列的骨单位的中央管相通连。

2. 骨单位（Osteon）

骨单位又称哈弗斯系统（Haversian system），位于内、外环骨板之间，数量多，是构成长骨骨干的主要结构单位。骨单位顺着长骨的纵轴平行排列，呈筒状，其中央有一条纵行小管，称中央管（Central canal）。中央管外方有 10 ~ 20 层同心圆排列的骨板，称骨单位骨板（Osteon lamella）或哈弗斯骨板（Haversian lamella）。这些骨板间或骨板内有骨陷窝和骨小管，其中容有骨细胞的胞体和突起。最内层骨板内的骨小管与中央管相通。因此，每个骨单位内的骨细胞均能通过互相通连的骨小管获得营养和排出代谢产物。每一骨单位的表面都有一层较厚的黏合质，其在骨的切片标本上着色深或折光性强，称为骨黏合线。骨单位最外层的骨小管在黏合线处返折，不与相邻骨单位内的骨小管相通连（图 4-11）。

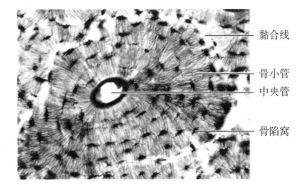

黏合线
骨小管
中央管
骨陷窝

图 4-11　骨单位光镜图

3. 间骨板（Interstitial lamella）

间骨板是填充于骨单位之间的一些不规则的平行骨板，是长骨发生过程中骨改建时未被吸收的原有骨单位或内、外环骨板的残留部分。

（二）骨骺

骨骺主要由松质骨构成，表面有薄层的密质骨。骨骺的关节面有关节软骨，为透明软骨。松质骨是由大量针状或片状的骨小梁连接而成的多孔的网架，形似海绵（图 4-12）。骨小梁之间有肉眼可见的腔隙，其中充满红骨髓。骨小梁也是板层骨，由数层平行排列的骨板和骨细胞构成。骨小梁按承受力的作用方向有规律地排列。

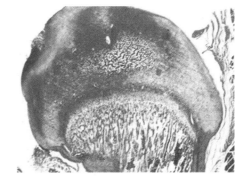

图 4-12　骨骺

（三）骨膜

除关节软骨外，在骨的内、外表面均覆盖一层结缔组织，分别称为骨内膜和骨外膜。

1. 骨外膜（Periosteum）

骨外膜覆于骨的外表面，较厚，可分为内、外两层。外层较厚，由致密结缔组织构成，胶原纤维束粗而密集，有些胶原纤维束横向穿入外环骨板中，称为穿通纤维（Perforating fiber），起固定骨膜的作用。内层较薄，由疏松结缔组织构成，富含小血管和神经，并含骨祖细胞、成骨细胞和破骨细胞等。骨祖细胞保持着分化潜能，骨折发生时，即可被激活，在骨折部位增殖分化为成骨细胞，形成类骨质，进而钙化为骨组织，使骨重新接合。故骨膜中的骨祖细胞具有成骨和成软骨的双重潜能，临床上可利用骨膜移植治疗骨和软骨缺损等疾病。

2. 骨内膜（Endosteum）

骨内膜为衬于骨髓腔面、骨小梁表面及中央管和穿通管内表面的薄层疏松结缔组织，纤维细而少，内含较多的骨祖细胞，骨祖细胞常排列成一层，类似单层扁平上皮。

第三节　骨的发生

骨的发生（Osteogenesis）也称骨化或成骨（Ossification），骨的发生方式有两种，即膜内成骨（Intramembranous ossification）和软骨内成骨（Endochondral ossification）。虽然骨发生的方式不同，但骨组织形成（即成骨）的过程基本上是相同的，都表现为骨组织的形成和骨组织的吸收两个方面，通过这两种相辅相成、密不可分的活动，完成骨的成型与改建。

一、膜内成骨

膜内成骨是直接在胚胎时期的结缔组织膜内产生骨化中心，最后形成骨。额骨、顶骨、枕骨、颞骨、锁骨等扁骨和不规则骨以这种方式发生。其具体过程是：胚胎发育早期，在即将形成骨的部位，间充质细胞增殖密集，首先形成原始结缔组织膜，然后在膜内的某一处间充质细胞增殖分化为骨祖细胞，其中的部分骨祖细胞分化为成骨细胞，这就是最先形成骨组织的部位，称为骨化中心（Ossification center）。在骨化中心内，成骨细胞形成类骨质，再钙化为骨组织。最初形成的骨组织呈针状或片状，即初级骨小梁，围绕骨化中心向四周呈放射状排列并连接成网。网孔内充满红骨髓，即初级骨松质。骨化过程由中心向周围不断扩展，骨松质不断增厚，骨化中心外周的间充质分化为骨膜（图4-13、图4-14）。骨膜内的成骨细胞在骨松质表面成骨，形成骨密质，即内板和外板，两板之间的骨松质为板障。骨组织不断被吸收，而在其相对的外侧面，新的骨组织又不断形成，这样密质骨逐渐增厚。

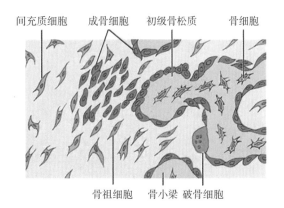

图4-13　膜内成骨示意图

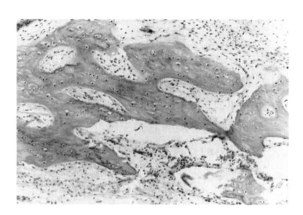

图4-14　膜内成骨（胎儿颅骨）

二、软骨内成骨

人体内的大多数骨骼，如四肢骨、躯干骨及颅底骨等，都主要是以这种方式发生的。在即将形成骨的部位，首先由间充质形成透明软骨，其形态近似未来骨的外形，称为软骨雏形（Cartilagenous model）。在此基础上，经过软骨的生长、退化，同时在软骨内外有骨组织的发生和改建等复杂过程，最终形成骨。

软骨内成骨实际上是软骨周骨化和软骨内骨化两种方式同步进行，前者主要形成骨干的骨密质并使骨不断加粗；后者主要形成骨骺端并使骨不断加长，两种方式的协调统一，使骨得以正常生长发育，下面以长骨为例说明具体过程（图 4-15）。

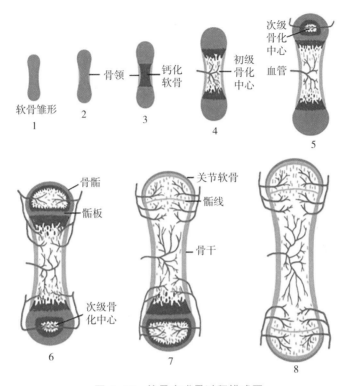

图 4-15 软骨内成骨过程模式图

（一）软骨雏形的建立

在将形成骨的部位，间充质细胞密集并分化出许多骨祖细胞。部分骨祖细胞分化为软骨细胞，软骨细胞向周围分泌基质并将其包埋其中，成为透明软骨组织，周围的间充质分化为软骨膜。这样便形成了初具长骨外形的软骨雏形。

（二）骨领形成

在软骨雏形中段，软骨膜内的骨祖细胞增殖分化为成骨细胞，后者贴附在软骨组织表面形成薄层原始骨组织。这层骨组织呈领圈状包绕软骨雏形中段，故名骨领（Bone collar）。

（三）初级骨化中心形成

在骨领形成的同时，软骨雏形中央的软骨细胞出现凋亡。在软骨雏形的中段，骨膜中的血管连同结缔组织穿越骨领，进入凋亡退化的软骨区，成骨细胞、骨祖细胞和间充质细胞均随血管进入，成骨细胞贴附于残存的软骨基质表面成骨，形成以钙化的软骨基质为中轴，表面附以骨组织的条索状结构，称过渡型骨小梁，即为初级骨化中心。初级骨化中心形成后，骨化过程继续进行，向软骨雏形两端扩展，过渡型骨小梁也将被破骨细胞吸收，使许多初级骨髓腔融合成一个较大的腔，即骨髓腔。

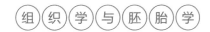

（四）次级骨化中心形成

在骨干的两端，软骨的中央形成次级骨化中心。次级骨化中心的成骨过程与初级骨化中心相似，骨化是从中央向四周呈放射状进行，最后次级骨化中心在骨干的两端形成骨骺。此外，在骨骺与骨干之间还保留软骨，称为骺板（Epiphyseal plate），骺板是长骨进一步生长的基础，骺端表面始终保留薄层软骨，即关节软骨。

三、骨的生长和改建

长骨生长的持续时间很长，直到个体发育成熟为止。

（一）长骨的加长

长骨的加长主要靠骺板软骨不断向两端生长和骨化来完成。在正常生长发育时期，骺板软骨的增殖速度与软骨内骨化及吸收速度相平衡。因此，骺板一直保持恒定厚度。到青春期末（17~20 岁），骺板的增殖减慢，最后全部骨化消失，骨干与骨骺相愈合，长骨也就停止生长。在骨干、骨骺愈合处，可见一条致密的线，称骺线（Epiphyseal line）。

（二）长骨的加粗

长骨的加粗主要靠软骨周骨化，使骨不断从外周加厚，同时又从腔内不断溶解吸收，骨髓腔的横径不断扩大，骨则增粗。持续到 30 岁左右，骨才停止增粗。

（三）骨的改建

在骨发生过程中，最初形成的骨小梁细胞成分多、纤维成分少且排列不规则，小梁间的网孔也大于初级骨松质。以后，随着小梁的加厚和网孔变小，成为初级骨密质。此时并无骨单位及内、外环骨板。骨单位产生于 1 岁左右。此时，骨领的内、外表面有许多纵沟，沟内有小血管、骨祖细胞、成骨细胞和破骨细胞等。首先，成骨细胞贴在沟壁上成骨并将沟封闭成管，再贴附于管壁上成骨，从最外层向内一层层形成同心圆状的骨板，即骨单位骨板。血管及间充质被围在中央，形成中央管，内衬一层近似扁平的骨祖细胞，这就是第一代骨单位。以后由破骨细胞溶解吸收第一代骨单位的骨板，形成隧道，在其最宽处破骨细胞消失，骨祖细胞分化为成骨细胞，开始形成第二代骨单位，之后第二代骨单位被吸收，出现第三代骨单位。这样重复数代，最后才形成具有适宜的外形和内部结构的骨密质。骨干也伴随着骨的改建逐渐加粗。少年时期的骨干几乎无内、外环骨板或层数极少，成年后骨干不再增长，内、外环骨板才出现。骨的加粗停止于 30 岁左右，而骨的改建却持续终生，只是随着年龄的增长而速度减慢。

🦴 本章节理论联系具体临床案例

患者张某，男，38 岁，因车祸造成多处开放性伤口，120 送医院急诊，经 X 线检查可见胫、腓骨中下段螺旋形骨折线断端短缩移位，右侧腓骨上段骨折线部分移位，右侧胫腓骨骨折的诊断明确。医生立即安排患者住院手术治疗，进行切开复位内固定。手术后骨折部位的恢复和重建如何进行？

分析：

骨折患者经过炎症期、修复期和重建期后，逐渐恢复骨的原有模式。在骨的重建过程中，骨外膜和骨内膜的骨祖细胞分化为成骨细胞，断端附近的骨面和其间的软骨表面以膜内成骨的方式形成骨小梁；

血管、成骨细胞和破骨细胞进入软骨中，以软骨内成骨的方式将软骨逐渐吸收，也形成骨小梁；这些骨小梁连成松质骨，填充、连接于断端之间，称为骨茄，实现骨折的初步愈合，这个过程需要2～3个月。以后随患者活动的加强，骨茄逐渐由编织骨转变为板层骨，恢复骨原有的结构。骨的重建约需数年。

本章小结

软骨主要由软骨组织和软骨膜组成。软骨组织主要由软骨细胞及软骨基质构成，软骨基质由纤维和基质组成。依据纤维类型的不同，软骨组织分为透明软骨、弹性软骨及纤维软骨。软骨膜具有保护和营养软骨的作用。骨组织由细胞和骨质组成。骨组织中的细胞有4种，即骨细胞、骨祖细胞、成骨细胞和破骨细胞。骨质由有机成分和无机成分组成，有机成分包括胶原纤维和基质；无机成分主要为钙盐。长骨由骨干、骨骺、骨膜和骨髓等构成。长骨骨干的密质骨骨板按排列方式分为环骨板、哈弗斯骨板和间骨板。骨膜包括骨外膜和骨内膜，起营养和保护作用。骨的发生方式有膜内成骨和软骨内成骨。膜内成骨即在原始结缔组织膜内直接成骨；软骨内成骨由间充质首先分化为软骨雏形，然后形成各级骨化中心，软骨不断生长并逐渐被骨替换。

思考题

1. 名词解释：同源细胞群；软骨陷窝；骨基质；骨单位。
2. 简述软骨的结构和分类。
3. 简述骨组织的结构。

第五章　血液和淋巴

📈 **思维导图**

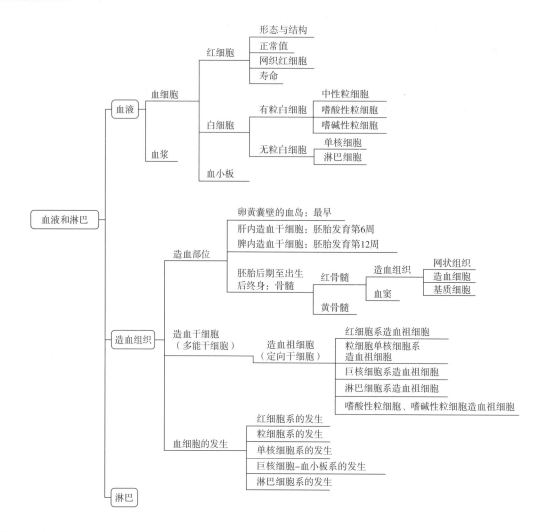

⚓ **学习目标**

1. 掌握：血细胞的分类，各种血细胞的正常值、形态结构及功能。
2. 熟悉：血液和淋巴的组成和功能；骨髓中造血干细胞的形态结构、功能特点。
3. 了解：血细胞发生的基本过程及形态变化的基本规律。

思政入课堂

第一节　血　液

血液（Blood）是在心血管系统中循环流动的液态结缔组织，又称外周血。健康成人循环血容量约5 L，约占体重的7%。血液由血浆（Blood plasma）和血细胞（Blood cell）构成。从血管中取少量血液，加入适量抗凝剂（如肝素或枸橼酸钠），经离心或自然沉降后，血液可分三层：上层淡黄色为血浆，下层为红细胞，中间乳白色的薄层为白细胞和血小板（图5-1）。

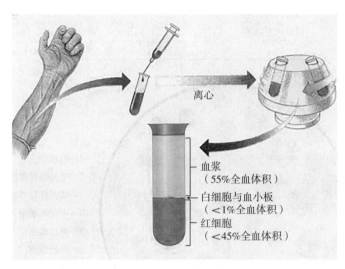

离心

血浆
（55%全血体积）

白细胞与血小板
（＜1%全血体积）

红细胞
（＜45%全血体积）

图5-1　血液的组成

临床结合 ■

当失血量在10%时，机体可以及时代偿，不出现任何症状；失血量在20%时，身体可表现出疲乏、心悸、记忆衰退、动则出汗、怕冷等症状；失血量达到30%时，患者表现为烦躁不安、面色苍白、四肢冰冷、昏迷、血压下降、心率增加等，并立即休克。上消化道出血是指十二指肠以上的消化管道出血，发病急，有明显的诱因，通常是胃和十二指肠的溃疡侵破较大的血管所致，表现为呕血或解柏油样大便，全身呈休克状态，在临床上必须高度重视，全力抢救，防止病情恶化危及生命。

血浆是血液的液体成分，相当于结缔组织的细胞外基质，约占血液容积的55%，其中90%是水，其余为血浆蛋白（白蛋白、球蛋白、补体蛋白和纤维蛋白原等）、脂蛋白、无机盐、酶、激素、维生素和各种营养代谢物质。血浆不仅是运载血细胞、营养物和全身代谢产物的循环液体，而且参与机体的免疫反应、体液调节、体温调节、酸碱平衡和渗透压的维持，具有保持机体适宜内环境的功能。血细胞是血液的有形成分，约占血液容积的45%，包括红细胞、白细胞和血小板。不加任何抗凝剂，溶解状态的纤维蛋白原转变为不溶解状态的细丝状纤维蛋白，并网罗血细胞形成血凝块，这个过程称为血液凝固。血液凝固后上层析出的淡黄色清亮透明的液体，称血清（Serum）。血液保持一定的比重（1.050 ~ 1.060）、pH（7.3 ~ 7.4）、渗透压（313 mOsm/L）、黏滞性和化学成分，以维持各种组织和细胞生理活动所需的适宜条件。

血细胞主要在骨髓生成。血液中的血细胞陆续衰老死亡，骨髓则源源不断地输出新生血细胞到外周血，维持血细胞动态平衡。临床上取外周血，对血细胞的形态、数量、百分比和血红蛋白含量进行测定，结果称为血象（表5-1）。机体患病时，血象常有显著变化，故检查血象对了解机体状况和诊断疾病十分重要。Wright或Giemsa染色是观察血涂片细胞形态最经典的方法（图5-2）。

表5-1　血细胞分类和正常值

血细胞分类		正常值
红细胞		男：$(4.0 \sim 5.5) \times 10^{12}$/L
		女：$(3.5 \sim 5.0) \times 10^{12}$/L
白细胞	中性粒细胞	50% ~ 70%
	单核细胞	3% ~ 8%
	淋巴细胞	25% ~ 30%
	嗜酸性粒细胞	0.5% ~ 3%
	嗜碱性粒细胞	0 ~ 1%
血小板		$(100 \sim 300) \times 10^9$/L

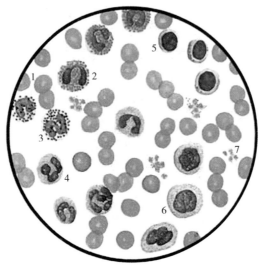

1—红细胞；

2—嗜酸性粒细胞；

3—嗜碱性粒细胞；

4—中性粒细胞；

5—淋巴细胞；

6—单核细胞；

7—血小板

图5-2　血细胞光镜模式图

（一）红细胞（Erythrocyte, red blood cell, RBC）

1. 红细胞的形态与结构

红细胞直径约7.5 μm，在扫描电镜下呈双凹圆盘状，中央较薄（1.0 μm），周缘较厚（2.0 μm）。因此，血涂片中红细胞中央染色较浅、周边染色较深（图5-3）。红细胞的这种形态与同体积的球形结构相比，表面积增大约25%，达140 μm²，而且细胞内任何一点距离细胞表面都不超过0.85 μm，有利于细胞内外气体的迅速交换。

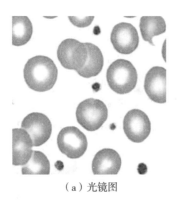

（a）光镜图

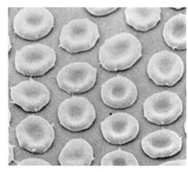

（b）电镜扫描图

图5-3　红细胞

新鲜单个红细胞为黄绿色，大量红细胞使血液呈鲜红色，且多个红细胞常叠连一起呈串钱状，称红细胞缗钱。成熟的红细胞无细胞核，也无任何细胞器，胞质中充满血红蛋白（Hemoglobin, Hb）。血红蛋白是一种含铁的蛋白质，约占红细胞重量的33%，具有结合和运输 O_2 和 CO_2 的功能。所以红细胞能供给全身细胞所需的 O_2，并带走细胞

代谢产生的大部分 CO_2。在组织器官内，根据气体的分压高低决定血红蛋白与其结合还是解离。

红细胞有一定弹性和形态可变性。当红细胞通过小于其自身直径的毛细血管时，其可改变形状，通过后恢复双凹圆盘状。这是因为红细胞膜固定在一个能变形的圆盘状网架结构上，称为红细胞膜骨架（Erythrocyte membrane skeleton），其主要成分为血影蛋白和肌动蛋白等。遗传性球形红细胞症患者的血影蛋白分子结构异常，红细胞呈球形，易被脾巨噬细胞吞噬清除，导致先天性溶血性贫血。衰老的红细胞则变脆，不能变形，在通过脾脏和肝脏时被巨噬细胞吞噬清除。与此同时，每天都有新生的尚未完全成熟的幼稚红细胞从骨髓进入血液。这些细胞内尚残留少量核糖体，用煌焦油蓝染色呈细网状，称网织红细胞（Reticulocyte）。网织红细胞占红细胞总数的 0.5% ~ 1.5%，新生儿的网织红细胞比例较高，可达 3% ~ 6%。网织红细胞尚有合成血红蛋白的能力，一般在血流中经过 1 天后完全成熟，核糖体消失。网织红细胞的计数对血液病的诊断和预后判定，具有一定的临床意义。骨髓造血功能发生障碍的患者，网织红细胞计数降低。如果贫血患者经治疗后网织红细胞计数增加，说明治疗有效。

红细胞的细胞膜除具有一般细胞膜的共性外，还具有一类镶嵌蛋白质，即血型抗原 A 和血型抗原 B，构成人类的 ABO 血型抗原系统，在临床输血中具有重要意义。人类血液中有抗异型血的天然抗体，例如，A 型血的人具有抗血型抗原 B 的抗体，输血时错配血型可导致血型抗原与相应抗体结合，引起红细胞膜破裂，血红蛋白逸出，称溶血（Hemolysis）。溶血后残留的红细胞膜囊称血影（Erythrocyte ghost）。蛇毒、溶血性细菌、脂溶剂等也可引起溶血。

补充内容 ■ ━━━━━

当血浆渗透压降低时，过量水分进入红细胞，红细胞肿胀并破裂，血红蛋白逸出，称为溶血，残留的红细胞膜囊称为血影。反之，血浆渗透压升高可使红细胞内的水分析出过多，致使红细胞皱缩。

补充内容 ■ ━━━━━

白血病是造血干细胞的克隆性恶性疾病，在骨髓和其他造血组织中，白血病细胞大量增生聚集，引起骨骼疼痛等；患者正常的造血受到抑制而表现出广泛出血、贫血、反复感染等症状。有时白血病患者的周围血象可以不发生较大的变化，因此难以通过血常规检查做出正确判断，骨髓穿刺检查，显示白血病患者的原始细胞明显增多，较成熟的中间阶段细胞缺如，正常的红细胞和巨核细胞减少等。

2. 红细胞的正常值

正常成人每升血液中红细胞数的平均值：男性（4.0 ~ 5.5）×10^{12}/L，女性（3.5 ~ 5.0）×10^{12}/L。每升血液中血红蛋白含量：男性 120 ~ 150 g/L，女性 110 ~ 140 g/L。红细胞的数目及血红蛋白的含量可有生理性变化：如婴儿高于成人，运动时高于安静状态，高原地区居民高于平原地区居民。

红细胞的寿命约为 120 天。衰老的红细胞多在脾、骨髓和肝等处被巨噬细胞吞噬。血红蛋白中的铁质可被造血器官重新用来造血。

（二）白细胞（Leukocyte, white blood cell, WBC）

白细胞为有核的球形细胞，一般较红细胞体积大，从骨髓释放入血约 24 h 后，以变形运动的方式穿过毛细血管壁，进入结缔组织或淋巴组织，发挥其防御和免疫功能。成人白细胞的正常值为（4.0 ~ 10.0）×10^9/L，男女无明显差别，婴幼儿稍高于成人。血液中白细胞的数值可受各种生理因素的影响，如劳动、运动、饮食及妇女月经期等均会导致数值略有增高。在疾病状态下，白细胞总数和各种白细胞的百分比值可发生改变。

在光镜下，根据白细胞胞质内有无特殊颗粒，可将其分为有粒白细胞（Granulocyte）和无粒白细胞（Agranulocyte）两类。有粒白细胞又可根据特殊颗粒的嗜色性不同，分为中性粒细胞、嗜酸性粒细胞和嗜碱性粒细胞。无粒白细胞有单核细胞和淋巴细胞两种（图5-2）。

1. 中性粒细胞（Neutrophilic granulocyte, neutrophil）

中性粒细胞占白细胞总数的50% ~ 70%，是白细胞中数量最多的一种。细胞呈球形，直径为10 ~ 12 μm。在光镜下，核深染，形态多样，有的呈腊肠状，称杆状核；有的呈分叶状，叶间有染色质丝相连，称分叶核，一般可分为2 ~ 5叶，正常人以2 ~ 3叶者居多（图5-4）。在某些疾病状态下，如急性炎症感染，杆状核与2叶核的细胞百分率升高，称为核左移；4 ~ 5叶分叶核细胞增多，称为核右移。一般认为，核分叶多是细胞衰老的标志，提示骨髓造血功能发生障碍。正常情况下杆状核细胞占粒细胞总数的5% ~ 10%。

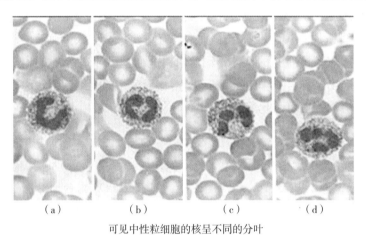

(a)　　　　(b)　　　　(c)　　　　(d)

可见中性粒细胞的核呈不同的分叶

图5-4　中性粒细胞（血涂片）

中性粒细胞的胞质呈粉红色，含有许多细小颗粒，其中浅紫色的为嗜天青颗粒，浅红色的为特殊颗粒。嗜天青颗粒约占颗粒总数的20%，电镜下体积较大，呈圆形或椭圆形，直径0.6 ~ 0.7 μm，电子密度较高。它是一种溶酶体，含酸性磷酸酶、过氧化物酶和多种水解酶等，能消化分解吞噬细菌和异物。特殊颗粒约占颗粒总数的80%，直径0.3 ~ 0.4 μm，体积较小，呈哑铃形或椭圆形。特殊颗粒是一种分泌颗粒，内含溶菌酶和吞噬素等。溶菌酶能溶解细菌表面的糖蛋白，吞噬素也称防御素，具有杀菌作用（图5-5）。

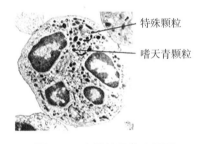

特殊颗粒

嗜天青颗粒

图5-5　中性粒细胞电镜图

中性粒细胞和巨噬细胞一样具有很强的趋化作用和吞噬功能，其吞噬对象以细菌为主，也吞噬异物。当机体受细菌等病原微生物侵犯时，中性粒细胞受细菌产物与受感染组织释放的某些化学物质的趋化作用，以变形运动穿出毛细血管，聚集在细菌侵犯部位，吞噬细菌，形成吞噬体。吞噬体与特殊颗粒和溶酶体融合，细菌即被颗粒内的各种水解酶、氧化酶和溶菌酶等杀死并消化分解。因此，机体受细菌感染时，白细胞总数增加，中性粒细胞的比例也显著提高。中性粒细胞在吞噬细菌后，自身也死亡，成为脓细胞。中性粒细胞从骨髓进入血液，停留6 ~ 8小时，进入结缔组织中可存活2 ~ 3天。

2. 嗜酸性粒细胞（Eosinophilic granulocyte, eosinophil）

嗜酸性粒细胞占白细胞总数的0.5% ~ 3%，呈球形，直径为10 ~ 15 μm。光镜下，核常分为2叶，胞质内充满粗大、分布均匀的橘红色嗜酸性颗粒（图 5-6）。电镜下，颗粒直径为 0.5 ~ 1.0 μm，呈圆形或椭圆形，有膜包被，内含颗粒状基质和电子密度高的方形或长方形结晶体。嗜酸性颗粒是一种特殊的溶酶体，除含一般溶酶体酶外，还含有芳基硫酸酯酶、组胺酶和大量带正电荷的碱性蛋白质（图 5-7）。

　　嗜酸性粒细胞也能做变形运动，并具有趋化性，穿出血管进入组织，可吞噬抗原抗体复合物。嗜酸性粒细胞可在肥大细胞分泌的嗜酸性粒细胞趋化因子的作用下，移行至有病原体或发生过敏反应的部位，释放组胺酶分解组胺；释放芳基硫酸酯酶灭活白三烯，从而抑制过敏反应。嗜酸性粒细胞还能借助抗体或补体与某些寄生虫接触，释放颗粒内的阳离子蛋白，阳离子蛋白对寄生虫有很强的杀灭作用。所以当机体患过敏性疾病或寄生虫感染时，血液中嗜酸性粒细胞数量增加。嗜酸性粒细胞在血液中一般停留 6 ~ 8 小时，在组织中可存活 8 ~ 12 天。

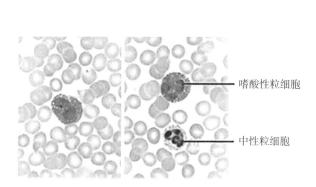

图 5-6　嗜酸性粒细胞（血涂片）

嗜酸性粒细胞
中性粒细胞

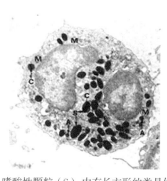

电镜下，嗜酸性颗粒（S）内有长方形的类晶体（C），富含碱性蛋白质；嗜天青颗粒（A）少见；M是线粒体

图 5-7　嗜酸性粒细胞电镜图

3. 嗜碱性粒细胞（Basophilic granulocyte, basophil）

　　嗜碱性粒细胞的数量最少，占白细胞总数的 0 ~ 1%。细胞呈球形，直径 10 ~ 12 μm。在光镜下，核呈"S"形、分叶状或不规则形，着色较浅；细胞质内含大小不等、分布不均的嗜碱性特殊颗粒，常覆盖在细胞核上（图 5-8）。电镜下，颗粒呈圆形或椭圆形，大小不一，电子密度高。嗜碱性颗粒属于分泌颗粒，内含肝素、组胺、中性粒细胞趋化因子、嗜酸性粒细胞趋化因子等活性物质；胞质中含白三烯（图 5-9）。

　　嗜碱性粒细胞的功能与肥大细胞相似，参与过敏反应，并有抗凝血作用。这两种细胞来源于骨髓中的不同种造血祖细胞（见后述）。嗜碱性粒细胞在血液中一般停留 6 ~ 8 小时，在组织中可存活 12 ~ 15 天。

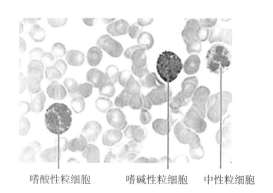

图 5-8　嗜碱性粒细胞（血涂片）

嗜酸性粒细胞
嗜碱性粒细胞
中性粒细胞

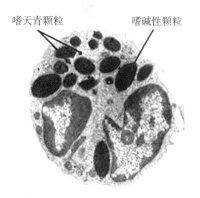

嗜天青颗粒　　嗜碱性颗粒

图 5-9　嗜碱性粒细胞电镜图

4. 单核细胞（Monocyte）

　　单核细胞占白细胞总数的 3% ~ 8%，是白细胞中体积最大的细胞，直径 14 ~ 20 μm，呈圆形或椭圆形。在光镜下，细胞核形态多样，呈肾形、马蹄形或扭曲折叠的不规则形，核常偏位，核染色质细而分

散，故着色浅。胞质丰富，因呈弱嗜碱性而呈蓝色，内含有许多细小的淡紫色嗜天青颗粒（图 5-10）。颗粒内含有过氧化物酶、酸性磷酸酶、非特异性酯酶和溶菌酶，这些酶不仅与单核细胞的功能有关，而且可作为与淋巴细胞的鉴别点。电镜下，细胞表面有皱褶和微绒毛，胞质内有发达的吞噬泡和溶酶体（图 5-11）。单核细胞是巨噬细胞的前身，具有活跃的变形运动、明显的趋化性和一定的吞噬功能。单核细胞在血液中停留 12 ~ 48 小时后，进入结缔组织或其他组织，分化为巨噬细胞等具有吞噬功能的细胞。

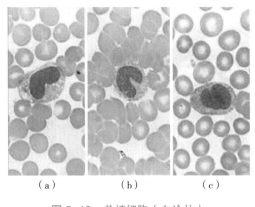

（a）　　　　（b）　　　　（c）

图 5-10　单核细胞（血涂片）

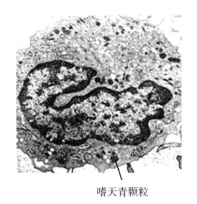

嗜天青颗粒

图 5-11　单核细胞电镜图

5. 淋巴细胞（Lymphocyte）

淋巴细胞占白细胞总数的 25% ~ 30%，数量仅次于中性粒细胞，形态和功能复杂多样，是体内重要的免疫细胞。血液中大多数为小淋巴细胞，直径 6 ~ 8 μm；还有少量 9 ~ 12 μm 的中淋巴细胞。淋巴组织中还有直径为 13 ~ 20 μm 的大淋巴细胞，但不存在于血液中（图 5-12）。小淋巴细胞的核为圆形，一侧常有小凹陷，核占细胞的大部分，染色质致密呈块状，胞质很少，呈嗜碱性，被染成天蓝色，含少量嗜天青颗粒。中淋巴细胞的核呈椭圆形，染色质较疏松，着色稍浅，胞质较多，可见少量嗜天青颗粒。电镜下，淋巴细胞胞质含大量游离核糖体，还有较小的溶酶体、少量粗面内质网、高尔基复合体和线粒体等（图 5-13）。淋巴细胞的寿命为数天至数年。

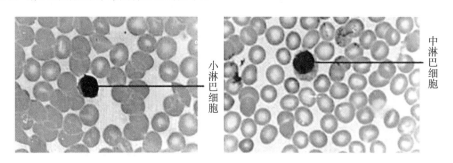

小淋巴细胞

中淋巴细胞

图 5-12　淋巴细胞（血涂片）

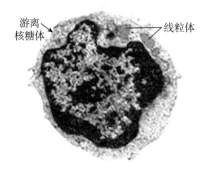

游离核糖体　　　　线粒体

图 5-13　淋巴细胞电镜图

淋巴细胞不仅产生于骨髓，而且产生于淋巴器官和淋巴组织。根据淋巴细胞的发生部位、形态特点、寿命长短和免疫功能不同，其分为三类：

（1）胸腺依赖淋巴细胞（Thymus dependent lymphocyte）：简称 T 细胞，来源于胸腺，约占血液淋巴细胞总数的 75%，体积小，胞质内含少量溶酶体，参与细胞免疫功能，如排斥异体移植物、抗肿瘤等，并具有免疫调节功能。

（2）骨髓依赖淋巴细胞（Bone marrow-dependent lymphocyte）：简称 B 细胞，产生于骨髓，占 10% ~ 15%，体积略大，一般不含溶酶体，有少量粗面内质网；受抗原刺激后能增殖分化为浆细胞，产生抗体，参与体液免疫。

（3）自然杀伤细胞（Natural killer cell）：简称 NK 细胞，产生于骨髓，约占 10%，为中淋巴细胞，含溶酶体较多；能非特异性杀伤某些肿瘤细胞和病毒感染细胞，在体内起免疫监视作用。

（三）血小板（Blood platelet）

血小板正常值为（100 ~ 300）×10⁹/L，是骨髓中巨核细胞胞质脱落下来的小块，故无细胞核，表面有完整的细胞膜，并非严格意义上的细胞。血小板体积小，直径 2 ~ 4 μm，呈双凸圆盘状。血小板受到机械或化学刺激时，则伸出突起，呈不规则形。在光镜下，血小板常成簇分布，单个血小板常呈多角形，中央部分有紫蓝色颗粒，称颗粒区（Granulomere）；周边部呈透明的浅蓝色，称透明区（Hyalomere）（图 5-14）。电镜下，血小板的膜表面有糖衣，细胞内无核，有较多的细胞器，如小管系、线粒体、微管和微丝、血小板颗粒、糖原颗粒等。其中，血小板颗粒包括特殊颗粒、致密颗粒等（图 5-15）。特殊颗粒，又称 α 颗粒，体积较大，圆形，电子密度中等，含有凝血因子Ⅳ、酸性水解酶等。致密颗粒，体积小，电子密度高，含有 ATP、ADP、5- 羟色胺、钙离子、肾上腺素、抗凝血纤维蛋白酶等。血小板内还有开放小管系统和致密小管系统。开放小管系统的管道与血小板表面胞膜连续，开口于血小板表面，借此可增加血小板与血浆的接触面积，利于摄取血浆物质和释放颗粒内容物。致密小管系统是封闭的小管，多分布在血小板周边，能收集钙离子和合成前列腺素等。

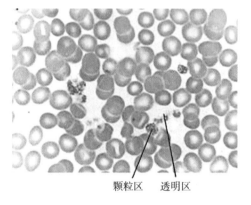

颗粒区　透明区

图 5-14　血小板（血涂片）

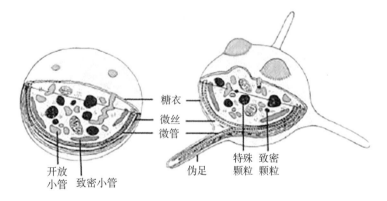

糖衣
微丝
微管
特殊颗粒　致密颗粒
开放小管　致密小管
伪足

图 5-15　血小板立体结构模式图

血小板参与止血和凝血。当血管受损害或破裂时，血小板受到刺激，由静止相变为功能相，很快发生变形，表面黏度增大，凝聚成团；同时在表面第Ⅲ因子的作用下，使血浆内的凝血酶原变为凝血酶，后者又催化纤维蛋白原变成丝状的纤维蛋白，与血细胞共同形成凝血块止血，促进止血和凝血。此过程中血小板释放颗粒内容物，其中 5- 羟色胺促进血管收缩，血小板因子Ⅳ能对抗肝素的抗凝血作用，凝血敏感蛋白促进血小板聚集，PDGF 刺激内皮细胞增殖和血管修复。血小板还有保护血管内皮、参与内皮修复、防止动脉粥样硬化的作用。血小板寿命为 7 ~ 14 天。血液中的血小板数低于 100×10⁹/L 为血

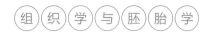

小板减少，低于 50×10^9/L，则有出血的危险。

第二节　骨髓的结构和血细胞的发生

各种血细胞都有一定的寿命，红细胞的平均寿命为 120 天，白细胞的寿命为数天、数周或数年。每天都有一定数量的血细胞衰老死亡，同时又有相同数量的新生的血细胞不断补充，使外周血循环中血细胞的数量和质量始终保持动态平衡。各种血细胞由造血器官生成，胚胎时期的卵黄囊、肝、脾、胸腺和骨髓均能造血；出生后红骨髓成为终生造血的主要器官。

(一) 造血器官的演变

1. 卵黄囊造血期

人的血细胞最初是在胚胎时期卵黄囊壁的血岛（Blood island）生成。血岛是胚胎发育第 3 周时由卵黄囊、体蒂和绒毛膜等处的胚外中胚层细胞密集形成的细胞团，其周边细胞分化为血管细胞（Angioblast），并在其周围中胚层分泌的血管内皮生长因子的诱导下增殖并分化为内皮细胞；中间的细胞与周边的细胞脱离，分化为原始成血细胞，即最早的造血干细胞，从而进入原始造血或胚胎造血（Embryonic hematopoiesis）。原始造血主要是向红细胞系方向分化。

2. 肝、脾、胸腺和淋巴结造血期

胚胎发育的第 6 周，卵黄囊内的造血干细胞随血液循环迁入肝并开始造血。胚胎发育的第 12 周，脾内造血干细胞增殖分化产生各种血细胞。肝脾造血的特点是造血干细胞呈现多向分化，称为定型性造血或成人造血（Adult hematopoiesis）。胚胎肝和脾内造血干细胞集落由红系细胞、粒单系细胞和巨核细胞组成。胚胎发育至第 3 个月，淋巴干细胞经血液循环进入胸腺并增殖分化为胸腺细胞，最终分化为 T 细胞。胚胎发育至第 4 个月时，在胸腺发育成熟的 T 细胞和在骨髓发育成熟的 B 细胞进入淋巴结进一步发育成更多的 T 细胞和 B 细胞。胸腺和淋巴结可终生产生淋巴细胞。

3. 骨髓造血期

胚胎后期骨髓开始造血并维持终生。骨髓造血为定型性造血，主要产生红细胞、粒细胞、单核细胞与巨核细胞—血小板等髓系细胞。

(二) 骨髓的结构

骨髓位于骨髓腔内，是人体最大的造血器官，占人体重量的 4% ~ 6%，根据颜色不同，骨髓分为红骨髓（Red bone marrow）和黄骨髓（Yellow bone marrow）。胎儿和婴幼儿期的骨髓都是红骨髓，大约从 5 岁开始，长骨骨干内的骨髓腔内出现脂肪组织，并随年龄增长而逐渐增多，最后成为黄骨髓，这时，红骨髓则主要分布在扁骨、不规则骨和长骨两端的骨松质中。红骨髓有造血功能，黄骨髓内仅有少量的造血干细胞，仍保持造血潜能，当机体需要时可转变为红骨髓进行造血。

红骨髓主要由造血组织和血窦组成。

1. 造血组织

造血组织主要由网状组织、基质细胞和造血细胞组成。网状细胞和网状纤维构成支架，网眼内充满不同发育阶段的各种血细胞及少量造血干细胞和基质细胞。基质细胞包括成纤维细胞、巨噬细胞、巨核细胞、脂肪细胞和间充质细胞等（图 5-16），与骨髓内的神经成分、微血管系统、基质等成分一起构成造血细胞赖以生长发育的微环境，称造血诱导微环境（Hemopoietic inductive microenvironment，HIM）。

基质细胞不但起支持作用，还分泌细胞因子调节造血细胞的增殖和分化；产生的网状纤维和粘连性糖蛋白等胞外基质成分有滞留血细胞的作用。

造血组织中各种血细胞的分布有一定规律性：幼稚红细胞常位于血窦附近，成群附在巨噬细胞表面，构成幼红细胞岛（Erythroblastic island）；随着细胞的发育成熟逐渐贴近并穿过血窦内皮，脱去胞核成为网织红细胞；幼稚粒细胞多远离血窦，当发育至晚幼粒细胞具有运动能力时，以变形运动接近并穿入血窦；巨核细胞常紧靠血窦内皮间隙，胞质突起伸入血窦腔，胞质末端脱落即形成血小板。这种分布状况表明，造血组织的不同部位具有不同的微环境造血诱导作用。

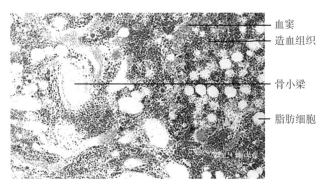

图 5-16　骨髓（HE 染色）

血窦　造血组织　骨小梁　脂肪细胞

2. 血窦

血窦由动脉性毛细血管分支而成，最终汇入骨髓的中央纵行静脉。血窦腔大而迂曲，形状不规则，窦壁衬贴不连续的有孔内皮，内皮基膜不完整。发育成熟的血细胞经血窦进入血液循环。基膜外有周细胞覆盖。窦壁周围和血窦腔内的单核细胞和巨噬细胞有吞噬清除血流中的异物、细菌和衰老、死亡血细胞的功能。

（三）造血干细胞和造血祖细胞

血细胞发生是造血干细胞在一定的微环境和某些因素的调节下，先增殖分化为各类血细胞的祖细胞，然后祖细胞定向增殖、分化成为各种成熟血细胞的过程。

1. 造血干细胞

造血干细胞（Hemopoietic stem cell）是生成各种血细胞的原始细胞，又称多能干细胞（Multipotential stem cell）。造血干细胞起源于人胚胎早期（受精后第 3 周初）的卵黄囊血岛，以后又相继出现在肝、脾、骨髓等器官。出生后，造血干细胞主要存在于红骨髓中，约占骨髓有核细胞的 0.5%，其次是肝、脾、淋巴结，外周血内也有少量分布。一般认为造血干细胞的形态结构类似于小淋巴细胞，即细胞体积小，核相对较大，胞质富含核糖体。

造血干细胞的生物学特性是：①有很强的增殖潜能。在一定条件下能反复分裂并大量增殖，但在一般生理状态下，多数细胞处于 G_0 期静止状态。②有多向分化能力。在一些因素的作用下能分化形成不同的造血祖细胞。③有自我复制能力。经细胞分裂产生的子代细胞，一部分仍保留干细胞特性，故造血干细胞可终身保持恒定数量。

2. 造血祖细胞

造血祖细胞（Hemopoietic progenitor cell）是由造血干细胞分化而来的分化方向确定的干细胞，即只能向一个或几个血细胞系定向增殖、分化，也称定向干细胞（Committed stem cell）。造血祖细胞在不同的集落刺激因子（Colony stimulating factor，CSF）的作用下，分别分化为形态可辨认的各类血细胞。①红细胞系造血祖细胞：在促红细胞生成素（Erythropoietin，EPO）的作用下生成红细胞。EPO 主要由肾分泌，肝也可少量分泌。②粒细胞单核细胞系造血祖细胞：是中性粒细胞和单核细胞共同的祖细胞，其集落刺激因子由巨噬细胞等细胞分泌，包括 GM-CSF 等。在机体发生炎症时，炎症部位的巨噬细胞释放的白细胞介素—1 能刺激骨髓中这两种细胞的增殖和释放入血。③巨核细胞系造血祖细胞：在血小板生成素（Thrombopoietin，TPO）作用下形成巨核细胞集落，最终产生血小板。TPO由血管内皮细胞等细胞分泌。④淋巴细胞系造血祖细胞。⑤嗜酸性粒细胞、嗜碱性粒细胞、肥大细胞也有各自的祖细胞和集落刺激因子。

（四）血细胞发生过程的形态演变

血细胞发生是一个连续的、有规律的、动态的变化过程。各种血细胞的发育可分为三个阶段：原始阶段、幼稚阶段（又分早、中、晚三期）和成熟阶段。每个阶段的细胞都有自己的形态结构特点，是血液病诊断的重要依据。

血细胞发生过程中形态变化的一般规律是：①胞体由大变小，但巨核细胞则由小变大。②胞核由大变小，红细胞的核最后消失，粒细胞的核由圆形逐渐变成杆状乃至分叶；但巨核细胞的核由小变大且呈分叶状；核染色质由细疏变粗密（即常染色质由多变少），核的着色由浅变深，核仁由明显渐至消失。③胞质由少逐渐增多，嗜碱性逐渐变弱，但单核细胞和淋巴细胞仍保持嗜碱性；胞质内的特殊结构或蛋白成分，如红细胞中的血红蛋白，粒细胞中的特殊颗粒、嗜天青颗粒，巨核细胞的血小板颗粒，均由无到有，并逐渐增多。④细胞的分裂能力从有到无，但淋巴细胞仍保持很强的潜在分裂能力（图5-17）。

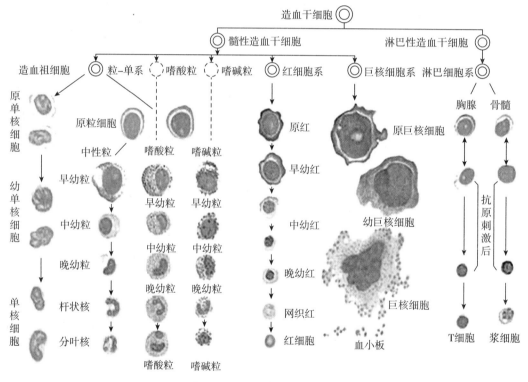

图5-17　血细胞发生示意图

1. 红细胞系的发生

红细胞系的发生历经原红细胞（Proerythroblast）、早幼红细胞（Early erythroblast）、中幼红细胞（Intermediate erythroblast）、晚幼红细胞（Late erythroblast），后者脱去胞核成为网织红细胞，入血后变为成熟红细胞（图5-18）。红细胞自生成至成熟历时1周左右。巨噬细胞为红细胞的发育提供铁等营养物质，并吞噬晚幼红细胞脱出的胞核和其他代谢产物。

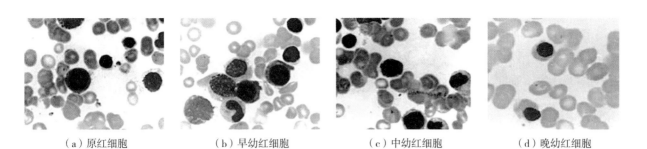

| （a）原红细胞 | （b）早幼红细胞 | （c）中幼红细胞 | （d）晚幼红细胞 |

图 5-18　红细胞系的发生

2. 粒细胞系的发生

三种粒细胞虽有各自的造血祖细胞，但它们的发育过程基本相同，都历经原粒细胞（Myeloblast）、早幼粒细胞（Promyelocyte）、中幼粒细胞（Myelocyte）、晚幼粒细胞（Metamyelocyte），进而分化为成熟的杆状核和分叶核的粒细胞，粒细胞发生过程中的特征性变化是从早幼粒阶段开始出现嗜天青颗粒，中幼粒阶段出现特殊颗粒（图 5-19）。从原粒细胞增殖分化为晚幼粒细胞需 4～6 天。骨髓内的杆状核和分叶核粒细胞的储存量很大，在骨髓停留 4～5 天后入血。在某些病理状态，如急性细菌感染时，骨髓加速释放，外周血中的粒细胞骤增。

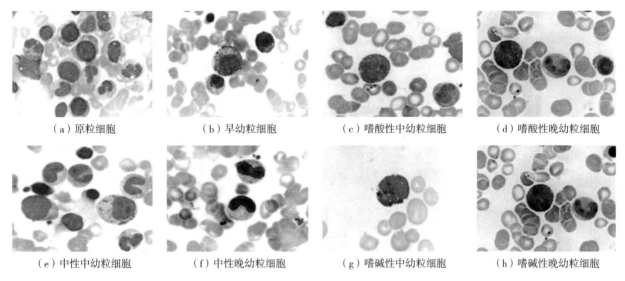

| （a）原粒细胞 | （b）早幼粒细胞 | （c）嗜酸性中幼粒细胞 | （d）嗜酸性晚幼粒细胞 |
| （e）中性中幼粒细胞 | （f）中性晚幼粒细胞 | （g）嗜碱性中幼粒细胞 | （h）嗜碱性晚幼粒细胞 |

图 5-19　粒细胞系的发生

3. 单核细胞系的发生

单核细胞和中性粒细胞具有共同的造血祖细胞，经过原单核细胞（Monoblast）和幼单核细胞（Promonocyte），发育为单核细胞（图 5-20）。幼单核细胞的增殖能力很强，约 38% 的幼单核细胞处于增殖状态，单核细胞在骨髓中的储存量不及粒细胞多，当机体出现炎症或免疫功能活跃时，幼单核细胞能加速分裂增殖，以提供足量的单核细胞。正常人的骨髓涂片中很难辨认原单核细胞。幼单核细胞直径 15～25 μm，呈卵圆形或不规则，有突起，核卵圆形或者扭曲，染色质呈细网状，核仁不明显，胞质丰富，呈嗜碱性，嗜天青颗粒逐渐增多。过氧化物酶阳性，临床可借此与淋巴细胞相区别。

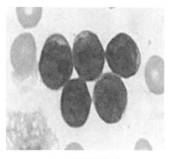 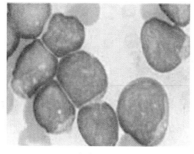 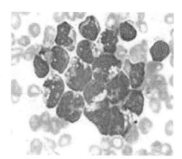

（a）原单核细胞　　　　　　　（b）幼单核细胞　　　　　　　（c）单核细胞

图 5-20　单核细胞的发生

4. 巨核细胞—血小板系的发生

原巨核细胞（Megakaryoblast）经幼巨核细胞（Promegakaryocyte）发育为巨核细胞，巨核细胞的胞质脱落成为血小板。原巨核细胞分化为幼巨核细胞，体积变大，胞核常呈肾形，胞质内开始出现血小板颗粒。幼巨核细胞经过数次 DNA 复制，成为 8～32 倍体，但核不分裂，形成巨核细胞。巨核细胞形态不规则，胞体大，直径达 50～100 μm，细胞核巨大呈分叶状，胞质内有大量血小板颗粒聚集成团，还有许多滑面内质网形成的网状小管，将胞质分隔成许多小区，每个小区内有一团血小板颗粒，是一个未来的血小板（图 5-21）。每个巨核细胞可生成 2000～8000 个血小板。

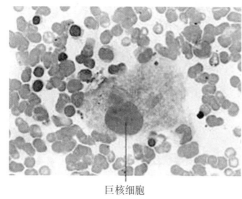 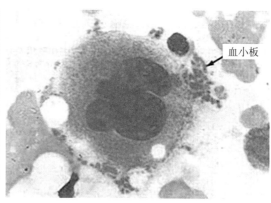

血小板

巨核细胞

图 5-21　血小板的发生

5. 淋巴细胞系的发生

淋巴细胞起源于淋巴细胞系造血祖细胞，一部分淋巴性造血干细胞经血流进入胸腺皮质，分化为 T 细胞；另一部分在骨髓内分化为 B 细胞和 NK 细胞。淋巴细胞的发育主要表现为细胞膜蛋白和功能状态的变化，形态结构的演变不明显，故不易从形态上划分淋巴细胞的发生和分化阶段。

第三节　淋　巴

淋巴（Lymph）是在淋巴管内流动的液体，单向性地从毛细淋巴管流向淋巴导管，然后汇入大静脉。淋巴由淋巴液与淋巴细胞构成。淋巴液实际上是血浆在毛细血管动脉端的部分渗出液，蛋白含量低于血浆，因此，淋巴是血浆循环的旁路。当淋巴经淋巴管流过淋巴结时，其中的细菌等异物被清除，并增加了淋巴细胞和抗体等成分，有时还有单核细胞和中性粒细胞。淋巴的组成成分和细胞数量因淋巴回流部位而异。如肢体的淋巴清亮透明；小肠的淋巴因含吸收的大量脂滴而呈乳白色，称乳糜（Chyle）；肝的淋巴内含有大量由肝细胞合成的血浆蛋白。淋巴是组织液回流的辅助渠道，在维持全身各部组织液动态平衡和滤过防御方面起重要作用。

🔬 本章节理论联系具体临床案例

患者，女，16 岁，有外伤史，伤处局部出现红、肿、热、痛，并逐渐加重，伴有发烧、畏寒、全身倦怠、头痛或关节痛等。实验室检查：白细胞总数 $15 \times 10^9/L$，其中中性粒细胞占 75%，血涂片中可见较多的杆状核中性粒细胞。临床确诊为蜂窝组织炎。请结合本章内容，说明该患者的实验室检查结果显示哪种指标出现异常，并分析原因。

分析：

患者有外伤史，说明有急性感染。局部红肿是由细菌及坏死组织代谢产物导致，在细菌及坏死组织代谢产物（趋化因子）的作用下，中性粒细胞穿出血管壁，游走到病变部位，发挥杀菌及吞噬异物的作用，自身死亡后称为脓细胞。

严重细菌感染时，机体会动用大量中性粒细胞，这时骨髓内的粒细胞系统、单核细胞系统、淋巴细胞系统紧急动员，通过分裂增殖，产生大量的新生白细胞释放入外周血，血常规检查时白细胞总数增加，分类计数也增加，形态学检查显示有大量的杆状核中性粒细胞。

📖 本章小结

血液由血浆和血细胞组成。血浆的主要成分是水，其余为血浆蛋白和其他成分。血细胞包括红细胞、白细胞和血小板。红细胞包括成熟红细胞和网织红细胞。红细胞呈双凹圆盘状，成熟红细胞无核，无细胞器，胞质内充满血红蛋白，具有结合与运输 O_2 和 CO_2 的能力。

白细胞根据胞质内有无特殊颗粒可分为有粒白细胞和无粒白细胞两类。根据特殊颗粒的嗜色性，有粒白细胞分为中性粒细胞、嗜酸性粒细胞和嗜碱性粒细胞。中性粒细胞数量最多，为杆状核或分叶核，胞质含中性颗粒和嗜天青颗粒，具有趋化作用和吞噬功能。嗜酸性粒细胞胞质内含嗜酸性颗粒，能做变形运动并具有趋化性，机体患过敏性疾病和寄生虫感染时，嗜酸性粒细胞数量增多。嗜碱性粒细胞数量最少，胞质内含有嗜碱性颗粒，与肥大细胞功能相似，参与过敏反应。无粒白细胞不含特殊颗粒，分为单核细胞和淋巴细胞。单核细胞体积最大，从血液进入结缔组织或其他组织后可分化为巨噬细胞等。淋巴细胞是主要的免疫细胞，包括胸腺依赖淋巴细胞（T 细胞）、骨髓依赖淋巴细胞（B 细胞）和自然杀伤细胞（NK 细胞）。血小板是骨髓巨核细胞脱落下来的胞质小块，参与凝血和止血。淋巴是淋巴管系统内流动的液体，由淋巴液和淋巴细胞构成，是血液循环的旁路。

造血器官生成各种血细胞，胚胎时期的卵黄囊、肝、脾、胸腺和骨髓均能造血；出生后红骨髓成为终生造血的主要器官。骨髓分为红骨髓和黄骨髓，红骨髓是造血组织。造血细胞在骨髓造血微环境中生长、发育。造血干细胞是生成各系血细胞的原始细胞，出生后主要存在于红骨髓中。造血祖细胞是由造血干细胞分化而来的具有明确分化方向的干细胞，可分化为各种血细胞。各种血细胞的分化发育过程大致分为原始阶段、幼稚阶段和成熟阶段，形态演变有一定的规律。

🧠 思考题

1. 试述外周血血常规检测的临床意义。

2. 无偿献血对人体是否有害？为什么？

3. 简述血细胞发生过程中的形态演变规律。

第六章　肌组织

思维导图

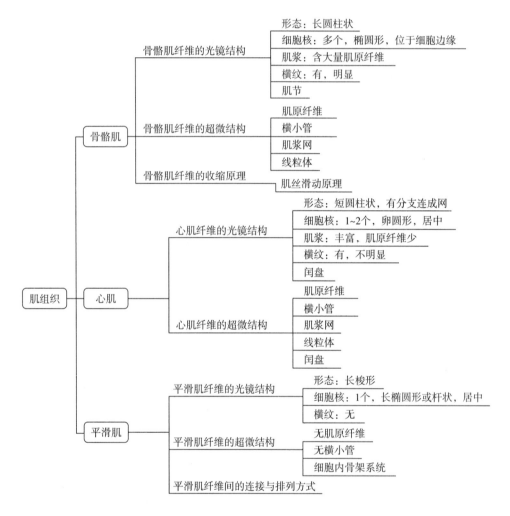

学习目标

1. 掌握：骨骼肌、心肌和平滑肌纤维的光镜结构；骨骼肌和心肌纤维的超微结构特点。
2. 熟悉：骨骼肌纤维的收缩原理。
3. 了解：平滑肌纤维的超微结构特点。

思政入课堂

　　肌组织（Muscle tissue）主要由具有收缩功能的肌细胞组成。肌细胞间有少量结缔组织、血管、淋巴管及神经等。肌细胞因呈细长纤维状，故又称肌纤维（Muscle fiber），其细胞膜称肌膜（Sarcolemma），细胞质称肌质或肌浆（Sarcoplasm），其中的滑面内质网称肌浆网（Sarcoplasmic reticulum）。肌细胞的结构特点是在肌浆内有大量与肌纤维长轴平行排列的肌丝（Myofilament），因而肌纤维具有收缩和舒张的功能，以完成所在器官的各种运动。

哺乳动物和人的肌组织根据结构和功能特点，可分为骨骼肌、心肌和平滑肌三种类型。前两种因有明暗相间的横纹，又称横纹肌（Striated muscle）。骨骼肌受躯体神经支配，属于随意肌；心肌和平滑肌受自主神经支配，为不随意肌，它们的收缩缓慢而持久，不易疲劳。

第一节 骨骼肌

骨骼肌（Skeletal muscle）一般借肌腱附着于骨骼。分布于躯干和四肢的每块肌肉均由许多平行排列的骨骼肌纤维组成，骨骼肌纤维被周围的结缔组织包裹形成一块肌肉（图6-1）。整块肌肉外面包裹的致密结缔组织为肌外膜（Epimysium），含有血管和神经。肌外膜的结缔组织伸入肌内，将其分隔成粗细不等的肌束，包裹肌束的结缔组织称肌束膜（Perimysium）。分布在每条肌纤维周围的少量结缔组织称肌内膜（Endomysium），肌内膜含有丰富的毛细血管和神经纤维。结缔组织对骨骼肌具有保护、支持、连接、营养和功能调整作用。

补充内容 ■ ────────────────────────────

体育锻炼能使骨骼肌隆起而粗壮，主要是因为肌纤维增粗增长，而不是肌纤维数量增加。肌节增长且数量增加，线粒体和糖原存储量增加。肌纤维外的变化是毛细血管和结缔组织细胞增多。这些因素使骨骼肌变得很发达。

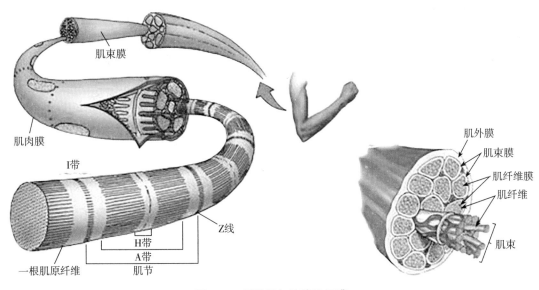

图 6-1　骨骼肌与结缔组织膜

（一）骨骼肌纤维的光镜结构

骨骼肌纤维呈长圆柱状，直径 10 ~ 100 μm，长度不等，一般为 1 ~ 40 mm，长者可达 10 cm 以上，两端钝圆，与肌腱纤维相连接。除舌肌等少数肌纤维外，极少有分支。

骨骼肌纤维是多核细胞，一条肌纤维内含有几十个甚至几百个细胞核，位于肌膜下方。核呈扁椭圆形，染色较淡，核仁清晰。在肌质内有大量与其长轴平行排列的肌原纤维（Myofibril），呈细丝状，直径

1 ~ 2 μm。光镜下可见每条肌原纤维都有许多明暗相间的带，各条肌原纤维的明带和暗带都准确地排列在同一平面上，故纵切面的肌纤维呈现明暗相间的周期性横纹（图 6-2）。

骨骼肌纤维的横切面为多边形断面，在肌纤维边缘可见紧贴肌膜的细胞核，横切面上的肌原纤维呈点状，故肌质呈颗粒感（图 6-2）。

在偏振光显微镜下，明带（Light band）呈单折光，为各向同性（Isotropic），故又称 I 带；暗带（Dark band）呈双折光，为各向异性（Anisotropic），故又称 A 带。用油镜观察，可见暗带中央有一条浅色的窄带，称 H 带；H 带中央有一条深色的暗线，称 M 线。在明带中央可见一条深色暗线，称 Z 线。相邻两条 Z 线之间的一段肌原纤维称为肌节（Sarcomere）（图 6-3）。每个肌节包括 1/2 I 带 +A 带 +1/2 I 带。暗带的长度恒定，约 1.5 μm；明带的长度依骨骼肌纤维的收缩或舒张状态而异，最长可达 2 μm；而肌节的长度介于 1.5 ~ 3.5 μm，在安静状态约为 2 μm。肌节递次排列构成肌原纤维，是骨骼肌纤维结构和功能的基本单位。

骨骼肌纤维与基膜之间有一种扁平有突起的细胞，称肌卫星细胞（Muscle satellite cell），核呈扁圆形、着色浅，核仁清晰，排列在肌纤维表面。此种细胞在生长的肌组织中数量较多，成年时减少，当骨骼肌受损伤时，肌卫星细胞分裂繁殖，参与骨骼肌的再生。

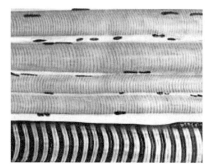

（a）纵切面　　　　　（b）横切面

图 6-2　骨骼肌纤维

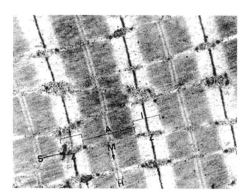

图 6-3　骨骼肌纤维电镜透射图

（二）骨骼肌纤维的超微结构

1. 肌原纤维

肌原纤维由粗、细两种肌丝构成，两种肌丝沿肌纤维长轴规则排列。粗肌丝位于肌节中部，贯穿 A 带全长，两端游离，中央借 M 线固定。细肌丝位于肌节两侧，一端固定在 Z 线上，另一端伸到粗肌丝之间，与之平行走行，其末端游离，止于 H 带外侧。因此，I 带仅由细肌丝构成，H 带仅有粗肌丝，H 带两侧的 A 带粗、细两种肌丝皆有。在横切面上可见每条粗肌丝的周围排列着 6 条细肌丝，每条细肌丝周围有 3 条粗肌丝（图 6-3、图 6-4）。

（1）粗肌丝（Thick myofilament）：长约 1.5 μm，直径约 15 nm，由肌球蛋白分子组成（图 6-5）。肌球蛋白（Myosin）分子形似豆芽，由头和杆两部分组成，在头和杆的连接点及杆上有两处类似关节的结构，可以屈动。大量肌球蛋白分子平行排列，集合成束，组成一条粗肌丝。分子尾端朝向 M 线，头部朝向 Z 线，并突出于粗肌丝表面，形成电镜下可见的横桥（Cross bridge）。M 线两侧的粗肌丝只有肌球蛋白杆部而没有头部，所以表面光滑。肌球蛋白头部具有 ATP 酶活性，能结合 ATP，当与细肌丝的肌动蛋白接触时被激活，分解 ATP 并释放能量，使横桥屈动；肌纤维在舒张状态时，ATP 酶无活性。

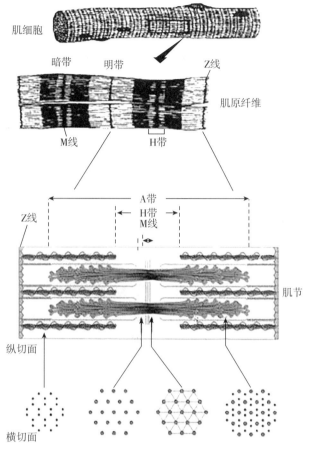

图 6-4　骨骼肌肌原纤维超微结构模式图

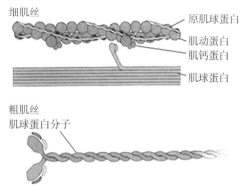

图 6-5　粗、细肌丝分子结构模式图

（2）细肌丝（Thin myofilament）：长约 1 μm，直径约 5 nm，由肌动蛋白（Actin）、原肌球蛋白和肌钙蛋白组成，后两种属于调节蛋白，在肌收缩中起调节作用。肌动蛋白分子单体为球形，有极性，许多单体相互接连成串珠状纤维，两条肌动蛋白纤维缠绕形成双股螺旋链。每个肌动蛋白单体上都有一个可以与粗肌丝的肌球蛋白头部相结合的位点。肌肉收缩时，位点与肌球蛋白头部结合；肌肉舒张时，位点被原肌球蛋白掩盖。原肌球蛋白由两条较短的双股螺旋多肽链组成，首尾相连，嵌于肌动蛋白双股螺旋链的浅沟内。肌钙蛋白由肌钙蛋白 T（TnT）、肌钙蛋白 I（TnI）和肌钙蛋白 C（TnC）3 个球形亚单位构成。肌钙蛋白借 TnT 附于原肌球蛋白分子上，TnI 是抑制肌动蛋白和肌球蛋白相互作用的亚单位，TnC 则是能与 Ca^{2+} 相结合的亚单位。

2. 横小管（Transverse tubule）

肌膜向肌浆内凹陷形成的管状结构，其走向与肌纤维长轴垂直，称为横小管（T 小管）。人与哺乳动物的横小管位于明、暗带交界处，故一个肌节中有两个横小管，同一平面上的横小管分支吻合，环绕每条肌原纤维，可将肌膜的兴奋迅速传导至肌纤维内部（图 6-6）。

3. 肌浆网（Sarcoplasmic reticulum）

肌浆网是肌纤维内特化的滑面内质网，位于横小管之间，纵行包绕在每条肌原纤维周围，故又称纵小管（Longitudinal tubule，

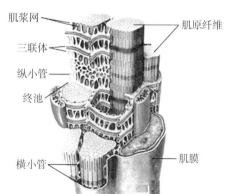

图 6-6　骨骼肌纤维超微结构立体模式图

L 小管）。靠近横小管的肌浆网两端扩大成扁囊状，称终池（Terminal cisterna）（图 6-6）。每条横小管与两侧的终池组成三联体（Triad），在此部位将兴奋从肌膜传递至肌浆网膜。肌浆网膜上有钙泵和钙通道。钙泵实质上是一种 ATP 酶，能逆浓度差将肌浆内的 Ca^{2+} 泵入肌浆网内储存，使肌浆网内的 Ca^{2+} 浓度为肌浆中的上千倍。当肌浆网膜接受兴奋后，钙通道开放，大量 Ca^{2+} 涌入肌浆。因此在肌纤维收缩过程中起重要作用。肌纤维收缩，肌浆网变短加宽；肌纤维松弛，则肌浆网伸长变细。

4. 线粒体

肌浆内有丰富的线粒体，分布于肌膜下和细胞核附近以及肌原纤维之间。线粒体产生 ATP，为肌肉提供能量。肌浆内线粒体的数量和大小可体现肌纤维氧化代谢率的高低。

骨骼肌纤维的肌浆丰富，其中除含有大量肌原纤维外，还含有肌红蛋白（Myoglobin）、糖原和少量脂滴。肌红蛋白的分子结构近似血红蛋白，能与氧结合，起到储氧的作用。肌红蛋白与线粒体、糖原颗粒和脂滴共同构成肌纤维收缩的供能系统。

（三）骨骼肌纤维的收缩原理

目前认为骨骼肌收缩的机制为肌丝滑动原理，其主要过程为：①运动神经末梢将神经冲动传递给肌膜；②肌膜的兴奋经横小管迅速传向终池，大量 Ca^{2+} 涌入肌浆；③肌钙蛋白 C 与 Ca^{2+} 结合，肌钙蛋白、原肌球蛋白发生构象或位置变化，暴露出肌动蛋白上与肌球蛋白头部的结合位点，二者迅速结合；④肌球蛋白头部 ATP 酶被激活，分解 ATP 并释放能量，肌球蛋白的头及杆屈曲转动，将肌动蛋白拉向 M 线；⑤细肌丝在粗肌丝之间向 M 线滑动，I 带缩短，肌节缩短，肌纤维收缩，H 带也变窄，但 A 带长度不变；⑥收缩结束后，肌浆内的 Ca^{2+} 被重新泵回肌浆网内储存，肌钙蛋白恢复原来的构型，原肌球蛋白恢复原位掩盖肌动蛋白结合位点，肌球蛋白头部与肌动蛋白脱离，肌纤维松弛（图 6-7、图 6-8）。

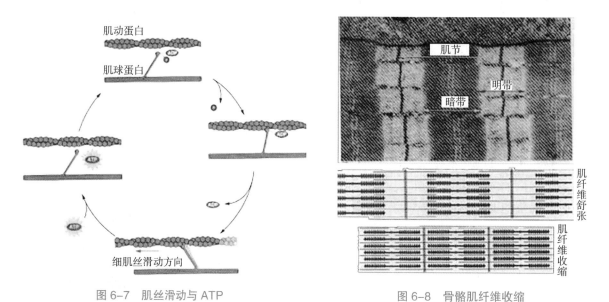

图 6-7　肌丝滑动与 ATP　　　　　　图 6-8　骨骼肌纤维收缩

第二节 心 肌

心肌（Cardiac muscle）分布于心脏和邻近心脏的大血管近段。心肌收缩具有自动节律性，缓慢而持久，不易疲劳。

临床结合 ■

心肌梗死指心肌缺血性坏死。由于冠状动脉病变（如粥样硬化），血流不畅，导致心肌供血不足，甚至完全中断。高速运动的心肌得不到供血，出现坏死，并逐渐溶解。因心肌纤维再生能力极弱，心肌坏死处由结缔组织来修复，形成瘢痕，此时称为陈旧性心肌梗死。心肌梗死的临床表现是持续性胸骨后剧烈疼痛，发热，甚至因心力衰竭而出现休克和死亡。

（一）心肌纤维的光镜结构

心肌纤维呈不规则的短圆柱状，直径 10 ~ 20 μm，长为 80 ~ 150 μm，有分支，互连成网。两条心肌纤维连接处称闰盘（Intercalated disk），在 HE 染色标本上呈深染的阶梯状线条（图 6-9）。心肌纤维的细胞核呈卵圆形，多为一个，偶有双核，位于肌纤维中央。心肌纤维的肌质较丰富，多聚在核的两端，其内含有丰富的线粒体、糖原及少量脂滴和脂褐素。脂褐素为溶酶体的残余体，随年龄的增长而增多。心肌纤维纵切面上有明暗相间的横纹，但横纹不如骨骼肌纤维明显。肌原纤维较骨骼肌少，多分布在肌纤维的周边。

心肌纤维横切面通常为圆形断面，可见位于中央的圆形细胞核。心肌纤维间有结缔组织，内含丰富的毛细血管。一般认为，心肌纤维无再生能力，损伤的心肌纤维由瘢痕组织代替。

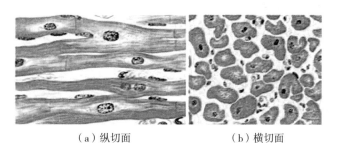

（a）纵切面　　　　　　（b）横切面

图 6-9　心肌

（二）心肌纤维的超微结构

心肌纤维的超微结构与骨骼肌相似，有规则排列的粗、细两种肌丝及由它们组成的肌节，以及横小管和肌浆网等。心肌纤维的超微结构特点：①肌原纤维不如骨骼肌排列规则、明显，肌丝被大量的线粒体以及横小管、肌浆网等分隔成粗细不等的肌丝束，横纹不如骨骼肌明显。②横小管较粗，位于 Z 线水平。③肌浆网比较稀疏，纵小管不如骨骼肌发达，终池少而小，多见与横小管一侧的终池紧贴形成二联体（Diad），三联体极少见，因此心肌纤维储存 Ca^{2+} 能力低，收缩前需从细胞外摄取 Ca^{2+}。④闰盘位于 Z 线水平，由相邻两个心肌纤维的分支处伸出的许多突起相互嵌合而成，切面上呈阶梯状，增大了接触面积。在连接的横位部分有中间连接和桥粒，起牢固的连接作用；在连接的纵位部分有缝隙连接，便于细胞间化学信息的交流和电冲动的传导，保证心肌纤维整体活动的同步化（图 6-10、图 6-11）。⑤心肌纤维内含有许多大的线粒体，主要分布在肌丝束之间，纵行排列，也存在于肌膜下或核的周围，线粒体的嵴非常密集，在心肌纤维内含有丰富的糖原。

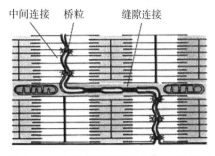

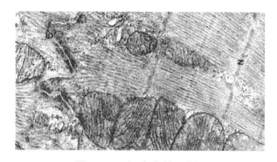

图 6-10　心肌纤维闰盘超微结构模式图　　　　图 6-11　闰盘电镜透射图

第三节　平滑肌

平滑肌（Smooth muscle）主要由平滑肌纤维构成，广泛分布于消化道、呼吸道、血管等中空性器官的管壁内。

（一）平滑肌纤维的光镜结构

平滑肌纤维呈长梭形，有一个细胞核，核呈长椭圆形或杆状，着色较深，位于中央，收缩时核常呈螺旋状扭曲，核两端的肌质较丰富。胞质呈嗜酸性，染色较深，无横纹。平滑肌纤维长短不一，一般长 200 μm，直径 8 μm；小血管壁上的平滑肌纤维长约 20 μm，而妊娠末期子宫平滑肌纤维可达 500 μm。平滑肌纤维可单独存在，而大部分是成束或成层分布的。

平滑肌纤维的横切面直径大小不等，呈圆形或不规则形，大的断面中央可见细胞核的横切面（图 6-12）。

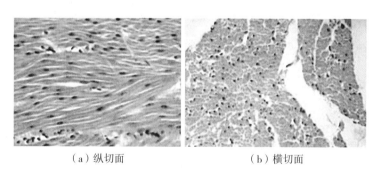

（a）纵切面　　　　　　　　　　（b）横切面

图 6-12　平滑肌

（二）平滑肌纤维的超微结构

平滑肌纤维的肌膜向肌质内凹陷形成数量众多的小凹，相当于横纹肌的横小管。肌浆网不发达，呈稀疏的小管状，位于肌膜下，与小凹相邻近。细胞核两端的肌质较多，内含线粒体、高尔基复合体、粗面内质网、游离核糖体及脂滴。平滑肌纤维内无肌原纤维，但细胞骨架系统比较发达，主要由密斑（Dense patch）、密体（Dense body）和中间丝组成。密斑和密体都是电子致密的小体，但分布部位不同。密斑位于肌膜下，主要是平滑肌细肌丝的附着点。密体位于肌质中，为梭形小体，排列成长链，它是细肌丝和中间丝的共同附着点。相邻的密体之间由中间丝相连，构成平滑肌的菱形网架，在细胞内起支架作用（图 6-13）。

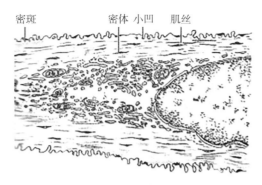

图 6-13 平滑肌纤维超微结构模式图

平滑肌纤维内也有许多肌丝，但不形成肌原纤维，也没有横纹。肌丝有三种：①粗肌丝，直径为 15 nm，长 2 μm，由肌球蛋白构成，只有存在一定浓度的 ATP、Mg^{2+}、Ca^{2+} 时，肌球蛋白才聚合成粗肌丝，肌球蛋白呈圆柱形，表面有成行排列的横桥，相邻的两行横桥屈动方向相反。②细肌丝，直径 5 nm，主要由肌动蛋白组成，一端附着于密斑或密体，另一端游离，呈花瓣状环绕在粗肌丝周围。粗、细肌丝数量之比为 1 : 12。③中间丝，直径 10 nm，排列不规则，其两端附着于密斑或密体上，在平滑肌纤维内形成菱形的网络，构成细胞骨架，起支持作用（图 6-14）。

平滑肌纤维的收缩机制与骨骼肌相似，也是通过肌丝滑动来实现的。平滑肌纤维没有肌节，若干粗肌丝（肌球蛋白）和细肌丝（肌动蛋白）聚集形成肌丝单位，又称肌收缩单位，它们的一端借细肌丝附着于肌膜的内面，这些附着点呈螺旋形。肌丝单位大致与平滑肌长轴平行，但有一定的倾斜度。粗肌丝没有 M 线，表面的横桥有半数沿着相反方向摆动，所以当肌纤维收缩时，不但细肌丝沿着粗肌丝的全长滑动，而且相邻的细肌丝的滑动方向是相对的。因此，平滑肌收缩时，粗、细肌丝的重叠范围大，纤维因呈螺旋形扭曲而变短和增粗。

平滑肌纤维之间有较发达的缝隙连接，便于化学信息和神经冲动的传导，有利于众多平滑肌纤维同时收缩而形成功能整体。

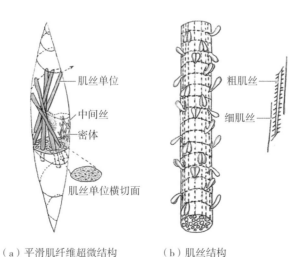

（a）平滑肌纤维超微结构　　（b）肌丝结构

图 6-14 平滑肌纤维超微结构及肌丝结构示意图

本章节理论联系具体临床案例

患者，女，45 岁。感冒一周后，出现胸闷、心慌、乏力。体检：体温 38.5 ℃，脉搏 120 次 / 分，血常规显示淋巴细胞增多，肺部湿啰音，肝脏大。闻及心律失常和第三心音。X 射线片检查：心影扩大。心电图异常。实验室检查：心肌酶谱升高。分析该患者所患何病？病变累及了何种组织？

分析：

该患者可能患心肌炎。心肌炎是由不同病因引起心脏病变的一组疾病。绝大部分心肌炎由病毒引起，多半患者有上呼吸道感染等病史。病毒感染时血液淋巴细胞增多，病毒经血流直接侵犯心脏，引起心肌损伤和功能障碍。此外，病毒也可能在局部产生毒素，导致心肌纤维溶解、坏死、水肿及炎症细胞浸润等。

本章小结

肌组织由具有收缩功能的肌细胞组成。肌细胞因呈细长纤维状，也称肌纤维，其细胞膜称肌膜，细胞质称肌质或肌浆。根据结构和功能特点，肌组织分骨骼肌、心肌和平滑肌三种，前两种因有横纹，属横纹肌。

骨骼肌：呈长圆柱状，为多核细胞，具有明显的明暗相间的横纹，其中的暗带也称 A 带，明带也称 I 带，I 带中央有一深色的 Z 线。扁椭圆形细胞核位于肌膜下，肌质内含细丝样肌原纤维。肌原纤维由粗、细两种肌丝沿其长轴规律排列而成，两条 Z 线之间的一段肌原纤维称肌节，由 1/2 I 带 +A 带 +1/2 I 带构成，是骨骼肌纤维的结构与功能单位。肌膜在 A 带与 I 带交界处横向伸入肌质，围绕在肌原纤维周围形成横小管。肌质网发达，位于相邻横小管之间，呈纵向排列，也称纵小管，其末端膨大形成终池。横小管和两侧的终池构成三联体。

心肌：呈短圆柱状，有分支，横纹不如骨骼肌纤维明显；1 个或 2 个细胞核位于细胞中央；相邻心肌纤维连接处有桥粒、黏合小带和缝隙连接形成的闰盘。肌质内肌丝的类型和排列与骨骼肌纤维相同，但肌质网不如骨骼肌纤维发达，仅将肌丝部分分隔成束，不形成肌原纤维；终池较小，多与位于 Z 线水平的横小管形成二联体。

平滑肌：呈长梭形，无横纹；一个杆状或椭圆形的核位于中央，常呈扭曲状。肌质内有大量密斑、密体、粗肌丝、细肌丝和中间丝，无肌原纤维。粗肌丝表面有成行排列的横桥，相邻的两行横桥屈动方向相反；细肌丝一端附着于密斑或密体，另一端游离，环绕在粗肌丝周围；若干条粗肌丝和细肌丝聚集形成肌丝单位（收缩单位）；中间丝连接于密斑、密体之间，形成梭形的细胞骨架。

思考题

1. 试比较三种肌纤维的光镜结构。

2. 简述骨骼肌出现横纹的结构基础。

3. 心肌连接的方式是什么？有何功能？

4. 简述骨骼肌肌原纤维中肌节的组成及肌丝的分子结构。

第七章 神经组织

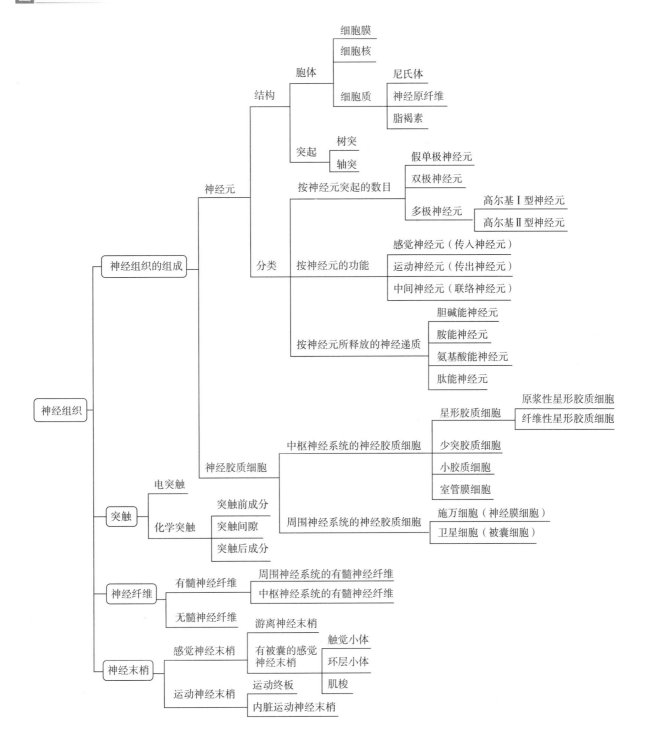

思政入课堂

学习目标

1. 掌握：神经元的结构及分类；突触的结构；神经纤维的结构及分类。
2. 熟悉：神经胶质细胞的分类、结构和功能；神经末梢的结构及功能。
3. 了解：神经干细胞、神经纤维的溃变和再生。

神经组织（Nervous tissue）是高度分化的组织，是构成人体神经系统的主要成分。它广泛分布于人体各组织器官内，具有联系、调节和支配各器官活动的功能，使机体成为协调统一的整体，以适应内外环境的瞬息变化。神经组织由神经细胞和神经胶质细胞组成。神经细胞（Nerve cell）是神经系统的结构和功能单位，又称为神经元（Neuron）。神经元是高度分化的细胞，数量庞大，约有 10^{12} 个，形态多样，结构复杂，具有接受刺激、传导冲动和整合信息的能力，有些神经元还有内分泌功能。神经胶质细胞（Neuroglial cell）是神经组织的辅助成分，多数细胞也有突起。神经胶质细胞的数量是神经细胞的 10 ~ 50 倍，对神经细胞起支持、营养、绝缘、保护和修复等作用。

第一节　神经元

神经元的种类繁多，大小和形态差异较大，除具备一般细胞的结构——细胞膜、细胞核和细胞质外，都有数量不等、长短不一的突起。因此，神经元一般分胞体和突起两部分，突起又分轴突和树突两种（图 7-1）。

（一）神经元的结构

1. 胞体

神经元的胞体主要分布在脑和脊髓的灰质及神经节内，其形态各异，常见的形态有星形、锥体形、梨形和圆球形等。胞体大小相差悬殊，直径在 4 ~ 150 μm。胞体的结构包括细胞膜、细胞质和细胞核，是神经元的营养代谢中心（图 7-1）。

（1）细胞膜：胞体和突起表面的膜。神经元的细胞膜是一个敏感而易兴奋的膜，具有接受刺激、处理信息以及产生和传导神经冲动的功能。膜上有各种受体和离子通道，两者各由不同的膜蛋白构成。形成突触部分的细胞膜增厚，膜上的受体可与相应的化学物质（如神经递质等）结合，产生相应的生理活动——兴奋或抑制。

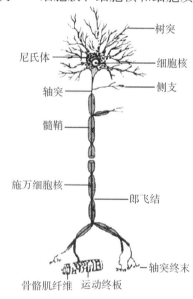

图 7-1　神经元结构模式图

（2）细胞核：多位于神经细胞体中央，大而圆，异染色质少，常染色质多，故着色浅，核仁 1 ~ 2 个，大而明显。细胞变性时，核多移向周边而偏位。

（3）细胞质：又称核周质，除含有发达的高尔基复合体、滑面内质网，丰富的线粒体、溶酶体外，还含有尼氏体、神经原纤维及脂褐素等结构。

①尼氏体（Nissl body）：是胞质内的一种强嗜碱性物质，多呈斑块状或颗粒状，分布于胞体和树突内。依神经元的类型和不同生理状态，其数量、形状和分布也有所差别。典型的如脊髓前角运动神经元，尼氏体数量最多，呈斑块状，分散于神经原纤维之间，有如虎皮样花斑（图 7-2），故又称虎斑小体；而在脊神经节神经元的胞质内，尼氏体呈颗粒状，散在分布。

电镜下，尼氏体由许多发达的平行排列的粗面内质网及其间的游离核糖体组成。这表明神经元具有活跃的合成蛋白质的功能。当神经元损伤或中毒时，均能引起尼氏体减少，乃至消失。若损伤恢复或除去有害因素后，尼氏体又可恢复。因此，尼氏体的形态结构可作为判定神经元功能状态的一种标志。

②神经原纤维（Neurofibril）：HE染色切片无法分辨。在银染的切片中可清晰地显示出神经原纤维呈棕黑色的丝状结构，在核周体内交织成网，并向树突和轴突延伸，可达到突起的末梢部位。在电镜下观察，神经原纤维是由神经丝和微管构成的。神经丝是中间丝的一种，参与神经元内的代谢产物和离子运输流动的通路。微管在胞质内与神经丝交织成网，主要参与胞质内的物质转运活动。此外，细胞质内还有较短而分散的微丝，微丝具有收缩作用，适应神经元生理活动的形态改变。神经丝、微管和微丝构成神经元的细胞骨架，参与物质运输。光镜下所显示的仅是由神经丝和神经微管形成的神经原纤维（图7-3）。

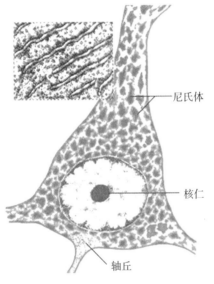

图7-2　脊髓运动神经元（尼氏体）模式图

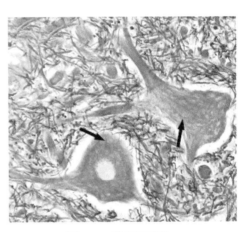

图7-3　神经原纤维

③脂褐素（Lipofuscin）：呈棕黄色颗粒状，随年龄增长而增多，经电镜和组织化学证实为次级溶酶体形成的残余体，其内容物为溶酶体消化时残留的物质，多为异物、脂滴或退变的细胞器。此外，某些神经元，如下丘脑中具有内分泌功能的分泌神经元（Secretory neuron），其胞体内含分泌颗粒，颗粒内含肽类激素（如加压素、催产素等）。

2. 突起

神经元的突起是神经元胞体的延伸部分，根据形态和功能的不同，可分为树突和轴突。

（1）树突（Dendrite）：是从胞体发出的一至多个突起。胞体起始部分较粗，经反复分支而变细，形如树枝状。树突的结构与胞体相似，胞质内含有尼氏体、线粒体和平行排列的神经原纤维等，但无高尔基复合体。在特殊银染标本上，树突表面可见许多棘状突起，称树突棘，是形成突触的部位。电镜下，树突棘内含有数个扁平的囊泡，称棘器。树突的分支和树突棘可扩大神经元接受刺激的表面积。树突具有接受刺激并将冲动传入细胞体的功能。

（2）轴突（Axon）：每个神经元只有一个轴突。胞体发出轴突的部位多呈圆锥形，称轴丘（Axon hillock），其内没有尼氏体，染色淡。轴突通常较树突细，粗细均一，表面光滑，分支较少，有侧支呈直角分出。轴突末端多呈纤细分支称轴突终末，与其他神经元或效应细胞接触。轴突表面的细胞膜，称轴膜，轴突内的胞质称轴质或轴浆。轴质内可见有许多纵向平行排列的神经丝和神经微管，以及连续纵行的长管状的滑面内质网、线粒体和一些小泡等。神经丝、微管和微丝之间均有横桥连接，构成网架结构，起支持作用。轴突末端还有突触小泡。轴突内无尼氏体和高尔基复合体，故不能合成蛋白质。轴突成分的代谢更新以及突触小泡内的神经递质合成所需的蛋白质和酶均在胞体内合成，通过轴突内微管、神经丝流向轴突末端。

轴突运输（Axonal transport）：神经元的胞体和轴突在结构和功能上是一个整体，胞体与轴突间经常进行物质交换，轴突内的物质运输称为轴突运输。从胞体向轴突远端运输，由于运输方向与轴质流动的方向一致，故称为顺向运输，这种运输有快慢之分。快速顺向运输，其速度为 100 ~ 400 mm/d，是将神经元胞体合成的神经递质的各类小泡和有关的酶类等运往轴突末端，待神经冲动时释放；慢速顺向运输，其速度为 1 ~ 4 mm/d，主要是将神经元胞体合成的蛋白质不断地向轴突末端输送，以更新轴质的基质、神经丝及微管等结构蛋白质。逆向运输是轴突末端代谢产物和轴突末端通过入胞作用摄取的蛋白质、神经营养因子以及一些小分子物质等由轴突末端逆向运往胞体，故称为逆向运输，速度为 1 ~ 4 mm/d。代谢产物被逆向运输至胞体后，经过溶酶体的作用，可分解消化更新；神经营养因子到达胞体后，可促进神经元的代谢和调节神经元的生理功能。不论是顺向运输或逆向运输，均由线粒体合成的 ATP 供能。在机体感染时，有些病毒或毒素（如狂犬病毒、骨髓灰质炎病毒、破伤风毒素等）通过逆向运输，流动到神经元的胞体内而致病。

总之，轴突的主要功能是将神经冲动由胞体传至其他神经元或效应细胞。轴突产生神经冲动的起始部位是在轴突的起始段，神经冲动形成后沿轴膜进行传导。

（二）神经元的分类

不同类型的神经元见图 7-4。

1. 根据神经元突起的数目

（1）假单极神经元（Pseudounipolar neuron）：从胞体发出一个突起，在离胞体不远处呈 T 型分为两支，故称假单极神经元。一支突起细长，伸向周围，称周围突（Peripheral process），其功能相当于树突，能感受刺激并将冲动传向胞体；另一分支伸向中枢，称中枢突（Central process），将冲动传给另一个神经元，相当于轴突，如脊神经节内的感觉神经元等。

（2）双极神经元（Bipolar neuron）：从胞体两端各发出一个突起，一个是树突，另一个是轴突，如耳蜗神经节内的感觉神经元等。

（3）多极神经元（Multipolar neuron）：有一个轴突和多个树突，是人体中数量最多的一种神经元。多极神经元又可依轴突的长短和分支情况分为两类：①高尔基Ⅰ型神经元，其胞体大，轴突长；②高尔基Ⅱ型神经元，其胞体小，轴突短。

2. 根据神经元的功能

（1）感觉神经元（Sensory neuron）：也称传入神经元（Afferent neuron），多为假单极神经元。可接受体内外各种化学物理性刺激，并传导冲动至中枢。

（2）运动神经元（Motor neuron）：也称传出神经元（Efferent neuron），是传导运动冲动的神经元，多为多极神经元。神经节内，其轴突构成传出神经纤维。负责把神经冲动传递给肌组织和腺体。

（3）中间神经元（Interneuron）：也称联络神经元（Association neuron），是在神经元之间起联络作用的神经元，主要为多极神经。人类神经系统中 99% 以上的神经元为中间神经元，构成复杂的神经系统网络，是信息加工、传递和学习、记忆和思维的基础。

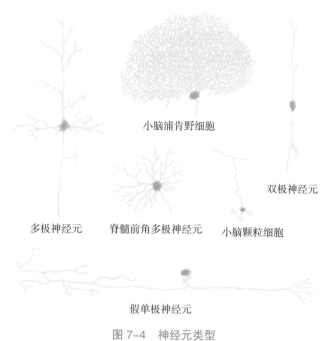

图 7-4　神经元类型

3. 根据神经元所释放的神经递质

（1）胆碱能神经元：神经元的神经末梢能释放乙酰胆碱，如脊髓前角运动神经元等。

（2）胺能神经元：能释放单胺类神经递质——肾上腺素、去甲肾上腺素、多巴胺、5- 羟色胺、组胺等。释放肾上腺素的称为肾上腺素能神经元，如交感神经节内的神经元等。

（3）氨基酸能神经元：能释放谷氨酸、γ- 氨基丁酸等。

（4）肽能神经元：能释放脑啡肽、P 物质等肽类物质，如下丘脑和肌间神经丛内的一些神经元等。此类神经元所释放的物质总称为神经肽。现在认为神经肽不直接引起效应细胞的改变，仅对神经递质的效应起调节作用，故将神经肽称为神经调质。

第二节　突　触

突触（Synapse）是神经元与神经元之间或神经元与效应细胞之间一种特殊的细胞连接方式。突触的主要功能是传递信息。突触分为化学突触和电突触两类，化学突触以神经递质作为传递信息的载体，即一般所说的突触（图 7-5）。突触最常见的形式是一个神经元的轴突终末与另一个神经元的树突、树突棘或胞体连接，分别形成轴—树突触、轴—棘突触或轴—体突触（图 7-6）。电突触实际是缝隙连接，以生物电流作为信息媒介，某些低等动物比较发达，哺乳动物及人类很少。

在电镜下观察，突触由三部分构成，分别是突触前成分、突触间隙和突触后成分。突触前、后成分彼此相对的胞膜，分别称突触前膜和突触后膜。两者之间有宽 15 ~ 30 nm 的突触间隙。突触前成分一般是神经元的轴突终末，呈球状膨大。光镜下，在镀银染色的切片上观察，突触前成分呈棕黑色的圆形颗粒，附着在另外一个神经元的胞体或树突上，称突触小体（Synaptic knob）（图 7-5）。突触前成分（或突触小体）内含许多突触小泡（Synaptic vesicle），还有少量线粒体、微丝和微管等（图 7-7、图 7-8）。突触小泡大小和形状不一，内含不同的神经递质或神经调质，圆形清亮小泡多含乙酰胆碱，小颗粒形小泡多含单胺类递质，扁平清亮小泡多含氨基酸类递质，大颗粒形小泡多含神经肽。突触小泡表面附有一种蛋白质，称突触素，把小泡与细胞骨架连接在一起。突触前膜和突触后膜的胞质面有一些致密物附着，使突触前膜和突触后膜比一般细胞膜略厚。突触前膜胞质面还附着有排列规则的致密突起，突起间空隙可容纳突触小泡。突触后膜中有特异性的神经递质和调质的受体及离子通道。

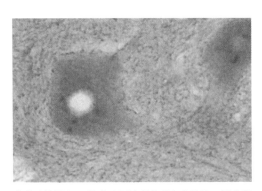

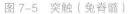

高倍（镀银）：胞体表面有黑色的扣状结构，即突触

图 7-5 突触（兔脊髓）

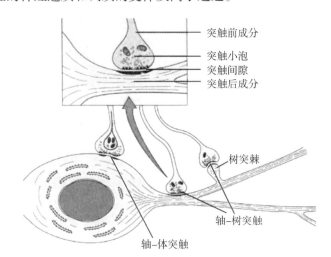

图 7-6 突触结构模式图

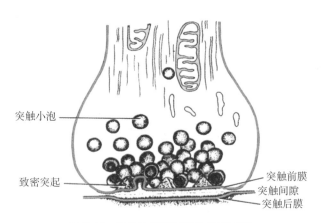

图 7-7 化学性突触超微结构模式图

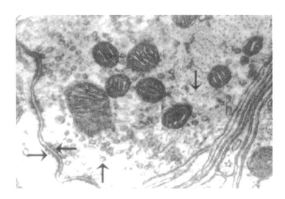

突触前膜（←）；突触后膜（→）；其间为突触间隙；
突触小泡（↑）；线粒体及神经丝（↓）

图 7-8 化学性突触电镜图

突触传递信息的过程：神经元发出的神经冲动沿轴膜传导到轴突终末，引起突触前膜的上 Ca^{2+} 通道开放，Ca^{2+} 由细胞外进入突触前成分，在 ATP 的参与下使突触素发生磷酸化。磷酸化的突触素减弱了其与突触小泡的亲和力而与小泡分离，致使突触小泡脱离细胞骨架，移至突触前膜并与之融合，通过出胞作用释放小泡内容物到突触间隙。突触后膜中的受体与特异性神经递质结合后，膜内离子通道开放，改变突触后膜两侧的离子分布，使突触后神经元（或效应细胞）出现兴奋性或抑制性突触后电位。使突触后膜发生兴奋的突触称兴奋性突触，使突触后膜发生抑制的突触称抑制性突触。突触的兴奋或抑制，取决于神经递质及其受体的种类。如果兴奋性突触活动的总和超过抑制性突触活动的总和，并足以刺激该神经元的轴突起始段产生神经冲动，该神经元表现为兴奋；反之，则为抑制。

第三节 神经胶质细胞

神经胶质细胞（Neuroglia cell）简称神经胶质（Neuroglia），广泛分布于中枢和周围神经系统（图7-9）。普通染色只能显示胞核，用特殊银染方法才能显示神经胶质细胞整体形态。神经胶质细胞一般较神经细胞小，突起多而不规则，不分树突和轴突，数量约为神经细胞的10～50倍。多分布在神经元胞体、突起以及中枢神经毛细血管的周围。神经胶质细胞具有支持、营养、保护、髓鞘形成及绝缘的功能，并有分裂增殖与再生修复等功能。

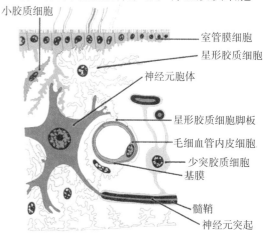

图7-9 中枢神经胶质细胞模式图

（一）中枢神经系统的神经胶质细胞

1.星形胶质细胞

星形胶质细胞是胶质细胞中体积最大的一种，胞体呈星形，核大呈圆形或椭圆形，染色较浅。胞质内有交织走行的神经胶质丝。由胞体伸出许多呈放射状走行的突起，部分突起末端膨大形成脚板，附着在毛细血管壁上，或伸到脑和脊髓的表面形成胶质界膜。星形胶质细胞约占全部胶质细胞的20%。星形胶质细胞依其分布及结构又可分为以下两种：

（1）原浆性星形胶质细胞：分布于灰质内，细胞突起较粗短，分支多，表面不光滑。胞质内的神经胶质丝少（图7-10）。

（2）纤维性星形胶质细胞：分布于白质内，细胞突起细长而直，分支少，表面光滑。胞质内神经胶质丝丰富（图7-11）。

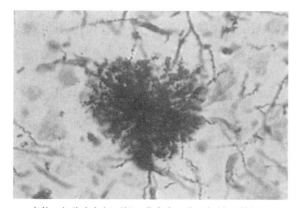

高倍：细胞突起短而粗，分支多，表面粗糙（镀银）

图7-10 原浆性星形胶质细胞（兔大脑）

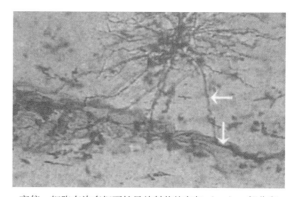

高倍：细胞有许多细而长呈放射状的突起（←），部分突起的末端膨大为脚板，附于毛细血管壁（↓）（镀银）

图7-11 纤维性星形胶质细胞（兔大脑）

2.少突胶质细胞

少突胶质细胞分布于灰质及白质内，其数量很多，约占全部胶质细胞的75%。胞体较小，呈圆形或椭圆形，突起少，分支亦少，核呈圆形或椭圆形，染色稍深。电镜下，可见少突胶质细胞的每一个突起末端扩展成扁平薄膜状，包绕神经元的轴突形成髓鞘。除形成髓鞘外，少突胶质细胞可能还有营养和保护作用（图7-9、图7-12）。

3. 小胶质细胞

小胶质细胞分布于灰质及白质内，约占全部胶质细胞的5%。胞体较小，呈长椭圆形，常从胞体长轴的两端伸出两个较长的突起，反复分支，其表面有小棘（图7-9、图7-13）。核小，呈椭圆形或三角形，染色较深。通常认为小胶质细胞具有变形运动和吞噬功能，属于单核吞噬细胞系统的细胞。

4. 室管膜细胞

室管膜细胞为覆盖在脑室和脊髓中央管壁的一层立方或柱状细胞。细胞表面有微绒毛或纤毛。细胞基部发出细长突起伸向脑及脊髓深层，具有保护和支持作用，并参与脑脊液形成（图7-9）。

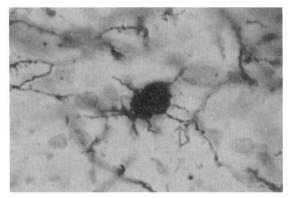

高倍：胞体呈圆形或卵圆形，有3~5条突起（↑），
短而分支少，常呈串珠状（镀银）

图7-12　少突胶质细胞（兔大脑）

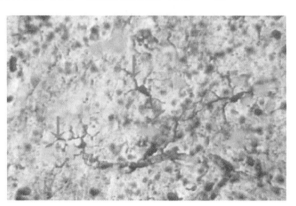

高倍：胞体呈长椭圆形或梭形，从胞体长轴两端
伸出树枝状突起（↓），其表面有许多小棘（镀银）

图7-13　小胶质细胞

（二）周围神经系统的神经胶质细胞

1. 施万细胞

施万细胞（Schwann cell）又称神经膜细胞，是周围神经系统的髓鞘形成细胞，包卷轴突的周围，形成髓鞘和神经膜。施万细胞在神经纤维的再生中起诱导作用。

2. 卫星细胞

卫星细胞（Satellite cell）又称被囊细胞，是包绕在神经节细胞周围的一层扁平或立方形细胞，核呈圆形，染色较深，具有营养和保护神经节细胞的功能。

第四节　神经纤维

神经纤维（Nerve fiber）由神经细胞的长轴突和包在其外面的神经胶质细胞（施万细胞或少突胶质细胞）组成。根据神经纤维有无髓鞘包裹，其分为有髓神经纤维和无髓神经纤维两种。

（一）有髓神经纤维

1. 周围神经系统的有髓神经纤维

由施万细胞包绕神经元轴突构成（图7-14）。多个施万细胞呈长卷筒状一个接一个套在轴突外面，形似藕节样节段性髓鞘，其间断部位轴膜裸露，称郎飞结。两个相邻郎飞结之间的一段神经纤维，称结间体。施万细胞核呈长椭圆形，位于髓鞘边缘的少量胞质内。髓鞘主要由类脂质和蛋白质组成，称为髓磷脂。在常规染色标本上，因髓鞘中的类脂被溶解，仅见残存的蛋白质呈网状。在锇酸浸染标本上，髓鞘呈黑色，其中还可见数个呈漏斗形的斜裂，称髓鞘切迹或施—兰切迹。电镜下，髓鞘呈明暗相间的同心圆板层排列。髓鞘有保护和绝缘作用，可防止神经冲动的扩散。

有髓神经纤维的神经冲动传导，是从一个郎飞结跳到相邻郎飞结的跳跃式传导，长的神经纤维，轴突粗，髓鞘亦厚，结间体也长，传导速度快；反之，传导速度慢。大部分脑、脊神经属于有髓神经纤维。

2. 中枢神经系统的有髓神经纤维

其结构与周围神经系统的有髓神经纤维基本相同，但形成髓鞘的细胞是少突胶质细胞。一个少突胶质细胞的几个突起可分别包卷几条轴突形成髓鞘，其郎飞结较宽。无髓鞘切迹，胞体位于神经纤维之间（图7-15）。

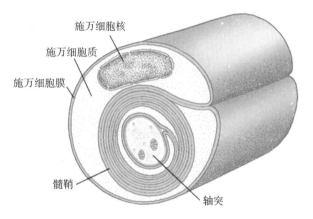

图7-14 周围神经系统有髓神经纤维模式图

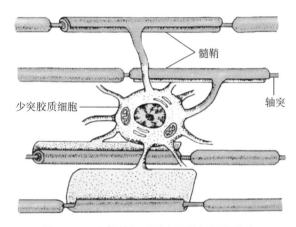

图7-15 中枢神经系统有髓神经纤维模式图

（二）无髓神经纤维

无髓神经纤维由较细的轴突及施万细胞构成，无髓鞘、无郎飞结。电镜下可见一个施万细胞同时包裹5～15条粗细不等的轴突。无髓神经纤维的神经冲动传导是沿着轴突进行的连续性传导，其传导速度比有髓神经纤维慢得多。自主神经的节后纤维和部分感觉神经纤维属无髓神经纤维（图7-16）。

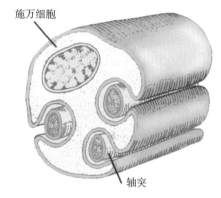

图7-16 无髓神经纤维模式图

第五节 神经末梢

周围神经纤维的终末部分终止于其他组织中所形成的特有结构，称为神经末梢（Nerve ending）。神经末梢按其功能可分为两类：感觉神经末梢和运动神经末梢。

（一）感觉神经末梢

感觉神经末梢（Sensory nerve ending）是感觉神经元（传入神经元）周围突的终末部分与其他组织结构共同形成的特定结构，称为感受器。它能感受人体内外的各种刺激，并转化为神经冲动，传向中枢。感觉神经末梢按其结构又可分为游离神经末梢和有被囊感觉神经末梢。

1. 游离神经末梢（Free nerve ending）

游离神经末梢广泛分布于表皮、角膜、浆膜、肌肉和结缔组织中，结构较简单。周围突在接近终末端处髓鞘消失，其裸露的终末细支又反复分支，游离分散于上皮细胞或结缔组织中，能感受疼痛和冷热的刺激（图 7-17）。

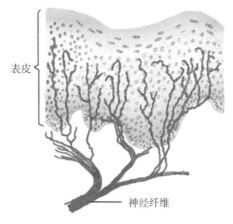

图 7-17　游离神经末梢

2. 有被囊的感觉神经末梢（Encapsulate nerve ending）

此种感觉神经末梢形式繁多，大小不一，但在神经末梢外面均包有结缔组织被囊，常见的有以下几种：

（1）触觉小体（Tactile corpuscle）：又称梅氏小体，分布在皮肤的真皮乳头内，以手指掌面最多，数量随年龄递减。小体呈椭圆形，长轴与皮肤表面垂直，周围有结缔组织形成被囊，内有许多横列的扁平细胞（图 7-18）。有髓神经纤维在被囊处失去髓鞘穿入被囊内分支盘绕。主要功能是感受触觉。

（2）环层小体（Lamellar corpuscle）：又称帕奇尼小体，此种小体分布广泛，多见于真皮深层、皮下组织、肠系膜和胰腺的结缔组织中。小体多呈圆形或椭圆形，中央有一条均质状的圆柱体。小体的周围有许多层同心圆排列的扁平结缔组织细胞（图 7-19）。神经纤维失去髓鞘后进入圆柱体，主要功能是感受压力、振动和张力等。

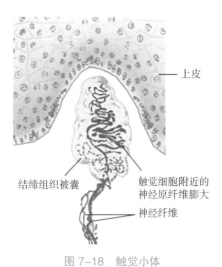

图 7-18　触觉小体

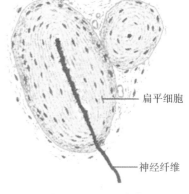

图 7-19　环层小体

（3）肌梭（Muscle spindle）：广泛分布于全身骨骼肌中的细长梭形小体，表面有结缔组织被囊，其内含有若干条较细的骨骼肌纤维，称梭内肌纤维（图 7-20）。其细胞核成串排列，或集中在肌纤维中段而使该处膨大，肌质较多，肌原纤维较少。有两种感觉神经纤维进入肌梭：一种感觉神经纤维是粗的有髓神经纤维，入肌梭前失去髓鞘，在肌梭中段进入肌梭内，反复分支，呈环状或螺旋状包绕在梭内肌中段含核部分；另一种是细的有髓神经纤维，失去髓鞘后呈花枝状，分布在上述神经末梢的两端。此外，肌梭内还有一种细的运动神经纤维来自脊髓前角的小型神经元（γ-神经元），其末端形成运动终板，分布于梭内肌纤维的两端。肌梭位于肌纤维束之间，当肌肉收缩或伸张时，梭内肌纤维被牵强，从而刺激神经末梢产生神经冲动，冲动传向中枢而产生感觉，故肌梭是感觉肌肉运动和肢体位置变化的本体感受器。肌腱中的腱梭与肌梭结构相似。

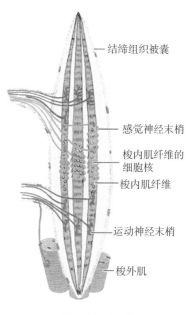

图 7-20　肌梭

（二）运动神经末梢

运动神经末梢（Motor nerve ending）是运动神经元传出神经纤维的终末，终止于骨骼肌、心肌、平滑肌及腺体等，形成效应器，支配肌肉收缩或腺体分泌。传出神经纤维有两种：一种是躯体性传出神经纤维，有髓鞘，是周围神经的组成部分，其终末在骨骼肌纤维形成运动终板；另一种为内脏性传出神经纤维，无髓鞘，由自主神经节发出，终止于心肌、平滑肌和腺上皮，神经末梢终端为膨大的小结。

1. 运动终板（Motor end plate）

来自脊髓前角或脑干的运动神经元的长轴突，到达骨骼肌纤维的肌膜处失去髓鞘，其轴突反复分支，每一分支形成葡萄状终末，并与骨骼肌纤维建立突触连接，此区域呈椭圆形的板状隆起，轴突末端球形终末内有线粒体和球形的突触小泡，其中含有乙酰胆碱。球形终末的轴膜为突触前膜，与前膜相对应的肌膜为突触后膜，突触前、后膜之间为突触间隙。由此可见，运动终板是一种神经—肌连接。突触小泡释放的乙酰胆碱作用于突触后膜受体，致使肌膜兴奋，经横小管系统传导至整个肌纤维，引起肌纤维收缩（图 7-21）。每一个前角运动神经元轴突的分支可支配 1000 ~ 2000 条骨骼肌纤维。每个运动神经元的轴突及其分支所支配的肌纤维，称为一个运动单位（Motor unit）。运动单位的大小，体现运动神经元支配纤维数量的多少。运动单位越小，如手指和面部，产生的运动越精细。人体内每块肌肉的运动单位数量有很大差别，通常是肢体肌的运动单位数量多，手足等小肌运动单位少。如人的胫骨前肌，运动单位是 443 个，每一运动单位的肌纤维数量为 562 条；而手的蚓状肌只有 96 个运动单位，每一运动单位的肌纤维数量为 108 条。当前角运动神经元病变或周围神经损伤时则发生肌萎缩，其中涉及各型肌纤维的数量和各运动单位的改变。

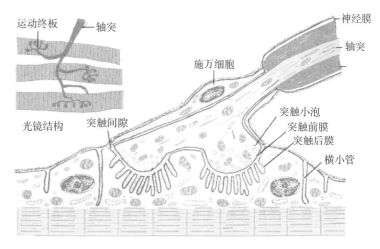

图 7-21　运动终板结构模式图

2. 内脏运动神经末梢（Visceral motor nerve ending）

内脏运动神经受自主神经元支配，分布在内脏及血管的平滑肌、心肌和腺细胞上，形成内脏运动神经末梢。神经纤维较细，无髓鞘，终末支呈串珠状膨大，附于平滑肌细胞或腺细胞上。终末支呈串珠膨大的部分，称为膨体，膨体是与效应细胞建立突触的部位（图7-22）。

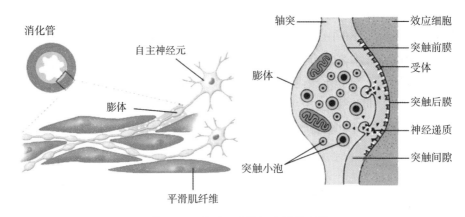

图7-22　内脏运动神经末梢模式图

第六节　神经干细胞

神经干细胞（Neural cells）是神经组织中具有增殖和分化潜能的细胞，主要分布于大脑海马和脑与脊髓的室管膜下区（即室管膜周围区域），其形态和星形胶质细胞相似，因此不易分辨，但是它们表达一些特殊的蛋白质，如中间丝蛋白——巢蛋白（Nestin），因此巢蛋白成为检测神经干细胞的标记物。神经干细胞在特定环境下可以增殖分化为神经元、星形胶质细胞和少突胶质细胞，在一定程度上参与神经组织损伤后的修复。神经干细胞的发现，改变了长期以来人们认为成年哺乳动物的神经组织不能再生的一成不变的观点。现在可以利用神经干细胞的特性，研究神经系统损伤的修复机制，以及治疗神经系统的退行性和创伤性疾病。例如，给帕金森综合征患者脑内移植含有多巴胺生成细胞的神经干细胞，可治愈部分患者症状。除此之外，神经干细胞的功能还可延伸到药物检测方面，如其在判断药物有效性、毒性方面有一定的作用。

第七节　神经纤维的溃变和再生

当神经纤维受损或被切断后，神经元的胞体肿胀，胞核移到胞体边缘，处于偏位，胞质内尼氏体溶解，故胞质着色浅。远端的神经纤维全长发生溃变，轴突和髓鞘碎裂和溶解。与胞体相连的近端神经纤维则发生逆行性溃变，即轴突和髓鞘的断裂溶解由切断处向胞体方向进行，溃变一般只发生到邻近断端的1~2节段的髓鞘和轴突处。当神经元胞体严重损伤时，或近胞体处的轴突损伤时，常导致神经元胞体的死亡。神经元胞体是神经元的营养和代谢中心，胞体的存活是其神经纤维再生的必要条件。胞体约于损伤后第三周开始恢复，恢复中的胞体不断合成新的蛋白质及其他产物输向轴突，使残断的近侧段轴突末端生长出许多轴突支芽。

🔬 本章节理论联系具体临床案例

张某，男性，77岁，退休工程师。刚开始记忆力下降，经常忘记重要的事情。后逐渐对家庭成员和亲朋好友失去辨识能力，记不住关系和姓名，最终失去独立生活能力，需家人全天候照顾。问张某所患何种疾病？

分析：

张某患阿尔茨海默病。

阿尔茨海默病（Alzheimer disease，AD）又称老年痴呆症，病因不明。目前已知患者的某些神经递质的合成发生障碍。尸检显示大脑皮质的神经元中出现大量绞扭成团的神经原纤维以及淀粉样的蛋白。这些变性的细胞不断死亡，使大脑皮质发生广泛萎缩。而运动神经元却很少累及，故患者仍能行动，成为可以活动的"植物人"。Alzheimer 病是老年期最常见的痴呆类型，占老年期痴呆的 50% ~ 70%，随着社会人口老龄化的加剧，其发病率逐年上升。我国是全世界 AD 患者数量最多的国家，预计至 2050 年，我国患病人数将超 4000 万。

本章小结

神经组织是高度分化的组织，是构成人体神经系统的主要成分，由神经细胞和神经胶质细胞组成。神经细胞是神经系统的结构和功能单位，又称为神经元。神经元是高度分化的细胞，数量庞大，约有 10^{12} 个，形态多样，结构复杂，具有接受刺激、传导冲动和整合信息的能力，有些神经元还有内分泌功能。神经元分为胞体、树突和轴突三部分。突触是神经元之间或神经元与非神经元之间特化的细胞连接，可实现细胞间通信。化学性突触可分为突触前成分、突触间隙、突触后成分三部分。神经胶质细胞是神经组织的辅助成分，多数细胞也有突起。神经胶质细胞的数量为神经细胞的 10 ~ 50 倍，对神经细胞起支持、营养、绝缘、保护和修复等作用。中枢神经系统的神经胶质细胞包括：星形胶质细胞、少突胶质细胞、小胶质细胞和室管膜细胞。周围神经系统的神经胶质细胞包括施万细胞和卫星细胞。神经纤维由神经元的长轴突及包绕在其外面的神经胶质细胞构成。根据神经纤维有无髓鞘包裹，其分为有髓神经纤维和无髓神经纤维。周围神经纤维的终末部分终止于其他组织中所形成的特有结构，称为神经末梢，按其功能可分为两类：感觉神经末梢和运动神经末梢。

思考题

1. 简述神经元的结构和功能。
2. 试述化学性突触的电镜结构和功能。
3. 试述神经胶质细胞的分类和功能。

第八章　神经系统

🗂 思维导图

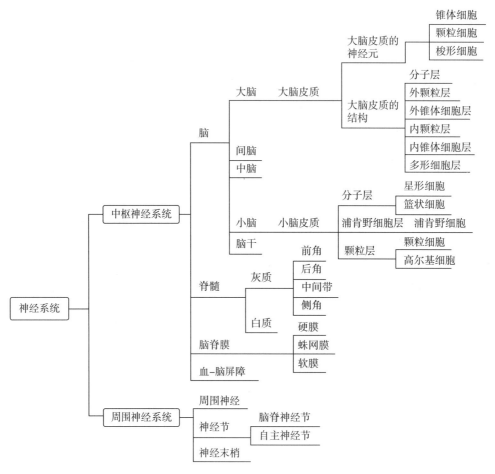

🔹 学习目标

1. 掌握：大脑皮质、小脑皮质和脊髓灰质的结构；血－脑屏障的结构及功能。
2. 熟悉：神经节的结构。
3. 了解：脑脊膜的结构，脉络丛的结构及功能。

思政入课堂

　　神经系统（Nerve system）主要由神经组织构成，分中枢神经系统和周围神经系统。中枢神经系统（Central nerve system）包括脑和脊髓；周围神经系统（Peripheral nerve system）主要由周围神经、神经节及神经末梢构成。

　　在中枢神经系统，神经元胞体集中的区域称灰质（Gray matter）；神经纤维集中的区域称白质（White matter）。大脑和小脑的灰质在表层，又称为皮质；白质位于皮质深面，又称为髓质。在大、小脑的白质内有灰质的团块，称神经核。在周围神经系统，神经元胞体主要集中在神经节。周围神经系统的神经元及其突起以突触彼此联系，共同构成复杂的神经网络，使得其具有反射、联系、整合和调节等复杂功能。

一、大脑皮质

人的大脑皮质（Cerebral cortex）表面有许多沟回，皮质厚度因部位而异，平均厚度 2 ~ 3 mm。大脑皮质由无数神经元、神经纤维、神经胶质细胞等构成。人类大脑皮质的神经元在大脑皮质内分层排列，一般有 6 层结构。

（一）大脑皮质的神经元

皮质神经元都是多极神经元。大脑皮质的神经元按细胞胞体的形态可分为锥体细胞、颗粒细胞和梭形细胞三大类。

（1）锥体细胞（Pyramidal cell）：胞体呈锥体形，尖端向皮质表面，底向髓质，大小不等，可分为大、中、小三型（图 8-1）。由锥体细胞尖端发出的一条较粗的主树突伸向皮质表层，胞体周围还发出一些短而细的树突以水平方向伸向四周。轴突起自锥形胞体底部，组成下行至脑干或脊髓的投射纤维或者同侧或对侧的另一皮质区的联合传出纤维。

（2）颗粒细胞（Granular cell）：胞体较锥体细胞小，直径 4 ~ 18 μm，呈颗粒状，细胞的形态多样，有星形细胞、水平细胞和篮状细胞，等等，以星形细胞最多。一些星形细胞的轴突较长而倒行，走向皮质表面，此种细胞称为上行轮突细胞或马替诺（Martinotti）细胞。水平细胞位于皮质表面，其树突和轴突都与表面平行走向。

（3）梭形细胞（Fusiform cell）：数量较少，主要分布在皮质深层，胞体呈梭形，树突自胞体的上、下两端发出，分别与皮质表面垂直，至皮质表层及深部。轴突起于胞体下端，主干进入髓质，形成投射纤维或联合纤维。

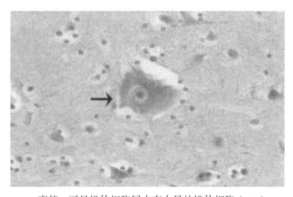

高倍：可见锥体细胞层内有大量的锥体细胞（→）

图 8-1　大脑皮质的锥体细胞光镜结构图

（二）大脑皮质的结构

大脑皮质的细胞结构基本上是 6 层结构。在不同区域略有差异和特点，如中央前回的第 4 层不明显，第 5 层内有巨大锥体细胞；视皮质第 4 层发达，而第 5 层细胞较小（图 8-2）。大脑皮质从表向里的 6 层结构如下：

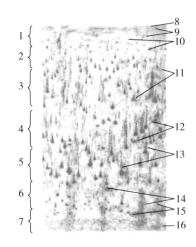

1—分子层；2—外颗粒层；3—外锥体细胞层；4—内颗粒层；5—内锥体细胞层；6—多形细胞层；7—髓质；8—软脑膜；9—血管；

10—水平细胞；11—锥体细胞；12—星形细胞；13—大锥体细胞树突；14—投射纤维束；15—多形细胞；16—有髓神经纤维

图 8-2　大脑皮质分层光镜结构图

（1）分子层（Molecular layer）：神经细胞较少，胞体小，有水平细胞和星形细胞。此层神经纤维丰富，形成切线纤维丛，是来自深层的锥体细胞和梭形细胞的树突以及上行轴突细胞的轴突。

（2）外颗粒层（External granular layer）：此层较厚，主要由许多颗粒细胞和少量小锥体细胞组成。小锥体细胞的顶树突进入分子层，轴突下行可达各层，此层在感觉区明显。

（3）外锥体细胞层（External pyramidal layer）：此层较厚，主要由中、小型锥体细胞组成。锥体细胞的顶树突伸入分子层，轴突下达皮质深层。

（4）内颗粒层（Internal granular layer）：此层细胞密集，多为直径为 $8 \sim 10\ \mu m$ 的小型颗粒细胞，轴突较短，多在本层分支。从丘脑传入的纤维在此层水平分支，形成密集的横行纤维丛，称柏氏（Baillarger）外线。

（5）内锥体细胞层（Internal pyramidal layer）：此层神经细胞分布疏散，主要由大、中型锥体细胞组成。在中央前回的运动区，有直径为 $80 \sim 120\ \mu m$ 的巨大锥体细胞。这些细胞的顶树突终止于分子层，轴突在皮质发出侧支后下行进入髓质，形成投射纤维或联合纤维。此层有一明显的横行纤维丛，由来自多方面的纤维构成，称柏氏内线。

（6）多形细胞层（Polymorphic layer）：此层以梭形细胞为主，尚有少量锥体细胞和颗粒细胞。梭形细胞的轴突伸入髓质，形成投射纤维或联合纤维。

大脑皮质神经元分层排列，其生理功能的活动更精细地进行着。研究表明，皮质各层细胞及纤维垂直排列成无数柱形结构，每一个柱形结构贯穿皮质 6 层，此柱形结构被称为垂直柱，大小不等，直径为 $350 \sim 450\ \mu m$。其中包括传入纤维、传出神经元和中间神经元。现在认为垂直柱是构成大脑皮质活动的基本功能单位。一定的垂直柱与一定的感觉或运动相关，如皮质感觉区的一些垂直柱与某一关节感觉有关，运动区的一些垂直柱与一定部位的脊髓运动神经元核群相关。当传入纤维将神经冲动传至一定部位后，首先通过该部位垂直柱内各层神经元之间的反复回路（锥体细胞和许多中间神经元的轴突都是垂直方向，而且有返行支，形成垂直柱内垂直方向的反复回路），然后作用于传出神经元；同时通过横向纤维，将神经冲动扩散到邻近或相关的垂直柱；也可通过联合纤维，将神经冲动扩散到相关脑区和对侧半球的皮质，影响更多垂直柱的神经元活动。大脑皮质各层之间的结构和功能联系是很复杂的。一般认为大脑皮质第 $1 \sim 4$ 层主要接受和联络神经冲动，从丘脑束的传入纤维进入皮质后，主要终止于第 4 层，分出许多终支与颗粒细胞形成突触。起于大脑半球同侧或对侧的联合纤维到达第2层和第3层，发出许多终支与锥体细胞树突联系。传入纤维在第5层与第6层之间形成突触。大脑皮质的传出纤维主要是从第5层和第6层的细胞发出。传出纤维可分联合纤维和投射纤维两种，联合纤维起于第3、5、6层的锥体细胞和梭形细胞，分布于皮质的同侧及对侧脑区；投射纤维主要起于第5层的锥体细胞，下行至脑干及脊髓。大脑皮质的第2层及第3层主要执行各层之间的复杂联系，形成复杂的传导环路，人类大脑皮质的第2～3层发达，是大脑高级神经活动的基础。

二、小脑皮质

（一）小脑皮质神经元

小脑皮质（Cerebellar cortex）表面有许多平行的浅沟，两沟之间的薄片为小脑叶片或小脑回。叶片表层为皮质，深部为髓质。

小脑皮质厚约1 mm，皮质内含有许多神经元、神经胶质细胞及血管等。皮质可从外向内分为分子层、浦肯野细胞层和颗粒层（图8-3）。皮质内有5种神经元：星形细胞、篮状细胞、浦肯野细胞、颗粒细胞以及高尔基细胞。浦肯野细胞是传出神经元，颗粒细胞是兴奋性神经元，其他三种细胞是中间神经元，起抑制作用。

1. 分子层（Molecular layer）

此层较厚，神经细胞小，分散存在，着色浅。有两种神经细胞：①星形细胞，是小的多突细胞，主要分布在分子层的浅层，轴突短，与浦肯野细胞的树突形成突触，起抑制作用。②篮状细胞，位于分子层的深层，胞体大，直径为10～20 μm；树突短而分支多，轴突比较长，与小脑回长轴成直角，沿小脑表面平行走行，以一定距离向10～12个浦肯野细胞发出侧支，末端分支包围浦肯野细胞胞体并与之形成突触，起抑制作用。

2. 浦肯野细胞层（Purkinje cell layar）

由一层浦肯野细胞所组成。浦肯野细胞胞体大，呈梨形，长径为50～70 μm，粗径为30～35 μm，是小脑皮质中最大的神经元，人小脑皮质内约有1500万个。胞体顶端发出1～2个树突，反复分支，伸向分子层，形如侧柏叶状或扇形。分支上有大量的树突棘，一个浦肯野细胞可有多达万个以上的树突棘。树突及其分支的平面与小脑回的长轴成直角。整个树突高约350 μm，前后径为350 μm，左右宽度为30 μm，呈立方体形，平行纤维呈90°角贯通其中。由胞体底部发出的一条轴突是小脑皮质中唯一的传出纤维，途中发出侧支返回胞体（图8-3）。轴突经颗粒层入髓质，终止于小脑髓质内核群，是抑制性神经元。

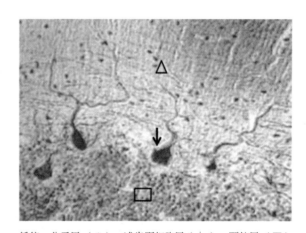

低倍：分子层（△），浦肯野细胞层（↓），颗粒层（□）

图8-3　小脑皮质分层光镜结构图

3. 颗粒层（Granular layer）

此层是小脑皮质的最内层，包含密集的颗粒细胞和高尔基细胞：①颗粒细胞：胞体小，直径为5～8μm，由胞体发出3～5个树突，末端呈爪状，分布在颗粒层内与苔藓纤维形成突触。颗粒细胞的轴突为无髓纤维，上行入分子层呈T形分支，与小脑回的长轴平行，称平行纤维（Parellel fiber），每个平行纤维穿行于浦肯野细胞树突之间，并与树突棘形成突触。一个平行纤维可与约450个浦肯野细胞形成突触联系；一条平行纤维与每个浦肯野细胞间仅有一个突触连接，而一个浦肯野细胞的树突间可有20万～30万条平行纤维通过，所以一个浦肯野细胞的树突上可有20万～30万个突触。颗粒细胞是兴奋性神经元，其轴突尚与星形细胞、篮状细胞、高尔基细胞形成突触。②高尔基细胞：胞体较大，分布于颗粒层表面，树突分支复杂，伸入分子层与平行纤维形成突触。轴突于颗粒层内分支并与颗粒细胞的树突形成突触。

（二）小脑皮质纤维

小脑皮质有三种传入神经纤维，即苔藓纤维、攀缘纤维和去甲肾上腺素能纤维，前两者是兴奋性纤维，后者是抑制性纤维。①苔藓纤维（Mossy fiber）是来自脊髓背核和脑干的神经核，纤维较粗，进入小脑皮质后，反复分支，其分支终末形成膨大，形如苔藓。一条苔藓纤维的分支，可分布2个或2个以上的小脑回内，每个分支末端膨大可与20多个颗粒细胞的树突形成突触，其外周尚有高尔基细胞轴突终末或近端树突与之形成突触。因此，以每个苔藓纤维的分支末端膨大为中心形成复杂的突触群，形似球形小体，故称小脑小球（Cerebellar glomeralus）。在光镜下，此种结构易被伊红色素染成球形的粉色个体，直径约为20 μm，故又称嗜伊红小球（Eosinophilic body）。②攀缘纤维（Climbing fiber）主要是来自延髓下橄榄核，纤维较细，进入小脑皮质后攀附在浦肯野细胞的树突上，与之形成突触；一条攀缘纤维的神经冲动，可引起1个浦肯野细胞强烈兴奋。③去甲肾上腺素能纤维是抑制性纤维，来自脑干的蓝斑核，纤维分布于小脑皮质各层，对浦肯野细胞有抑制作用。

三、脊髓灰质

脊髓（Spinal cord）呈圆柱形，白质位于周边，灰质呈蝴蝶形居中央。灰质中央有脊髓中央管。

1. 灰质

灰质按其形态可分为前角、后角、中间带以及侧角。前角是突向腹侧、粗而短的灰质部分；后角是伸向背侧的细长部分。在前角与后角之间的灰质有神经纤维穿行，形成网状结构。

脊髓灰质内含有形状、大小和功能各不相同的神经元，在灰质内的各型神经元呈局部定位分布。自后角向前角依次分成10个板层（Ⅰ－Ⅹ），可精确定位神经细胞层次和准确判断后根感觉纤维同大脑、脑干终止的层次部位。

（1）前角神经元：为多极神经元，通常称为前角运动神经元，可与锥体系和锥体外系下行性纤维形成突触。运动神经元的轴突形成前根，末梢形成运动终板支配骨骼肌运动。这些运动神经元的胞体大小不同：①大型神经元称α运动神经元，数量多，胞体大，为胆碱能神经元，直径在25 μm以上，轴突粗，支配梭外肌纤维；②小型神经元称γ运动神经元，直径为15～25 μm，数量少，支配梭内肌纤维；③短轴突的小神经元，称闰绍（Ranshaw）细胞，其轴突与神经元形成突触，起抑制作用。前角的神经元成群分布，形成前角内的细胞核团（图8-4）。

（2）侧角和中间带神经元：多为中型的多极神经元，为交感神经的节前神经元，其轴突（节前纤维）出前根后终止于交感神经节，并与节细胞建立突触。

（3）后角神经元：组成较复杂，分散或成群分布，背侧是大型的神经元，其余都是小型的神经元，这些神经元也称束细胞（Fasciculus cell），主要是接受后根纤维的神经冲动。束细胞轴突在白质中形成各种上行传导束并到达大脑、小脑、丘脑和脑干。

2. 白质

在灰质的外周，可分前索、侧索及后索三个部分。其中有上行束、下行束、固有束及各种传导束。神经通路主要为纵行神经纤维，多为有髓神经纤维和少量无髓神经纤维，神经纤维之间有神经胶质细胞（图8-5）。

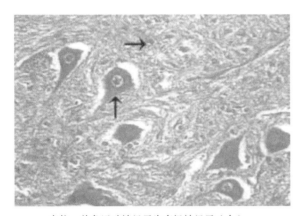

高倍：前角运动神经元为多极神经元（↑），可见神经胶质细胞核（→）

图 8-4　脊髓前角神经元光镜结构图

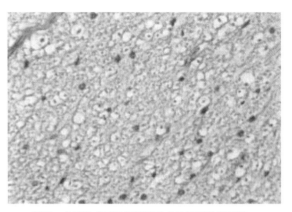

低倍：大量的有髓神经纤维和少量无髓神经纤维，其间可见神经胶质细胞的细胞核

图 8-5　脊髓白质光镜结构图

3. 脊髓的功能

脊髓的功能主要是传导上、下行神经冲动和进行反射活动。

四、神经节

周围神经系统由周围神经、神经节及神经末梢组成。周围神经前文已述，下文主要叙述神经节。在周围神经系统，神经元胞体集聚部位称神经节（Ganglion），包括脑脊神经节和自主神经节。神经节的基本结构由被膜和大量的神经细胞组成。

（一）脑脊神经节

脑脊神经节（Cerebrospinal ganglion）位于脊髓后根和某些脑神经干的通路中，神经节中的神经元称节细胞（Ganglion cell），属于感觉神经。神经节外包结缔组织被膜，其与节内结缔组织相连，起支持保护作用。其内含有大量假单极神经元群和平行排列的神经纤维束。胞体为圆形或椭圆形，大小不等，细胞核呈圆形，位于胞体中央，染色浅，核仁明显。胞质内可见颗粒状的尼氏体（图8-6）。

在一些大型神经元的胞质内，尼氏体呈散在性分布，染色浅，称为明神经元；许多小型神经元的尼氏体颗粒密集，是浓染，称为暗神经元。一些细胞的胞

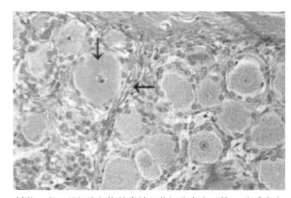

低倍：由卫星细胞包绕的脊神经节细胞大小不等，胞质中有脂褐素颗粒（↓），节内可见有髓神经纤维（←）

图 8-6　脊神经节光镜结构图

质内常见黄褐色的脂褐素颗粒（图8-6）。胞体被一层扁平或立方形的卫星细胞所包围。从节细胞体发出一个弯曲的突起，离细胞体不远则呈T形分支，一支走向中枢，另一支伸向周围，称周围突。周围突参与周围神经的形成。其末端形成感觉神经末梢，分布在皮肤、肌肉、关节和内脏等处。一般认为大型神

经元与温觉和触觉有关，而中小型神经元与痛觉和内脏觉有关。

（二）自主神经节

自主神经节（Automic ganglion）包括交感神经节和副交感神经节。神经节的外表也有结缔组织被膜，并与节内的结缔组织相连，起支持和保护作用。交感神经节内有许多散在的多极运动神经元，也称主节细胞，胞体较小，尼氏体呈颗粒状均匀分布。核呈圆形或椭圆形，可见双核细胞。胞体包有一层卫星细胞，节内的神经纤维多为无髓神经纤维，是散在分布的节前纤维，与主节细胞的胞体和树突形成突触（图8-7）。节后纤维离开神经节分布在内脏血管的平滑肌、心肌和腺上皮细胞上，形成内脏运动神经终末。

交感神经节细胞多为肾上腺素能神经元，其树突较短，数目不等，一般为3~20条，轴突细长，为无髓神经纤维，支配心肌、平滑肌的运动和腺体的分泌。在交感神经节内，还有一种强荧光细胞（Small in-tensity flourescent cell，SIF细胞），它是一种体积小、数量少、电镜下可见胞质内含有大量不同类型颗粒的节细胞，经醛类试剂处理后，可诱发强烈的荧光，其与来自中枢神经系统的神经纤维形成突触。SIF细胞释放胺类神经递质，可调节交感神经节细胞的功能活动。副交感神经节的神经元多为胆碱能神经元。现已证明，在自主神经节和脑脊神经节内还有肽能神经元。位于器官壁内的神经细胞群，如消化管壁内的神经细胞群，称为壁内神经节，也称神经丛，是副交感神经节。

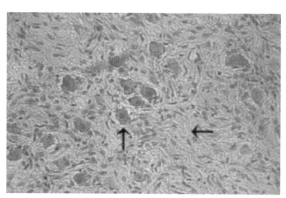

低倍：细胞为多极运动神经元（↑），胞体大小相差不大，
散在分布，可见无髓神经纤维（←）

图 8-7　交感神经节光镜结构图

五、脑脊膜和血－脑屏障

（一）脑脊膜

脊髓和脑外面都有三层膜，从外向内分为硬膜、蛛网膜和软膜。

1. 硬膜（Dura mater）

硬膜包在脑和脊髓的最外面，厚而坚韧，由致密结缔组织组成，在脊髓硬膜与椎骨之间为硬膜外隙，内含疏松结缔组织和脂肪组织，有充填及缓冲作用。

2. 蛛网膜（Arachnoid）

蛛网膜是由薄层疏松结缔组织构成的，其与硬膜之间有小的间隙称硬膜下隙，内含少量无色透明液体。蛛网膜与软膜之间，有蛛网膜下隙，其中有由胶原纤维构成的小梁，腔内充满脑脊液。蛛网膜的内、外面以及小梁表面，均衬以单层扁平上皮，在颅部的蛛网膜与许多绒毛状突起伸入静脉窦内，称蛛网膜颗粒，表面被覆有间皮样细胞，细胞的通透性强，有利于脑脊液回流到静脉血中。

3. 软膜（Pia mater）

软膜是纤细的结缔组织性被膜，直接贴附于脑和脊髓表面，并深入脑的沟和裂内，软膜的外面也被覆单层扁平上皮。软膜的血管供应脊髓和脑，小血管深入脑实质内，其周围有由疏松结缔组织组成的血管间隙。当形成毛细血管时，间隙消失，毛细血管基膜外周由神经胶质细胞突起形成的胶质膜包围。

（二）血-脑屏障（Blood-brain barrier）

血-脑屏障由毛细血管的内皮、基膜和神经胶质细胞突起形成的胶质膜构成。连续毛细血管的内皮细胞之间有紧密连接。一般认为内皮细胞是血-脑屏障的主要结构基础，基膜和胶质膜起辅助作用。

血-脑屏障的生理意义主要是通过内皮细胞的高度选择性和通透性，防止毒素和其他有害物质进入脑内，以维持中枢神经系统内环境的相对稳定，与神经元的代谢、生长、发育以及生理、病理反应有密切关系。血-脑屏障的生理功能在正常情况下具有相当稳定的特点，对脑疾病的生理、病理分析以及选择最佳用药是很有意义的。

六、脉络丛和脑脊液

脉络丛（Choroid plexus）是由第三、四脑室顶和部分侧脑室壁的软膜与室管膜直接相贴，突入脑室而形成的皱襞状结构，室管膜则成为有分泌功能的脉络丛上皮。脉络丛上皮由一层矮柱状或立方形室管膜细胞组成，胞质含较多线粒体，相邻细胞顶部之间有连接复合体。上皮外方的结缔组织含丰富的有孔毛细血管和巨噬细胞。

脉络丛上皮细胞不断分泌无色透明的脑脊液（Cerebrospinal fluid），充满脑室、脊髓中央管、蛛网膜下隙和血管周隙。脑脊液有营养和保护脑与脊髓的作用。脑脊液最后被蛛网膜粒（蛛网膜突入颅静脉窦内的绒毛状突起）吸收进入血，从而形成脑脊液循环。

本章节理论联系具体临床案例

某患儿，男，2岁，一周前出现发热、全身不适、食欲不佳、多汗、咽痛、咳嗽、流涕、恶心、呕吐、腹痛、腹泻等症状，去诊所就诊被诊断为"流行性感冒"，服用药物后症状没有减轻，后出现高热、头痛、颈背四肢疼痛，同时出现多汗、皮肤发红、烦躁不安等症状。两天前高热退热后出现右下肢无力，行走不便。该患儿所患何种疾病？

分析：

该患儿所患疾病为小儿脊髓灰质炎，又称小儿麻痹症，是一种急性传染病，儿童发病率比成人高，服用过脊髓灰质炎糖丸或滴剂的患儿，是不具有传染性的。其中，轻型脊髓灰质炎是主要的类型，表现为在接触病原后3~5天出现轻度发热、不适、头痛、咽喉痛及呕吐、腹泻或便秘等症状，一般在24~72小时之内恢复。此外，还出现流感样症状，关节、肌肉酸痛等。症状持续1~3天，自行恢复。如果治疗不及时可出现偏瘫、瘫痪等后遗症。确诊后患儿应遵医嘱使用地巴唑片、氢溴酸加兰他敏片等药物促进神经传导功能，继发感染者可选用阿莫西林、阿奇霉素片等抗生素治疗，严重者需要采取肢体畸形手术矫正。

📚 本章小结

神经系统主要由神经组织构成，分为中枢神经系统和周围神经系统。中枢神经系统主要由大脑、小脑和脊髓等组成。

大脑皮质分为六层：分子层、外颗粒层、外锥体细胞层、内颗粒层、内锥体细胞层和多形细胞层。其中的锥体细胞分大、中、小三型，胞体呈锥体形，一条粗的顶树突伸到分子层。轴突自胞体底部发出，短者不超出所在皮质范围，长者进入白质，组成投射纤维或联合传出纤维。内锥体细胞层由大、中型锥体细胞组成，在中央前回有巨大锥体细胞。

小脑皮质分为三层：分子层、浦肯野细胞层和颗粒层。浦肯野细胞层由一层排列规则的浦肯野细胞构成，它们是小脑皮质中最大的神经元，胞体呈梨形，顶端发出 2～3 条粗的主树突伸向分子层，分支繁密，呈扇状。轴突自胞体底部发出，离开皮质进入小脑白质，终止于其中的神经核。

脊髓灰质前角内有大、中、小三种神经元。大的称 α 运动神经元，轴突较粗，分布到骨骼肌。小的称 γ 运动神经元，轴突较细，支配肌梭内的肌纤维。最小的神经元是闰绍细胞，其短轴突与 α 运动神经元形成突触，通过释放甘氨酸抑制 α 运动神经元的活动。

神经节可分脊神经节、脑神经节和自主神经节三种。脊神经节和脑神经节属于感觉神经节，绝大部分是假单极神经元。自主神经节分为交感神经节和副交感神经节，内有多极运动神经元。节细胞是自主神经系统的节后神经元，属多极运动神经元。

脑脊膜是包裹在脑和脊髓表面的结缔组织膜，分为硬膜、蛛网膜和软膜三层。血-脑屏障由毛细血管的内皮、基膜和神经胶质膜构成，能够选择性通过血液中的某些物质，维持神经组织内环境的稳定。

🧠 思考题

1. 简述大脑皮质的组织结构。
2. 解释血-脑屏障和脑脊液的概念。
3. 简述小脑皮质的组织结构。

第九章 脉管系统

📋 **思维导图**

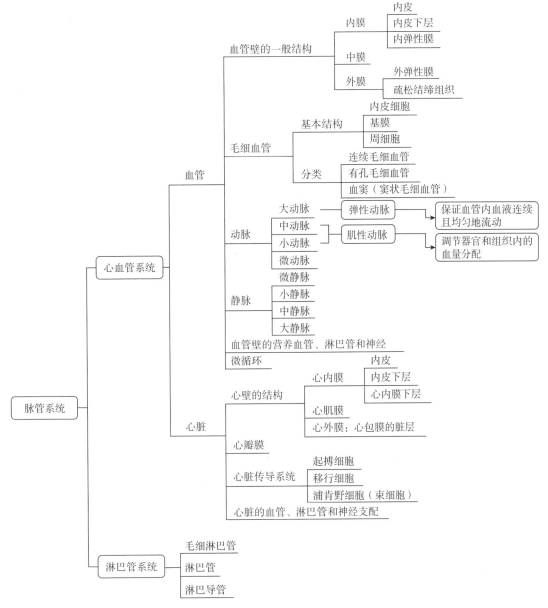

🔱 **学习目标**

1. 掌握：大、中、小动脉的结构特点和功能；毛细血管的结构特点、分类及分布；心壁的组织结构特点。

思政入课堂

2. 熟悉：血管壁的一般结构；微循环的概念。

3. 了解：静脉、淋巴管壁的一般结构特点；心脏传导系统。

循环系统包括心血管系统和淋巴管系统。心血管系统由心脏、动脉、毛细血管、静脉组成，是连续而封闭的管道系统，血液在管道内循环流动。心脏是推动血液循环流动的动力器官，动脉将心脏射出的血液运送到全身毛细血管，血液在此和细胞、组织进行物质交换，毛细血管汇集成静脉，血液经静脉回流入心脏。淋巴管系统由毛细淋巴管、淋巴管、淋巴导管等组成，其功能主要是回收部分组织液成为淋巴，淋巴经淋巴结滤过后汇入血流，淋巴结产生的淋巴细胞和抗体也加入淋巴而进入血流。

第一节　血管壁的一般结构

除毛细血管外，血管管壁的结构一般分为内膜、中膜和外膜三层（图 9-1）。

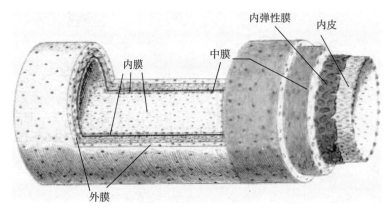

图 9-1　血管壁结构模式图

（一）内膜

内膜（Tunica intima）最薄，位于血管壁的最内层，由内向外可分为内皮、内皮下层和内弹性膜三层。

1. 内皮（Endothelium）

内皮衬贴于血管腔面，属单层扁平上皮，其游离面光滑，有利于管腔内的血液流动。内皮细胞的基膜不仅能固定内皮细胞，是内皮细胞的支持结构，而且还起分子筛的作用，能阻挡穿过内皮的白细胞和颗粒状物质。除作为血管的内衬具有重要的生理功能外，内皮细胞还具有多方面的功能，诸如内皮细胞通过控制血液中的可溶性物质，对血浆大分子成分和血细胞进入周围组织起着选择性通透的屏障作用；内皮细胞具有复杂的酶系统，能合成和分泌许多生物活性物质；完整的内皮细胞还能阻止凝血蛋白和血小板的激活，如内皮细胞的结构和功能遭到破坏，即可导致血栓形成和发生动脉粥样硬化等病理变化。

2. 内皮下层（Subendothelial layer）

内皮下层为内皮外侧的薄层结缔组织，内含少量胶原纤维和弹性纤维。

3. 内弹性膜（Internal elastic membrane）

内弹性膜位于内皮下层外侧，由弹性蛋白构成，呈均质膜状。在血管切面，因血管壁收缩，内弹性膜常呈波浪状。内弹性膜常作为血管内膜与中膜的分界。

（二）中膜

中膜（Tunica media）位于内膜与外膜之间，由结缔组织和平滑肌构成。其厚度和组成成分因血管种类而异。在病理状况下，中膜的平滑肌纤维可移入内膜增生，并产生结缔组织成分，使内膜增厚，严重时导致动脉硬化。

（三）外膜

外膜（Tunica adventitia）由疏松结缔组织构成，内含弹性纤维和胶原纤维。较大的血管外膜含有神经、淋巴管和营养血管等。有些血管的外膜与中膜交界处，可见外弹性膜（External elastic membrane）。

第二节　毛细血管

毛细血管（Capillary）是管径最细、管壁最薄、数量最多、分布最广的末级血管，直径一般为6～8 μm，广泛分布在机体各种组织和细胞间，其分支吻合成网，是血液与组织间进行物质交换的场所。在代谢旺盛的组织和器官，如心肌、肾、肝、肺和许多腺体等，毛细血管网很稠密；在代谢低的组织和器官，如平滑肌和肌腱等，毛细血管网较稀疏。

（一）毛细血管的结构

毛细血管的基本结构由内皮细胞、基膜和周细胞组成（图9-2）。管壁一般由1～3个内皮细胞围成，内皮细胞的基底面附于基膜上。基膜很薄，只有基板无网板。内皮和基膜间有散在的周细胞（Pericyte）。周细胞的形态扁长，纵向包围并衬托着毛细血管。关于周细胞的功能尚未完全探明，但多数学者认为周细胞的主要功能是起机械性的支持作用。

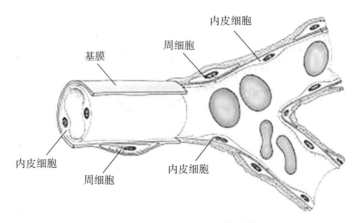

图 9-2　毛细血管结构模式图

（二）毛细血管的分类

光镜下，各种组织和器官内的毛细血管很相似。但在电镜下，根据内皮细胞和基膜等结构特点，可将毛细血管分为三类（图9-3）。

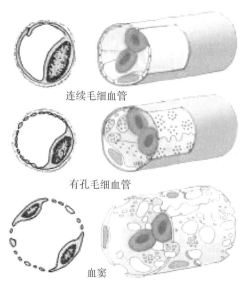

连续毛细血管

有孔毛细血管

血窦

图 9-3　毛细血管类型模式图

1. 连续毛细血管（Continuous capillary）

连续毛细血管有连续的内皮细胞，基膜完整，相邻的内皮细胞间以紧密连接相连。内皮细胞的胞质中含有许多吞饮小泡，这种小泡是由游离面或基底面的细胞膜向细胞内凹陷形成，具有转运毛细血管内外物质的作用。连续毛细血管主要分布于结缔组织、肌组织、胸腺、肺和中枢神经系统等。

2. 有孔毛细血管（Fenestrated capillary）

内皮细胞不含核的部分很薄，有许多贯通细胞全层的内皮窗孔。小孔呈圆形或椭圆形，有的孔有一层隔膜封闭。细胞间有紧密连接，基膜完整。有孔毛细血管通透性较大，主要分布于胃肠黏膜、内分泌腺和肾血管球等。

3. 血窦（Sinusoid）

血窦也称窦状毛细血管，管腔大而不规则，内皮薄，有窗孔，内皮细胞间有较大的间隙，无紧密连接，基膜不连续或缺如，窦壁和窦腔内常有巨噬细胞。血窦通透性大，利于大分子物质甚至血细胞出入，主要分布于肝、脾、骨髓和某些内分泌腺。

第三节　动　脉

动脉（Artery）从心室发出后，由粗至细逐级分支，其管径越分越细，管壁逐渐变薄。根据管径的大小将动脉分为大、中、小和微四种。由于管径的大小和管壁的结构是渐变的，因此它们之间并无明显的分界。动脉管壁的结构基本相同，均可分为内膜、中膜和外膜三层，各层结构随动脉分支而变化，以中膜变化最大。

（一）大动脉（Large artery）

大动脉有主动脉、肺动脉、颈总动脉、锁骨下动脉和髂总动脉等。其管壁内含大量弹性膜和弹性纤维，又称弹性动脉（Elastic artery）（图 9-4）。大动脉借助其强大的弹性，保证血管内血液连续且均匀地流动。

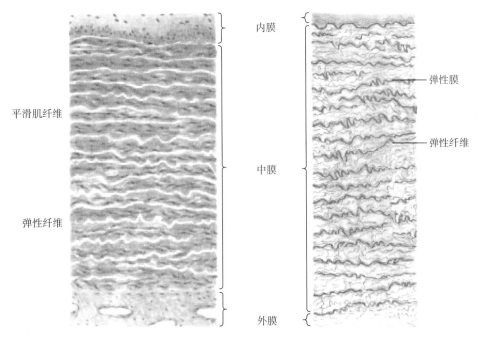

图 9-4　大动脉管壁结构模式图

1. 内膜

由内皮、内皮下层和内弹性膜组成。内皮下层较厚，内含胶原纤维、弹性纤维和少量平滑肌纤维。内弹性膜与中膜的弹性膜延续，因而内膜和中膜之间无明显的分界。

2. 中膜

很厚，由 40 ~ 70 层弹性膜组成，各层弹性膜由弹性纤维相连，弹性膜间夹有环行平滑肌、少量胶原纤维和弹性纤维。基质含较多的硫酸软骨素，呈嗜碱性。

3. 外膜

较薄，由结缔组织构成，内含营养血管、淋巴管和神经等。营养血管有供给外膜和中膜营养的作用。外弹性膜与中膜的弹性膜相连，故分界也不清晰。

（二）中动脉（Medium-sized artery）

除大动脉外，凡解剖学上有名称的动脉大多属于中动脉。中动脉因中膜平滑肌丰富，又称肌性动脉（Muscular artery）（图 9-5）。

1. 内膜

由内皮、内皮下层和内弹性膜组成。内皮下层较薄，含有少量胶原纤维、弹性纤维和少许平滑肌纤维，具有缓冲和联系作用。内弹性膜发达，可作为内膜和中膜的分界。

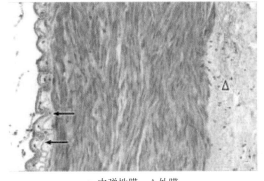

←内弹性膜；△外膜

图 9-5　中动脉光镜图

2. 中膜

较厚，由 10 ~ 40 层环行平滑肌纤维构成，肌纤维间夹有弹性纤维和胶原纤维。此层内无成纤维细胞，纤维和基质均由平滑肌细胞产生。环行平滑肌的收缩和舒张可改变中动脉管径的大小，对机体内各器官的血量分配起着调节作用。

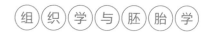

3. 外膜

厚度与中膜接近，由疏松结缔组织构成，内含小的营养血管、淋巴管和神经纤维束。外膜与中膜交界处有较为发达的外弹性膜，外膜与中膜分界清楚。

（三）小动脉（Small artery）

小动脉是指管径在 0.3 ~ 1 mm 的动脉，属肌性动脉。较大的小动脉结构与中动脉基本相似，但各层均变薄。其管壁三层结构比较完整，内膜有明显的内弹性膜，中膜有 3 ~ 9 层环行平滑肌纤维，外膜为结缔组织，其厚度与中膜相似，一般没有外弹性膜（图 9-6）。小动脉数量多，管壁平滑肌的收缩和舒张可改变管径的大小，调节器官和组织内的供血量，增加或减小血流阻力，对维持正常血压有重要作用，故小动脉又称为外周阻力血管。

（四）微动脉（Arteriole）

微动脉的管径一般小于 0.3 mm，各层均薄。内皮外只有极薄的内皮下层，无内弹性膜，中膜有 1 ~ 2 层平滑肌纤维，外膜较薄，无外弹性膜（图 9-7）。

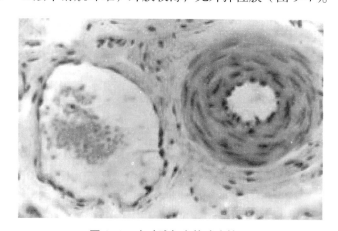

图 9-6　小动脉与小静脉光镜图

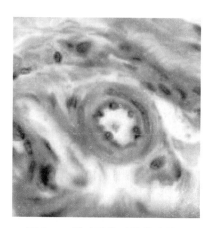

图 9-7　微动脉管壁结构光镜图

第四节　静　脉

静脉根据管径大小可分为大静脉、中静脉、小静脉和微静脉四种。小静脉和中静脉常与相应的动脉伴行。与伴行的动脉相比，静脉腔大、壁薄，管壁平滑肌和弹性组织少，结缔组织较多，故切片标本中的静脉管腔常呈扁形或不规则塌陷状。静脉管壁大致也可分为内膜、中膜和外膜三层，但三层分界不清，无内弹性膜或不明显，中膜不发达，外膜较厚。管径大于 2 mm 的静脉常有静脉瓣，它具有防止血液逆流的作用。

（一）微静脉（Venule）

微静脉是指管径在 0.2 mm 以下的静脉。微静脉的内皮外可有分散而不连续的平滑肌，外膜薄。

（二）小静脉（Small vein）

小静脉的管径在 0.2 ~ 1 mm，管壁中膜有一至数层完整的平滑肌，外膜也逐渐增厚（图 9-6）。

（三）中静脉（Medium-sized vein）

除大静脉外，凡有解剖学名称的静脉多属于中静脉。管壁内膜薄，内弹性膜不明显。中膜较伴行的动脉薄，环行平滑肌排列较稀疏。外膜一般比中膜厚，由结缔组织组成，无明显的外弹性膜，可有纵行平滑肌束（图 9-8）。

（四）大静脉（Large vein）

上腔静脉、下腔静脉、头臂静脉和肺静脉等都是大静脉，管径约在 10 mm 以上，内膜很薄，中膜不发达，为几层环行平滑肌，外膜很厚，结缔组织中有较多的纵行平滑肌束，无外弹性膜（图 9-9）。

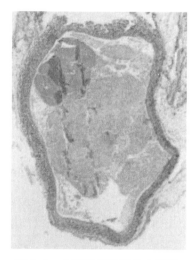

图 9-8　中静脉管壁结构光镜图

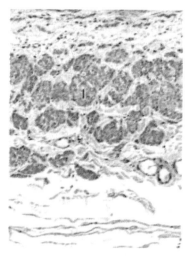

图 9-9　大静脉管壁结构光镜图

第五节　血管壁的营养血管、淋巴管和神经

管径在 1 mm 以上的血管中，都具有自身的营养血管。营养血管进入外膜后分成毛细血管，供应外膜和中膜。内膜由腔内血液渗透扩散供应。大血管的管壁内常见淋巴管，多伴随营养血管分布。血管的神经主要是交感神经，支配平滑肌细胞收缩，也有感觉神经纤维在管壁中形成神经末梢。一般认为毛细血管无神经支配。

第六节　微循环

微循环（Microcirculation）是指从微动脉到微静脉之间的血液循环，是心血管系统在组织内真正实施功能的部位，如营养物质和氧的供应、代谢产物的运走、激素分配，以及根据局部组织代谢需要而调整血流量等。因此，可以认为微循环是血液循环和物质交换的基本功能单位。人体各器官中微循环的组成因与器官的结构有密切的关系，所以各具特点，故不存在一个典型的固定不变的微循环模式，但一般都包括以下组成部分（图 9-10）。

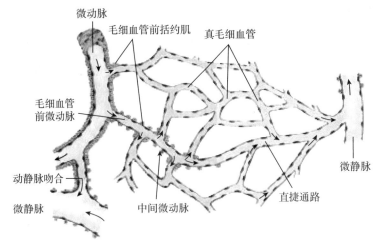

图 9-10　微循环模式图

（一）微动脉

微动脉是微循环的起始部，其管壁平滑肌纤维的舒缩是控制微循环血流量的总闸门。

（二）毛细血管前微动脉（Precapillary arteriole）和中间微动脉（Meta arteriole）

微动脉的分支称毛细血管前微动脉，后者再分支为中间微动脉，其管壁有少量不连续的平滑肌纤维。

（三）真毛细血管（True capillary）

真毛细血管由中间微动脉分出，数量多，相互吻合成毛细血管网，即通称的毛细血管。真毛细血管是血液与组织间进行物质交换的主要部位。在真毛细血管的起始处，围绕着 1 ~ 2 个平滑肌细胞，构成毛细血管前括约肌（Precapillary sphincter），是调节微循环的分闸门。在一般情况下，只有小部分真毛细血管处于开放状态，其余大部分因毛细血管前括约肌收缩而无血流通过，当局部细胞的功能活动加强时，毛细血管前括约肌舒张，大量真毛细血管开放，血流量增加，以满足细胞在功能活动加强时的代谢需要。

（四）直捷通路（Thoroughfare channel）

直捷通路是中间微动脉与微静脉直接相通、距离最短的毛细血管，管径稍粗。机体在静息状态时，微循环的血液大部分经直捷通路快速进入微静脉，从而保证血液及时回到心脏。

（五）动静脉吻合（Arteriovenous anastomosis）

动静脉吻合是指由微动脉发出的直接与微静脉相通的血管。此段血管的管壁较厚，有发达的纵行平滑肌纤维和丰富的血管运动神经末梢。动静脉吻合在皮肤内数量较多，对体温调节有一定作用。环境温度升高时，动静脉吻合开放，皮肤的血流量增加，有利于散热；环境温度降低时，动静脉吻合关闭，有利于保存热量。动静脉吻合开放时，血液从动脉直接流入静脉，能提升静脉压，有助于血液回心脏。

（六）微静脉

微静脉是微循环的终末部，管径小，管壁薄，管腔不规则，内皮外有或无平滑肌，外膜薄。

第七节 心 脏

心脏是循环系统的动力中心，终生进行着有节律的搏动，使血液在血管内环流不息，以保证机体各器官和组织得到充分的血液供应。

（一）心壁的结构

心壁由三层膜构成，由内向外依次为心内膜、心肌膜和心外膜（图9-11、图9-12）。

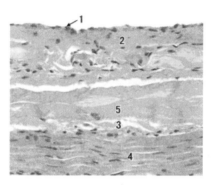

1—内皮；2—内皮下层；3—心内膜下层；4—心肌纤维；5—浦肯野纤维

图 9-11 心壁结构光镜图

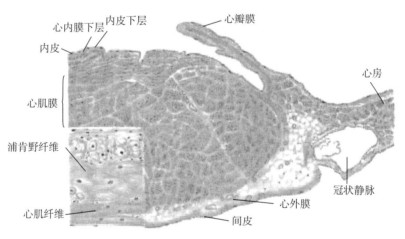

图 9-12 心脏微细结构图

1. 心内膜（Endocardium）

心内膜由内皮、内皮下层和心内膜下层组成。内皮为单层扁平上皮，薄而光滑，利于血液流动，与出入心腔的大血管内皮相续；内皮下层为细密结缔组织，含有少量平滑肌纤维；心内膜下层在内皮下层的深面，为疏松结缔组织，其中含小血管和神经。在心室的心内膜下层有心传导系统的分支（浦肯野纤维）。

2. 心肌膜（Myocardium）

心肌膜为心壁最厚的一层，心肌纤维分层或集合成束，肌层或肌束间有较多的结缔组织和丰富的毛细血管。心室肌层较心房肌层厚，左心室肌层最厚。心房肌和心室肌不相连续，均附着于纤维环，又称心骨骼。纤维环主要由致密结缔组织组成，围绕在房室口和动脉口周围。

心肌纤维集合成束，呈螺旋状环绕，大致可分为内纵行、中环行和外斜行三层。心房肌纤维比心室肌纤维短而细。电镜下，可见部分心房肌纤维内有分泌颗粒，称心房特殊颗粒。颗粒内含心房钠尿肽（Atrial natriuretic peptide），又称心钠素，具有较强的利尿、排钠、扩张血管和降低血压等作用。此外，心肌纤维还能产生和分泌多种激素和生物活性物质。因此，心脏不仅是循环系统的动力器官，还具有重要的内分泌功能。

3. 心外膜（Epicardium）

心外膜即心包膜的脏层，为浆膜，其外表面被覆间皮，间皮的深面是结缔组织，内含血管、神经以及数量不等的脂肪细胞等。当外膜出现炎性病变时，可与心包膜壁层发生粘连，使心包腔狭窄甚至闭塞，以致心脏搏动受到限制。

（二）心瓣膜

心瓣膜（Cardiac valve）位于房室口和动脉口处，包括房室瓣（二尖瓣、三尖瓣）和动脉瓣（主动脉瓣、肺动脉瓣），它们都是由心内膜向心腔内凸起折叠而成的薄片状结构。心瓣膜的表面被覆内皮，内部为致密结缔组织，基部与纤维环相连。心瓣膜的功能是防止心房和心室舒缩时血液倒流。患风湿性心脏病时，心瓣膜内胶原纤维增生，使瓣膜变硬、变短或变形，或发生粘连，以致瓣膜不能正常地关闭或开放。

（三）心脏传导系统

心脏壁内有一种由特殊的心肌纤维组成的心脏传导系统，具有产生兴奋和传导冲动的功能，故可调节心房和心室按一定的节律收缩。心脏传导系统包括窦房结、房室结、位于室间隔两侧的房室束左右分支，以及左右分支分布到乳头肌和心室壁的许多细支（图9-13）。组成心脏传导系统的心肌纤维类型可分为以下三种细胞。

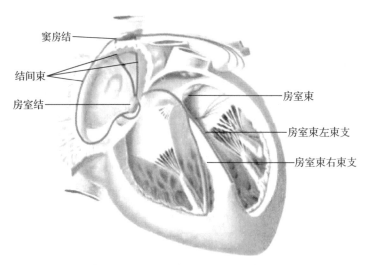

图 9-13　心脏传导系统模式图

1. 起搏细胞（Pacemaker cell）

起搏细胞又称P细胞。起搏细胞比一般心肌纤维体积小，呈梭形或多边形，常聚集成团，胞质着色淡，胞质内细胞器较少，无完整的肌节结构，但却含较多的糖原颗粒。核大而圆，位于细胞中央，可见1～2个核仁。起搏细胞多分布于窦房结和房室结，是心肌兴奋的起搏点，可使心肌产生自动节律性收缩。

2. 移行细胞（Transitional cell）

移行细胞又称 T 细胞。移行细胞的形态结构介于起搏细胞与一般心肌纤维之间，比一般心肌纤维细而短，比起搏细胞长，胞质内肌原纤维增多，肌浆网较发达。移行细胞主要分布于窦房结和房室结周边及房室束内，主要功能是传导冲动。

3. 浦肯野细胞（Purkinje cell）

浦肯野细胞又称浦肯野纤维（Purkinje fiber），也称束细胞。胞体短而粗，核小，胞质着色浅；肌原纤维较少，多位于细胞周边。细胞间有较发达的闰盘相连。浦肯野细胞主要分布于房室束及其分支处，与心肌纤维相连，能快速传导冲动至各部心肌，使所有心室肌纤维同步舒缩。

（四）心脏的血管、淋巴管和神经支配

1. 心脏的血管

营养心脏的动脉是左、右冠状动脉。冠状动脉的主干行走在心脏的表面，其分支进入心肌膜和心内膜。心肌内的小动脉进入肌束后呈树状分为许多沿心肌纤维排列的毛细血管，并相互吻合成网。心肌的毛细血管网很稠密，通透性较大，后汇成心的静脉，大多经冠状窦回流入右心房。

2. 心脏的淋巴管

毛细淋巴管起源于心肌纤维周围和心内膜附近，这些毛细淋巴管和心内膜下以及心外膜的淋巴管相通，心外膜的淋巴管再通入心脏表面较大的淋巴管，回流到主动脉弓下和气管分支处的淋巴结。

3. 心脏的神经

心脏的神经来自心丛，心丛由交感神经和迷走神经分布到心脏的分支组成。研究表明，心脏还有肽能神经支配，分泌多种神经递质，其中以血管活性肠肽（Vasoactive intestinal peptide，VIP）和神经肽 Y（Neuropeptide Y，NPY）最为丰富。

第八节　淋巴管系统

淋巴管系统是运输淋巴的管道系统，由毛细淋巴管，淋巴管，左、右淋巴导管组成，其主要功能是将组织液、水、电解质和大分子物质等输送入血。

（一）毛细淋巴管

毛细淋巴管（Lymphatic capillary）分布很广，人体内除软骨组织、骨组织、骨髓、表皮、眼球、内耳及牙等没有淋巴管管道外，其余组织或器官大多有毛细淋巴管的分布，一般都和毛细血管伴行。毛细淋巴管的起始都是盲端，管径粗细不等，管壁很薄，由一层内皮细胞和不完整的基膜构成。内皮细胞很薄，细胞间有较宽的间隙，基膜不连续或缺如。因此，毛细淋巴管比毛细血管具有更大的通透性，大分子物质容易进入。

（二）淋巴管

淋巴管（Lymphatic vessel）由毛细淋巴管汇集而成，其管壁结构和静脉很相似，但其腔大而不规则，管壁更薄，瓣膜较多，结构类似静脉瓣。

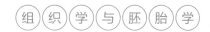

（三）淋巴导管

淋巴管最后汇集成两条淋巴导管（Lymphatic duct），即胸导管和右淋巴导管。淋巴导管的管壁结构近似大静脉，但较大静脉薄，三层的分界也不明显。

本章节理论联系具体临床案例

患者李某，突发头痛、疲倦、不安、心悸耳鸣，面部潮红，休息后症状未见好转，遂入院就医，入院后生命体征表现为：体温 36.8 ℃、呼吸 18 次 / 分钟，脉搏 85 次 / 分钟，血压 180/95 mmHg。经过相关实验室检查排除继发性高血压，诊断为原发性高血压。

分析和处理：

血压形成的三要素包括血管内血液充盈、外周血管阻力和心脏有力收缩。高血压患者住院期间的治疗主要原则包括利尿、扩血管和抑制心脏收缩等。高血压患者平时要合理均衡饮食、低钠饮食，控制体重，适当运动。

本章小结

动脉和静脉管壁由内到外分三层，即内膜、中膜和外膜。内膜由内皮、内皮下层和内弹性膜组成。中膜包括弹性膜、平滑肌纤维和结缔组织，其厚度和组成成分因血管种类而异，结构差异较大。外膜为疏松结缔组织。毛细血管管壁结构包括内皮细胞、基膜和周细胞，电镜下毛细血管分为连续毛细血管、有孔毛细血管和血窦三种。根据管腔大小，动脉可分为大、中、小、微动脉四类。大动脉中膜含 40 ~ 70 层弹性膜。中动脉中膜含 10 ~ 40 层环行平滑肌纤维。小动脉中膜含 3 ~ 9 层环行平滑肌纤维。微动脉中膜含 1 ~ 2 层平滑肌纤维。静脉分为微、小、中、大静脉四类。与相伴行的同名动脉对比，静脉管壁薄，而且三层界限不明显，平滑肌和弹性纤维较少，较大静脉的外膜内常有纵行平滑肌束，管腔内常有静脉瓣。心脏壁分三层，即心内膜、心肌膜和心外膜。心内膜由内皮、内皮下层和心内膜下层组成。心肌膜主要由心肌纤维组成。心外膜为浆膜，由结缔组织和间皮组成。心脏传导系统包括起搏细胞、移行细胞和浦肯野纤维。起搏细胞位于窦房结和房室结的中心部位，是心肌兴奋的起搏点，移行细胞位于窦房结和房室结周边及房室束，具有传导冲动的功能，浦肯野纤维组成房室束及其分支，位于心室的心内膜下层和心肌膜，与心室肌细胞形成功能合胞体，导致所有心室肌纤维同步舒缩。

思考题

1. 名词解释：血窦；弹性动脉；肌性动脉；微循环；浦肯野细胞。
2. 简述毛细血管的一般结构，其在电镜下的分类、结构特点及功能。
3. 简述大动脉、中动脉和小动脉管壁的结构特点和功能。
4. 简述心壁的结构特点。

第十章　免疫系统

📋 **思维导图**

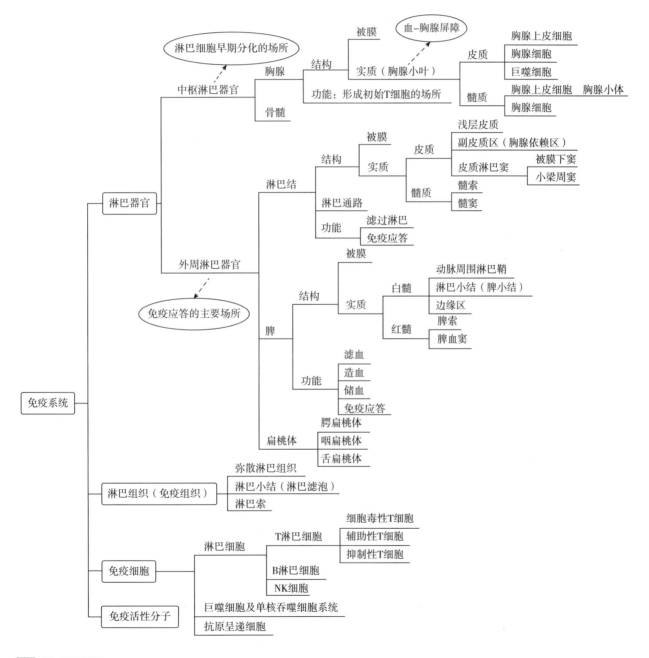

🔖 **学习目标**

1.掌握：淋巴组织的组成，弥散淋巴组织和淋巴小结的结构特点；胸腺、淋巴结和脾的组织结构。

2.熟悉：免疫系统的组成和功能；免疫细胞的组成、结构特点和功能；单核吞噬细胞系统的概念。

3.了解：淋巴细胞的分类及各类淋巴细胞在免疫应答中的作用；淋巴细胞再循环；扁桃体的结构特点。

第一节 概 述

免疫系统（Immune system）是机体保护自身的防御性结构，由淋巴器官、淋巴组织、免疫细胞和免疫活性分子构成。淋巴器官包括中枢淋巴器官（胸腺和骨髓）和外周淋巴器官（淋巴结、脾和扁桃体等）；淋巴组织既是构成淋巴器官的主要成分，也广泛分布于消化管和呼吸道等非淋巴器官内；免疫细胞聚集于淋巴组织中，或散在分布于血液、淋巴及其他组织器官内；免疫活性分子包括免疫球蛋白、补体和多种细胞因子等，它们主要由免疫细胞产生。

免疫系统对抗原产生免疫应答反应，通过识别和清除进入机体的抗原（如病原微生物、异体细胞和异体大分子等）和机体自身产生的抗原（如衰老损伤的细胞、表面抗原发生变异的细胞，包括肿瘤细胞和病毒感染细胞等），完成机体的免疫防御、免疫稳定和免疫监视。

第二节 主要免疫细胞

与免疫应答有关或参与免疫应答的细胞统称为免疫细胞（Immunocyte），包括淋巴细胞、巨噬细胞、抗原呈递细胞、浆细胞、粒细胞和肥大细胞等。

（一）淋巴细胞

淋巴细胞（Lymphocyte）是构成免疫系统、执行免疫功能的主要细胞，根据其发生来源、结构特点和免疫功能的不同，分为T淋巴细胞、B淋巴细胞和NK细胞三类。

1.T淋巴细胞

T淋巴细胞是指在胸腺内发育成熟的淋巴细胞，又称胸腺依赖性淋巴细胞（Thymus dependent lymphocyte），简称T细胞。胸腺产生的T细胞进入外周淋巴器官或淋巴组织后，保持静息状态，当受到抗原刺激时，转化为代谢活跃的大淋巴细胞，然后增殖分化，形成大量具有免疫功能的效应T细胞（Effector T cell）和少量记忆性T细胞（Memory T cell）。效应T细胞的寿命约为一周，能迅速清除抗原。记忆性T细胞处于静息状态，当再次遇到相同抗原时，能迅速转化增殖，形成大量效应T细胞，启动更强的免疫应答。记忆性T细胞的寿命可长达数年，甚至终生，使机体能长期保持对该抗原的免疫力。

根据功能不同，T细胞又可分为三个亚群。

（1）细胞毒性T细胞

细胞毒性T细胞（Cytotoxic T cell）简称Tc细胞，一般表达CD8膜分子，能释放穿孔素和颗粒酶，直接攻击、杀死抗原变异的肿瘤细胞、病毒感染细胞和异体细胞。

（2）辅助性T细胞

辅助性T细胞（Helper T cell）简称Th细胞，一般表达CD4膜分子，能分泌多种细胞因子，辅助B细胞和Tc细胞进行免疫应答。

（3）抑制性 T 细胞

抑制性 T 细胞（Suppressor T cell）简称 Ts 细胞，分泌的细胞因子能抑制 Th 细胞活性，从而间接抑制 B 细胞的分化和 Tc 细胞的杀伤功能，对体液免疫和细胞免疫起负向调节作用。

由于效应 T 细胞可直接杀灭靶细胞，故 T 细胞参与的免疫称细胞免疫（Cellular immunity）。

2. B 淋巴细胞

B 淋巴细胞是指在骨髓内发育成熟的淋巴细胞，又称骨髓依赖性淋巴细胞（Bone-marrow dependent lymphocyte），简称 B 细胞。B 细胞离开骨髓进入外周淋巴器官或淋巴组织，遇到抗原刺激后，转化为大淋巴细胞，然后增殖分化，形成大量效应 B 细胞（Effector B cell）和少量记忆性 B 细胞（Memory B cell）。效应 B 细胞，即浆细胞，能分泌抗体（可溶性蛋白分子）进入体液而执行免疫功能，故 B 细胞介导的免疫称体液免疫（Humoral immunity）。记忆性 B 细胞，其作用和记忆性 T 细胞相同。

3. NK 细胞

NK 细胞即自然杀伤性淋巴细胞（Natural killer lymphocyte），无须抗原呈递细胞的中介，也无须借助抗体，直接杀伤病毒感染细胞和肿瘤细胞。

外周淋巴器官和淋巴组织内的淋巴细胞可经淋巴管进入血流，循环于全身，又可通过毛细血管后微静脉，再返回淋巴器官或淋巴组织，如此周而复始，使淋巴细胞在全身淋巴器官和淋巴组织之间进行迁移，这种现象称为淋巴细胞再循环（Recirculation of lymphocyte）。淋巴细胞再循环有利于识别抗原，促进免疫细胞间的协作，使分散于全身的淋巴细胞成为相互关联的统一体。

（二）巨噬细胞及单核吞噬细胞系统

血液中的单核细胞穿出血管后分化形成巨噬细胞，广泛分布于机体。单核细胞以及由其分化而来的具有吞噬功能的细胞称为单核吞噬细胞系统（Mononuclear phagocytic system），包括单核细胞、结缔组织和淋巴组织中的巨噬细胞、骨组织中的破骨细胞、神经组织中的小胶质细胞、皮肤中的朗格汉斯细胞、肝 Kupffer 细胞、肺尘细胞和淋巴组织中的交错突细胞等。单核吞噬细胞系统不仅具有较强的吞噬能力，还具有抗原呈递能力和分泌多种细胞因子的功能。

（三）抗原呈递细胞

抗原呈递细胞（Antigen presenting cell，APC）是指能捕获和处理抗原，形成抗原肽-MHC 分子复合物，将抗原肽呈递给 T 细胞，并激发 T 细胞活化、增殖的一类免疫细胞，主要有树突状细胞、巨噬细胞等。

树突状细胞（Dendritic cell，DC）数量很少，但分布很广，包括血液树突状细胞、表皮的朗格汉斯细胞，心、肝、肺、肾、消化管内的间质树突状细胞，淋巴内的面纱细胞（Veiled cell），淋巴器官和淋巴组织中的交错突细胞等，它们是同一种细胞在不同阶段的表现形式。树突状细胞具有较多树枝状的突起，并且高表达 MHC-Ⅱ类分子，能捕获和处理可溶性蛋白抗原和颗粒抗原，其抗原呈递能力强于巨噬细胞。

第三节　淋巴组织

淋巴组织（Lymphoid tissue）又称免疫组织，是免疫应答的场所，以网状组织为支架，网眼中充满大量淋巴细胞和其他免疫细胞。淋巴组织分布广泛，依其形态特点可分为弥散淋巴组织、淋巴小结和淋巴索三种。

（一）弥散淋巴组织

弥散淋巴组织（Diffuse lymphoid tissue）的淋巴细胞主要为 T 淋巴细胞，弥散性分布，与周围组织无明确的界限。弥散淋巴组织内有毛细血管、毛细血管后微静脉和毛细淋巴管等，其中毛细血管后微静脉是淋巴细胞从血液进入淋巴组织的重要通道，其内皮细胞为柱状，又称高内皮微静脉（High endothelial venule）。抗原刺激可使弥散淋巴组织扩大，并出现淋巴小结。

（二）淋巴小结

淋巴小结（Lymphoid nodule）又称淋巴滤泡（Lymphoid follicle），是以 B 淋巴细胞为主的边界清楚的圆形或卵圆形小体。淋巴小结受到抗原刺激后增大，并产生生发中心（Germinal center）。无生发中心的淋巴小结较小，称初级淋巴小结；有生发中心的称次级淋巴小结（图 10-1）。

生发中心又称反应中心，分为深部的暗区和浅部的明区。暗区较小，主要由较大而幼稚的 B 细胞和 Th 细胞组成，细胞呈强嗜碱性，故暗区着色深。明区较大，主要由中等大的 B 细胞和部分 Th 细胞构成，还有滤泡树突状细胞和巨噬细胞。滤泡树突状细胞（Follicular dendritic cell，FDC）表面有丰富的抗体受体，可结合抗原—抗体复合物，并保留较长时间，在激活 B 细胞和调节 B 细胞的分化中起重要作用。生发中心的周边有一层密集的小淋巴细胞，尤以顶部最厚，称小结帽。

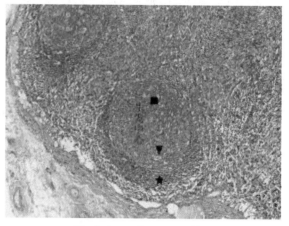

■ 暗区；▼ 明区；★ 小结帽

图 10-1　次级淋巴小结

（三）淋巴索

淋巴索（Lymphoid cord）是以 B 淋巴细胞为主的条索状淋巴组织（图 10-2）。

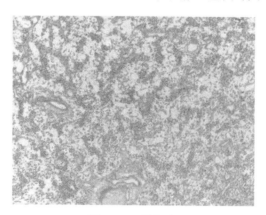

图 10-2　淋巴索

第四节　淋巴器官

淋巴器官是以淋巴组织为主要成分的器官，分为中枢淋巴器官和外周淋巴器官。

中枢淋巴器官（Central lymphoid organ）包括胸腺和骨髓，是淋巴细胞早期分化的场所。淋巴性造血干细胞在中枢淋巴器官特殊的微环境影响下，分裂分化，在胸腺形成初始 T 细胞，在骨髓形成初始 B 细胞，然后进入外周淋巴器官和淋巴组织。

外周淋巴器官（Peripheral lymphoid organ）包括淋巴结、脾、扁桃体等，是进行免疫应答的主要场所。初始淋巴细胞在外周淋巴器官遭遇抗原或接受抗原呈递后增殖分化为效应细胞，产生免疫应答。无抗原刺激时外周淋巴器官较小，受抗原刺激后迅速增大，免疫应答完成后又逐渐恢复原状。

（一）胸腺

胸腺（Thymus）位于胸腔前纵隔，其形状、大小和结构随年龄而发生改变。胸腺在青春期前逐渐发育，幼儿期较大，青春期后逐渐退变萎缩，到老年期，胸腺大部分被脂肪组织代替，仅存少量皮质和髓质。

1. 胸腺的结构

胸腺表面有薄层结缔组织被膜，被膜伸入胸腺实质形成小叶间隔，将胸腺实质分隔成许多不完全分离的胸腺小叶（Thymic lobule）。胸腺小叶由浅层皮质和深层髓质组成，各小叶的髓质因间隔不完整而相互连续（图 10-3）。

（1）皮质（Cortex）以少量胸腺上皮细胞为支架，间隙内含有大量胸腺细胞和少许巨噬细胞，着色较深（图 10-4）。

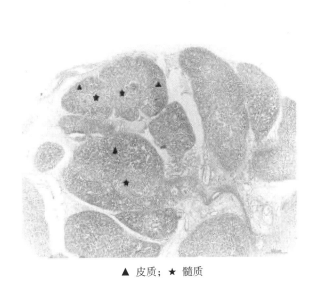

▲ 皮质；★ 髓质

图 10-3　胸腺小叶

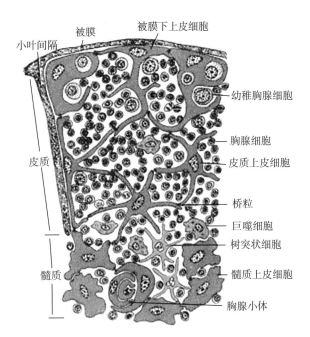

图 10-4　胸腺小叶内细胞分布模式图

①胸腺上皮细胞（Thymic epithelial cell）：又称上皮性网状细胞（Epithelial reticular cell），多星形，有突起，相邻上皮细胞的突起以桥粒连接成网。胸腺上皮细胞能分泌胸腺素（Thymosin）和胸腺生成素（Thymopoietin），刺激胸腺细胞的增殖分化。

②胸腺细胞（Thymocyte）：即处于不同发育阶段的 T 细胞，它们密集于皮质内，占皮质细胞总数的85% ～ 90%。绝大部分胸腺细胞发生凋亡，只有约 5% 的胸腺细胞分化为具有免疫应答潜能的初始 T 细胞，然后在皮质、髓质交界处经毛细血管后微静脉进入血液循环。

③巨噬细胞：量少，可吞噬发育过程中退化凋亡的胸腺细胞。

（2）髓质（Medulla）内含大量胸腺上皮细胞，少量较成熟的胸腺细胞和巨噬细胞，故染色较皮质浅。髓质内的胸腺上皮细胞呈多边形，胞体较大（图10-4），细胞间以桥粒相连，也能分泌胸腺激素。部分胸腺上皮细胞呈同心圆排列，形成圆形或卵圆形的胸腺小体（Thymic corpuscle），胸腺小体散在分布，小体外周的上皮细胞较幼稚，细胞核明显；近小体中心的上皮细胞较成熟，核渐退化，胞质中含较多角蛋白；小体中心的上皮细胞则完全角质化，呈强嗜酸性染色（图10-5）。胸腺小体内还常见巨噬细胞、嗜酸性粒细胞和淋巴细胞等。胸腺小体是胸腺髓质的特征性结构，功能尚不明确，但缺乏胸腺小体的胸腺不能培育出功能完善的T细胞。

（3）血-胸腺屏障（Blood-thymus barrier）：皮质的毛细血管及其周围结构具有屏障作用，称血-胸腺屏障，包括连续毛细血管内皮及基膜；血管周隙，内含巨噬细胞；胸腺上皮细胞基膜及连续的胸腺上皮细胞（图10-6）。血-胸腺屏障能阻止血液内一般抗原物质和药物进入胸腺皮质，从而保证皮质胸腺细胞能在相对稳定的微环境中正常发育。

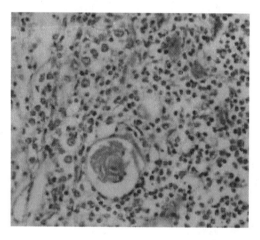

图10-5　胸腺小体

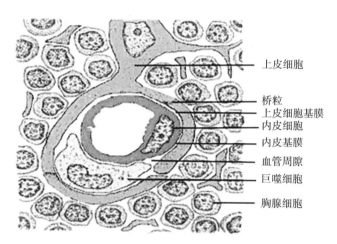

上皮细胞
桥粒
上皮细胞基膜
内皮细胞
内皮基膜
血管周隙
巨噬细胞
胸腺细胞

图10-6　血-胸腺屏障模式图

2.胸腺的功能

胸腺是形成初始T细胞的场所，对淋巴组织及外周淋巴器官的正常发育起着非常重要的作用。

（二）淋巴结

淋巴结（Lymph node）是滤过淋巴液和产生免疫应答的重要器官，其大小和结构与机体的免疫功能状态密切相关。

1.淋巴结的结构

淋巴结表面有致密结缔组织被膜，数条输入淋巴管（Afferent lymphatic vessel）穿越被膜，与被膜下淋巴窦相连通。淋巴结一侧凹陷形成淋巴结的门部，有血管、神经和输出淋巴管（Efferent lymphatic vessel）穿出。被膜和门部的结缔组织伸入淋巴结内形成许多相互连接的小梁（Trabecula），构成淋巴结的支架。小梁支架和血管、神经一起构成淋巴结间质。小梁之间为淋巴组织和淋巴窦。淋巴结实质分为皮质和髓质两部分（图10-7）。

（1）皮质位于被膜下方，由浅层皮质、副皮质区及皮质淋巴窦构成（图10-8）。

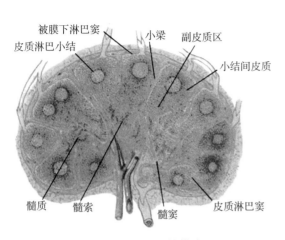

图 10-7　淋巴结结构模式图

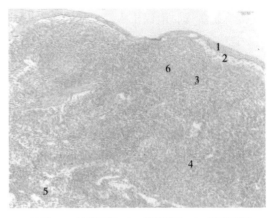

1—被膜；2—被膜下窦；3—浅层皮质；4—副皮质区；
5—髓质；6—淋巴小结

图 10-8　淋巴结皮质

①浅层皮质（Superficial cortex）：位于被膜下方，主要由淋巴小结和少量弥散淋巴组织构成，主要含 B 细胞，功能活跃的淋巴小结生发中心明显，小结帽临近被膜侧。

②副皮质区（Paracortex zone）：位于皮质深层，为大片弥散淋巴组织，属 T 细胞区，又称胸腺依赖区。副皮质区还有交错突细胞、巨噬细胞和少量 B 细胞，并可见许多毛细血管后微静脉，其内皮细胞核较大，核仁明显，胞质丰富，胞质中常见正在穿越的淋巴细胞，是血液淋巴细胞进入淋巴结的部位。

③皮质淋巴窦（Cortical sinus）：包括被膜下窦和与其相连通的小梁周窦。被膜下窦包绕整个淋巴结实质，被膜侧有数条输入淋巴管通入。小梁周窦末端常为盲端，仅部分与髓质淋巴窦相通。淋巴窦壁由薄的扁平的内皮细胞衬里，有许多巨噬细胞附着于内皮。淋巴在窦内缓慢流动，有利于巨噬细胞行使吞噬和滤过功能。

（2）髓质位于淋巴结深部，由髓索和髓窦组成（图 10-9）。

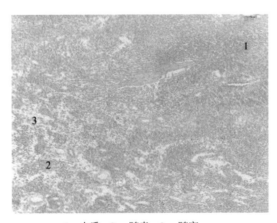

1—皮质；2—髓索；3—髓窦

图 10-9　淋巴结髓质

①髓索（Medullary cord）：是相互连接的索条状淋巴组织，内含 B 细胞、浆细胞和巨噬细胞等。

②髓窦（Medullary sinus）：与皮质淋巴窦的结构相似，但更宽，腔内的巨噬细胞较多，有较强的滤过功能。

2. 淋巴结内的淋巴通路

淋巴从输入淋巴管进入被膜下窦和小梁周窦，部分渗入皮质淋巴组织，然后流入髓窦，部分经小梁

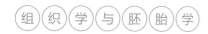

周窦直接流入髓窦，继而汇入输出淋巴管。

3. 淋巴结的功能

（1）滤过淋巴：流入淋巴结的淋巴液中常有细菌、病毒等抗原物质，在缓慢地流经淋巴结时，它们可被淋巴窦内的巨噬细胞吞噬清除。

（2）免疫应答：抗原进入淋巴结后，巨噬细胞和交错突细胞可捕获和处理抗原，并呈递给 T 细胞，T 细胞在副皮质区增殖，副皮质区明显扩大，效应 T 细胞输出增多，引发细胞免疫。B 细胞在接触抗原后，在 Th 细胞的辅助下于浅层皮质增殖分化，淋巴小结增多，生发中心扩大，产生大量浆细胞，输出淋巴管内抗体明显增多，引发体液免疫。

（三）脾

脾（Spleen）是胚胎时期的造血器官，自骨髓开始造血后，脾演变为人体最大的外周淋巴器官。

1. 脾的结构

脾的被膜较厚且具有很大的伸缩性，由含大量弹性纤维及少量平滑肌纤维的致密结缔组织构成。被膜结缔组织伸入实质内形成有许多分支的小梁，小梁相互连接成网，构成脾的支架。脾内小梁和血管、神经构成脾的间质。新鲜时，脾大部分为深红色，称红髓；红髓和白髓构成脾实质（图 10-10）。脾动脉从脾门进入后，分支随小梁行走，称小梁动脉。小梁动脉分支进入白髓，称中央动脉。

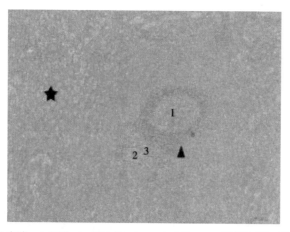

▲白髓；★红髓；1—脾小结；2—中央动脉；3—动脉周围淋巴鞘

图 10-10　脾实质

（1）白髓（White pulp）相当于淋巴结的皮质，由动脉周围淋巴鞘、淋巴小结和边缘区构成。

①动脉周围淋巴鞘（Periarterial lymphatic sheath）：是围绕在中央动脉周围的厚层弥散淋巴组织，由大量 T 细胞、少量巨噬细胞和交错突细胞等构成。发生细胞免疫应答时，T 细胞分裂增殖，鞘增厚。

②淋巴小结：又称脾小结，位于动脉周围淋巴鞘的一侧，主要由 B 细胞构成。抗原刺激后，淋巴小结中央形成生发中心，体积增大，同时淋巴小结数量增加。

③边缘区（Marginal zone）：为白髓与红髓交界的狭窄区域，含有 T 细胞、B 细胞及较多巨噬细胞。中央动脉的侧支末端在此区膨大形成的边缘窦，是血液内抗原及淋巴细胞进入白髓的重要通道，同时白髓内的淋巴细胞也可进入边缘窦，参与淋巴细胞再循环。

（2）红髓（Red pulp）占脾实质的大部分，分布于被膜下、小梁周围及边缘区外侧，由脾索和脾血窦组成。

①脾索（Splenic cord）：由富含血细胞的不规则索条状淋巴组织构成，并相互连成网，网孔为脾血窦。脾索含较多 B 细胞、浆细胞、巨噬细胞和树突状细胞。中央动脉主干穿出白髓进入脾索后，少数分支直接注入脾血窦，多数分支的末端开口于脾索，因此，大量血液进入脾索。

②脾血窦（Splenic sinus）：腔大而不规则，也互相连成网。血窦壁由一层平行排列的长杆状内皮细胞围成，细胞间隙较宽，基膜不完整。脾索内的血细胞可穿越内皮细胞间隙进入血窦。血窦外侧有较多巨噬细胞，其突起可通过内皮间隙伸向窦腔。脾血窦汇入小梁静脉，再汇合为脾静脉出脾。

2. 脾的功能

（1）滤血：脾索和边缘区含大量巨噬细胞，可吞噬清除血液中的细菌和衰老的血细胞。

（2）造血：成年人脾内有少量造血干细胞，当机体严重缺血或在某些病理状态下，脾可恢复造血。

（3）储血：脾血窦内储备约 40 mL 血液，可应机体急需。

（4）免疫应答：脾组织内富含各类免疫细胞，对多种血源性抗原物质产生免疫应答。受抗原刺激时，脾内免疫细胞产生相应的免疫应答，脾的体积和内部结构发生相应改变：体液免疫应答时，淋巴小结增多、增大，脾索内浆细胞增多；细胞免疫应答时，动脉周围淋巴鞘明显增厚。

（四）扁桃体

扁桃体包括腭扁桃体、咽扁桃体和舌扁桃体等，多分布在咽峡周围，与咽黏膜内分散的淋巴组织共同组成咽淋巴环，构成机体重要防线。

腭扁桃体最大，位于扁桃体窝内，是一对扁卵圆形的淋巴器官，黏膜表面覆有复层扁平上皮，上皮向深面内陷形成 10 ~ 30 个隐窝（Crypt），隐窝周围的固有层内有大量淋巴小结及弥散淋巴组织（图 10-11），隐窝深部的复层扁平上皮内含有许多淋巴细胞、浆细胞和少量巨噬细胞与朗格汉斯细胞。上皮细胞之间还有许多相互连通的间隙和通道，淋巴细胞充塞在内，

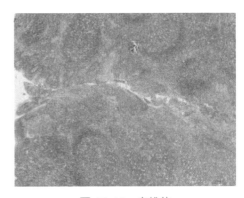

图 10-11　扁桃体

这种上皮组织称淋巴上皮组织。上皮内有毛细血管后微静脉，是淋巴细胞进出上皮的重要通道。上皮内的浆细胞常分布在有孔毛细血管附近，有利于分泌的抗体进入血流。小儿的腭扁桃体较发达，其固有层内含有大量弥散淋巴组织及淋巴小结，它们的数量及发育程度与抗原刺激密切相关。

咽扁桃体和舌扁桃体体积较小，结构与腭扁桃体相似，但咽扁桃体无隐窝，舌扁桃体仅有一个浅隐窝，故较少引起炎症。成人的舌扁桃体和咽扁桃体多萎缩退化。

本章节理论联系具体临床案例

患者吴某，女性，55 岁，近 2 个月早上起床发现两只手掌指关节肿胀、疼痛，并伴有活动受限制，来院就诊发现两只手掌指关节畸形。患者伴有疲劳无力、食欲减退、体重减轻、手足盗汗和全身不适感等。X 线片出现骨质疏松和关节间隙狭窄表现，血清类风湿因子阳性。临床诊断为类风湿关节炎。

分析和处理：

类风湿关节炎为自身免疫系统疾病，患者体内的免疫系统将自身正常的关节组织误认为外来物质，并对其进行攻击，导致软骨、滑膜、韧带和肌腱等组织发生一系列的炎症反应。患者应减轻劳动强度，同时配合功能锻炼、局部理疗来恢复机体的局部功能。此外，还应积极治疗并防止感染。非甾体抗炎药（如洛索洛芬、双氯芬酸钠、布洛芬等）具有解热、镇痛、消炎的效果，对于活动期类风湿关节炎患者

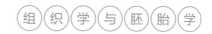

能够减轻炎症，消除关节红、肿、热、痛，并改善关节功能。改善病情的抗风湿药物是类风湿关节炎治疗的主要药物，患者应尽早使用。抗风湿药物主要包括氨甲蝶呤、来氟米特、柳氮磺吡啶、艾拉莫德和羟氯喹等。经过严格规范的药物治疗后临床效果不好，且患者出现关节畸形，严重影响关节功能时，可考虑手术治疗。

本章小结

　　免疫系统包括淋巴器官、淋巴组织、免疫细胞和免疫活性分子。淋巴器官包括中枢淋巴器官（胸腺和骨髓）和外周淋巴器官（淋巴结、脾和扁桃体等）。免疫系统的主要功能为免疫防御、免疫监视和免疫自稳，通过识别"自己"、清除"非己"维持内环境稳定。主要免疫细胞由淋巴细胞、巨噬细胞、单核吞噬细胞系统和抗原呈递细胞组成。淋巴细胞包括 T 细胞、B 细胞和 NK 细胞。T 细胞参与机体细胞免疫，分为辅助性 T 细胞、细胞毒性 T 细胞和抑制性 T 细胞三个亚群。B 细胞参与机体体液免疫。NK 细胞不需要在抗原呈递细胞的作用下就可以激活，参与机体抗肿瘤免疫和抗感染免疫。巨噬细胞是由单核细胞游出血管进入结缔组织后形成，具有强大的吞噬、抗原呈递、分泌生物活性物质等功能。抗原呈递细胞可以处理抗原，并将抗原呈递给 T 细胞，从而激活 T 细胞并增殖。淋巴组织包括弥散淋巴组织、淋巴小结和淋巴索，弥散淋巴组织分界不清楚，主要由 T 细胞组成；淋巴小结分界清楚，受外界抗原或者病原体刺激后形成生发中心，主要由 B 细胞组成；淋巴索是以 B 细胞为主的条索状淋巴组织。胸腺表面有结缔组织构成的被膜，被膜伸入实质形成间质，实质由许多大小不等、分离不完全的胸腺小叶组成。胸腺小叶包括皮质和髓质两部分，主要由胸腺细胞和胸腺基质细胞构成，胸腺基质细胞包括胸腺上皮细胞、树突状细胞、巨噬细胞和成纤维细胞等。髓质可见胸腺的特征性结构，即胸腺小体。胸腺是产生和培育 T 细胞的场所。淋巴结表面有由结缔组织构成的被膜，被膜伸入实质形成间质，实质由浅层的皮质和深层的髓质组成，皮质包括浅层皮质、副皮质区及皮质淋巴窦。浅层皮质包括淋巴小结及弥散淋巴组织；副皮质区为弥散淋巴组织，即为胸腺依赖区；皮质淋巴窦分为被膜下窦和小梁周窦。髓质由髓索和髓窦组成。淋巴结的功能包括滤过淋巴、参与淋巴再循环和免疫应答。脾表面是由富含弹性纤维、平滑肌纤维和结缔组织构成的被膜，实质包括红髓和白髓。白髓由动脉周围淋巴鞘、淋巴小结和边缘区组成，淋巴小结又称脾小结；红髓包括脾索和脾血窦，脾血窦内皮细胞呈长杆状，内皮细胞之间间隙大，内皮外基膜不完整。脾的功能包括储血、滤血、造血和免疫应答。腭扁桃体表面覆盖复层扁平上皮，下陷的隐窝周围固有层有大量淋巴小结及弥散淋巴组织。

思考题

　　1. 名词解释：单核吞噬细胞系统；淋巴小结；血 – 胸腺屏障。
　　2. 简述脾的组织结构与功能。
　　3. 简述淋巴结的组织结构与功能。
　　4. 简述胸腺的组织结构与功能。

第十一章　皮肤

📖 思维导图

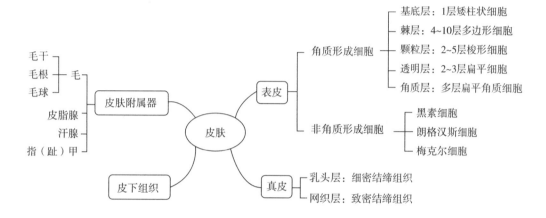

毛干 ┐
毛根 ├ 毛
毛球 ┘

皮脂腺
汗腺
指（趾）甲

皮肤附属器

皮肤

皮下组织

表皮

真皮

角质形成细胞 ┬ 基底层：1层矮柱状细胞
├ 棘层：4~10层多边形细胞
├ 颗粒层：2~5层梭形细胞
├ 透明层：2~3层扁平细胞
└ 角质层：多层扁平角质细胞

非角质形成细胞 ┬ 黑素细胞
├ 朗格汉斯细胞
└ 梅克尔细胞

乳头层：细密结缔组织
网织层：致密结缔组织

🔱 学习目标

1. 掌握：表皮的分层及各层的结构特点；真皮的结构和功能。
2. 熟悉：表皮的角化过程；非角质形成细胞的结构和功能。
3. 了解：皮肤附属器的结构和功能。

思政入课堂

皮肤（Skin）是覆盖于体表的膜状器官，由表皮和真皮组成，借皮下组织与深部组织相连。不同部位的皮肤可含有不同类型的皮肤附属器，包括毛发、皮脂腺、汗腺和指（趾）甲。皮肤与外界接触，具有保护、吸收、排泄、感觉及调节体温等作用。

皮肤覆盖于体表，在口唇、肛门、尿道外口和阴道口等处与这些器官的黏膜相移行，移行处称皮肤黏膜连接。

皮肤的表面积因性别、身高和胖瘦而异。在成年男性，个体平均值约为 1.6 m²，女性约为 1.4 m²。皮肤的重量为体重的 14% ~ 16%。身体各部的皮肤厚度在 0.5 ~ 4 mm。眼睑、耳郭、乳房和四肢屈侧的皮肤较薄，背部、臀部、手掌和足底的皮肤较厚。皮肤较厚之处是常与外界接触、摩擦或负重的部位。

皮肤表面大量纤细的条状凹陷称皮沟，沟与沟之间的隆起称皮嵴。皮沟与皮嵴相间排列成皮纹，以手的掌侧和足底的皮纹尤为明显。皮纹由遗传因子所决定，除同卵孪生者外，任何两个个体的皮纹都不会完全相同，人的指纹尤其具有这种独特性。皮纹在胚胎 3 ~ 4 个月时即已出现，随胎儿生长而越发明显，其形状与排列方式均不改变。异常皮纹见于常染色体和性染色异常的遗传性疾病。

一、表皮

表皮（Epidermis）是皮肤的浅层，由角化的复层扁平上皮组成，人体各部表皮厚薄不一，一般厚度为 0.07 ～ 0.12 mm，以手掌和足跟最厚（0.8 ～ 1.5 mm）。表皮由两类细胞组成，一类是角质形成细胞（Keratinocyte），占表皮细胞的绝大多数，它们在分化中不断角化并脱落；另一类是非角质形成细胞，细胞数量较少，散在分布于角质形成细胞之间，并具有特殊功能，与表皮角化无关。

（一）表皮的分层和角化

厚表皮以手掌和足底为例，其结构较典型，角质形成细胞由深部到浅表可分为 5 层（图 11-1、图 11-2）。

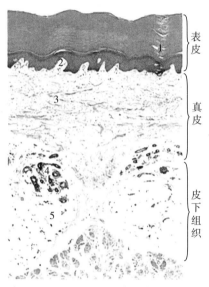

1—表皮角化层；2—真皮乳头层；
3—真皮网织层；4—汗腺；5—皮下组织

图 11-1　手掌皮肤光镜图

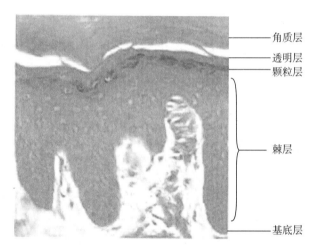

图 11-2　皮肤表皮（手指皮）光镜图

1. 基底层（Stratum basale）

基底层为表皮的最深层，借基膜与真皮相接，由 1 层矮柱状细胞组成，细胞核呈椭圆形，胞质内含丰富的游离核糖体，故在光镜下胞质呈嗜碱性。胞质内还有分散和成束的张力丝，形成光镜下所见的张力原纤维（Tonofibril）。基底层细胞间以桥粒相连，细胞基底面以半桥粒与基膜相连。基底层细胞不断分裂，新生的细胞向浅层移动并分化为其他各层细胞，故此层又称生发层。

2. 棘细胞层（Stratum spinosum）

此层在基底层上方，由 4 ～ 10 层细胞组成。细胞较大，呈多边形，核圆且较大。胞质丰富，含较多核糖体，故胞质呈弱嗜碱性。细胞表面有许多棘状突起，故称为棘细胞。相邻细胞的棘状突起以桥粒相连。这些细胞愈接近表面则愈近似于梭形。电镜下，细胞质内张力丝增多，成束交织分布，并附着在桥粒上，胞质内还可见许多卵圆形的板层颗粒（Lamellar granule），颗粒有膜包裹，内有平行排列的板层物质，经组织化学方法证明，颗粒内含磷脂和酸性黏多糖。

3. 颗粒层（Stratum granulosum）

颗粒层位于棘细胞层上方，由 2 ～ 5 层梭形细胞组成，此层厚度一般与角质层的厚度成正比。此层细胞渐趋退化，核渐固缩，细胞器也趋于退化。胞质内有大小不等、形状不规则的强嗜碱性透明角质颗粒（Keratohyalin granule）。电镜下，透明角质颗粒无膜包裹，呈致密均质状，常有角蛋白丝穿入。胞质内板层颗粒增多，而且多分布在细胞周边，并与细胞膜融合，以胞吐方式将其内容物排入细胞间隙中，形成多层膜状结构，成为阻止物质透过表皮的主要屏障。

4. 透明层（Stratum lucidum）

此层位于颗粒层上方，为 2 ～ 3 层扁平细胞。在 HE 染色切片上，细胞界限不清，呈均质透明状，被染成浅红色。细胞核和细胞器均已消失，细胞的超微结构与角质层相似。在薄的表皮，此层不明显。

5. 角质层（Stratum corneum）

角质层是表皮的浅层，由多层扁平的角质细胞（Horny cell）组成。这些细胞较干硬，是已完全角化的死细胞，细胞核和细胞器已消失。在 HE 染色切片上，细胞轮廓不清，呈均质状，易被伊红着色。电镜下，胞质内充满角蛋白丝和均质状物质，细胞表面褶皱不平，相邻细胞彼此嵌合。细胞间隙充满板层颗粒释放的脂类物质。最表面的角质细胞连接松散，易成片脱落，形成皮屑。

表皮细胞从基底层演变推移到角质层，形成角质细胞，此即角化过程。在此过程中，细胞内形成的角蛋白逐渐充满于细胞内。角蛋白是由张力丝与透明角质颗粒形成的基质融合而成的。与此同时，溶酶体的水解酶逐渐分解了细胞器及细胞核。从基底层到角质层是角质形成细胞增殖、分化、推移和脱落的动态变化过程。由角质细胞组成的整个角质层构成了皮肤最为重要的保护层，其保护能力体现在细胞紧密排列，细胞内充满角蛋白，细胞膜加厚，细胞间隙中充满脂类。故角质层对多种物理和化学性刺激均有很强的耐受力，能阻止异物或病原体侵入，并防止组织液丢失。在病理情况下，表皮可发生角化过度或角化异常等，如手掌或足底长期受摩擦等机械刺激，可致局部角化过度而生成胼胝。

（二）非角质形成细胞

非角质形成细胞，一般位于表皮深层角质形成细胞间，不参与角化，包括黑素细胞、朗格汉斯细胞和梅克尔细胞（图 11-3）。

1. 黑素细胞（Melanocyte）

黑素细胞散在于基底层细胞之间，细胞体积较大，每个细胞有若干条细长突起伸至基底细胞和棘细胞之间。在 HE 染色标本上不易辨认，用特殊染色法可显示细胞全貌。黑素细胞能形成黑色素颗粒，并可将颗粒注入邻近的基底细胞内。黑色素颗粒大小及其在表皮内数量的多少决定了人体不同部位和不同种族人体皮肤颜色的差异。黑色素颗粒为棕黑色物质，可吸收紫外线，保护

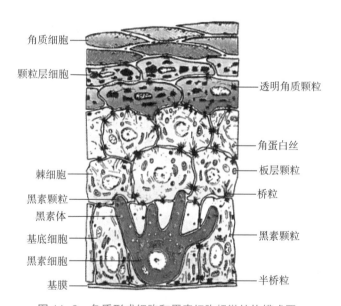

图 11-3 角质形成细胞和黑素细胞超微结构模式图

深部组织免受辐射损伤。如果黑素细胞内缺乏酪氨酸酶，则细胞不能形成黑色素颗粒，此病称白化病，是一种先天遗传性疾病。

2. 朗格汉斯细胞（Langerhans cell）

朗格汉斯细胞分散存在于棘细胞之间，是一种有树枝样突起的细胞。在 HE 染色切片中，细胞核着色深，胞质着色很浅。电镜下，胞质内有网球拍状小体，称 Birbeck 颗粒。现已明确，朗格汉斯细胞来源于单核细胞，属于单核吞噬细胞系统，具有免疫功能，可捕捉和处理侵入皮肤的抗原，并将抗原传递给淋巴细胞。在发生接触性过敏反应时，朗格汉斯细胞数量增多。

3. 梅克尔细胞（Merkel cell）

梅克尔细胞散在于毛囊附近的表皮基底层细胞间，具有短的指状突起，在 HE 染色切片中不易辨认。

电镜下，胞质内有许多有膜的含致密核心的小泡，常见有些细胞的基底面与盘状的感觉神经末梢紧密接触，且胞质中的小泡也聚集在细胞基底部，形成类似于突触的结构。梅克尔细胞属感觉细胞，能感觉触觉和其他机械刺激。

二、真皮

真皮（Dermis）位于表皮与皮下组织之间，由致密结缔组织构成。一般厚 1 ~ 2 mm。真皮又分为乳头层和网织层，两层之间分界不清。

（一）乳头层

乳头层（Papillary layer）较薄，紧靠表皮，由致密结缔组织构成，含细胞较多。此层向表皮底部凸出，形成许多乳头状隆起，称真皮乳头（Dermal papillae）。乳头内含许多毛细血管和神经末梢（如触觉小体）。

（二）网织层

网织层（Reticular layer）在乳头层下方，较厚，是真皮的主要组成部分，含有粗大的胶原纤维和丰富的弹性纤维，网状纤维较少。纤维成束并交织成网，使真皮有很大的韧性和弹性。此层除有血管和淋巴管外，还有汗腺、皮脂腺和毛囊。真皮内的神经末梢也较多，如环层小体等。婴儿骶部皮肤真皮中有时含较多的黑素细胞，使局部皮肤呈蓝色，称此为蒙古斑（Mongolian spot）。

皮下组织（Hypodermis）即解剖学所称的浅筋膜，由疏松结缔组织和脂肪组织构成，连接于皮肤与深部组织之间，使皮肤有一定的活动性。皮下组织内含较大的血管、淋巴管和神经束，也可见毛囊和汗腺等。皮下组织的厚度随个体、年龄、性别和身体部位等的不同而有较大的差别。

三、皮肤附属器

（一）毛

除手掌和足底等处外，人体大多数部位的皮肤均长有毛（Hair）。毛由排列规律的角化上皮细胞组成，细胞内充满角蛋白。毛在体表呈倾斜状而与皮肤表面形成夹角，在真皮内，毛与表皮间的钝角侧有皮脂腺，腺的下方有一束斜行的平滑肌，称立毛肌（Arrector pili muscle），立毛肌受交感神经支配，收缩时使毛竖起（图 11-4）。

毛分毛干和毛根两部分。毛干（Hair shaft）是露在皮肤之外的部分，毛根（Hair root）埋在皮肤之内。毛根外包以毛囊（Hair follicle），毛囊为管状鞘，可分为两层：内层为上皮组织，紧包毛根；外层为致密结缔组织，与真皮的组织无明显分界。毛根和毛囊末端融为一体，形成膨大的毛球（Hair bulb），毛球是毛和毛囊的生长点。毛球底部凹陷，含毛细血管和神经末梢的疏松结缔组织突入其中，称毛乳头（Hair papilla），对毛球有营养

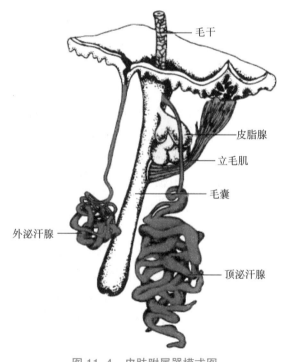

图 11-4　皮肤附属器模式图

毛干
皮脂腺
立毛肌
毛囊
外泌汗腺
顶泌汗腺

作用。毛球处的上皮细胞称毛母质细胞，这些细胞较幼稚，分裂旺盛，能形成毛和毛囊的上皮细胞。毛母质细胞间散在有黑素细胞，黑素细胞可将黑色素颗粒沿突起转送到毛的角质细胞内。毛的颜色取决于毛干角质细胞所含黑色素颗粒量的多少，黑色素颗粒多时毛呈黑色，较少时毛呈棕色或棕黄色，很少时呈灰色，缺乏时则呈白色。

毛的生长有周期性，一般可分为生长期和终止期，二者相互交替。各部位毛的生长周期长短不一，如头发的生长期为 4 ~ 6 年，终止期为 2 ~ 3 个月。生长期转为终止期，即是换毛的开始。毛停止生长时，毛乳头萎缩变小，毛母质细胞停止分裂，毛根与毛球和毛囊的连接变得不牢固，故毛易脱落。在旧毛脱落前，先在毛囊深部形成新的毛球和毛乳头，随后新毛开始生长。新毛长入原有的毛囊内，并向上生长。最后，新毛将旧毛推出，其自身也伸至皮肤外面。毛的生长速度与年龄、性别、身体部位、季节、药物以及精神因素等均有关。

（二）皮脂腺

皮脂腺（Sebaceous gland）位于毛囊和立毛肌之间，为泡状腺，导管较短，大部分导管开口于毛囊上 1/3 段，少数开口于皮肤表面。腺泡周边的细胞较小，呈立方形，能不断分裂增殖。新生的细胞逐渐移向中心，腺细胞逐渐变大，呈多边形，胞质内充满脂滴，核固缩溶解，最后腺细胞解体并连同脂滴一起以全浆分泌方式排出，成为皮脂。皮脂有滋润皮肤和保护毛发的作用。性激素能促进皮脂腺的生长和分泌，故青春期皮脂腺分泌最活跃。如果皮脂腺分泌物过多并阻塞腺体开口，则发生"粉刺"。老年人由于皮脂腺萎缩，皮肤和毛发变得干燥而无光泽。

（三）汗腺

汗腺（Sweat gland）是单曲管状腺，分泌部盘曲成团，导管较直并开口于皮肤表面。根据汗腺分泌方式、分泌物的性质和汗腺所在部位等的不同，汗腺可分为两种。

1. 外泌汗腺

外泌汗腺（Eccrine sweat gland）遍布于全身各处，尤以手掌、额部、足底及腋窝等处为最多。分泌部的腺细胞为单层矮柱状，有明显的基膜。腺细胞有两种：①暗细胞，顶部宽大，基底细小，核呈椭圆形，分泌物含黏多糖类物质；②明细胞，胞体较大，底部较宽，核较圆，主要分泌电解质和水分。电镜下，腺细胞顶部胞质中可见许多分泌颗粒，以局泌方式释放分泌物。在腺细胞与基膜间有梭形的肌上皮细胞，它的收缩有助于汗液的排出。导管由两层立方上皮围成，从真皮向表皮蜿蜒上升，开口于表皮的汗孔。汗液的分泌有湿润表皮、调节体温和排泄代谢产物的作用。局泌汗腺的分泌受胆碱能神经支配。

2. 顶泌汗腺

顶泌汗腺（Apocrine sweat gland）多分布在腋窝、乳晕、阴部等处。腺泡也盘曲成团，腺腔较大、腺细胞为立方形或矮柱状，核呈圆形，胞质呈嗜酸性，以顶泌方式释放分泌物。分泌物为较浓稠的乳状液，被细菌分解后产生臭味。导管短而直，由两层细胞组成，开口于毛囊。顶泌汗腺受肾上腺素能神经支配，并受性激素影响，于青春期分泌旺盛。

（四）指（趾）甲

指（趾）甲（Nail）由多层连接紧密的角化上皮细胞组成。甲的外露部分称甲体，甲体深面的皮肤称甲床（Nail bed），甲的近端埋在皮肤中的部分称甲根（Nail root），在甲的两侧和近端有皮褶围绕，称甲襞（Nail fold）。

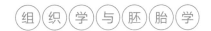

甲根处的上皮厚，由多层上皮细胞组成，细胞分裂活跃，称甲母质（Nail matrix），是甲的生长区。新生的细胞逐渐角化，并向浅层和甲的远端移动，使甲生长。甲被拔除后，若甲母质得到保留，甲仍能再生。

本章节理论联系具体临床案例

刘某，男，21岁，学生。一周前发现胸部、颈部、背部有不规则白斑，无痛痒感觉，感觉精神疲乏。后腹部、大腿均出现不规则白斑，刮除皮损后为色素脱失斑，呈乳白色，边界清楚。白斑内毛发逐渐变白。该患者患什么疾病？

分析：

该患者所患疾病为白癜风。

白癜风（Vitiligo）是一种常见的后天性局限性或泛发性皮肤色素脱失病。因皮肤的黑素细胞功能消失而引起，但机制还不清楚。全身各部位可发生，常见于指背、腕、前臂、颜面、颈项及生殖器周围等。皮损为色素脱失斑，常为乳白色，也可为浅粉色，表面光滑无皮疹。白斑境界清楚，边缘色素较正常皮肤增加，白斑内毛发正常或变白。

本章小结

皮肤为人体最大的器官，由表皮和真皮两个部分组成。表皮是角化的复层扁平上皮，由角质形成细胞和非角质形成细胞两类细胞构成。前者从基底面到表面分为基底层、棘层、颗粒层、透明层和角质层。非角质形成细胞包含黑素细胞、朗格汉斯细胞和梅克尔细胞。表皮有保护、防止体液丢失和更新的作用。真皮是位于表皮深层的结缔组织，分为乳头层和网织层。乳头层由薄层细密结缔组织构成，向表皮突出形成真皮乳头；网织层紧邻乳头层下方，由较厚的致密结缔组织构成，其中含粗大的胶原纤维束、丰富的弹性纤维、血管、淋巴管和神经等。毛、皮脂腺、汗腺和指（趾）甲都是皮肤的附属器。毛分为毛干、毛根和毛球3个部分。皮脂腺为泡状腺，分泌部由腺泡组成，导管多开口于毛囊上段或皮肤表面。汗腺为单曲管状腺，分泌部由锥形细胞组成，导管由双层立方细胞围成。指（趾）甲由甲体、甲根、甲床、甲襞和甲沟组成。

思考题

1. 试述表皮角质形成细胞的分层和结构特点。
2. 简述表皮非角质形成细胞的分类和功能。
3. 皮肤的附属器有哪些？简述其组织结构和功能。

第十二章　眼和耳

思维导图

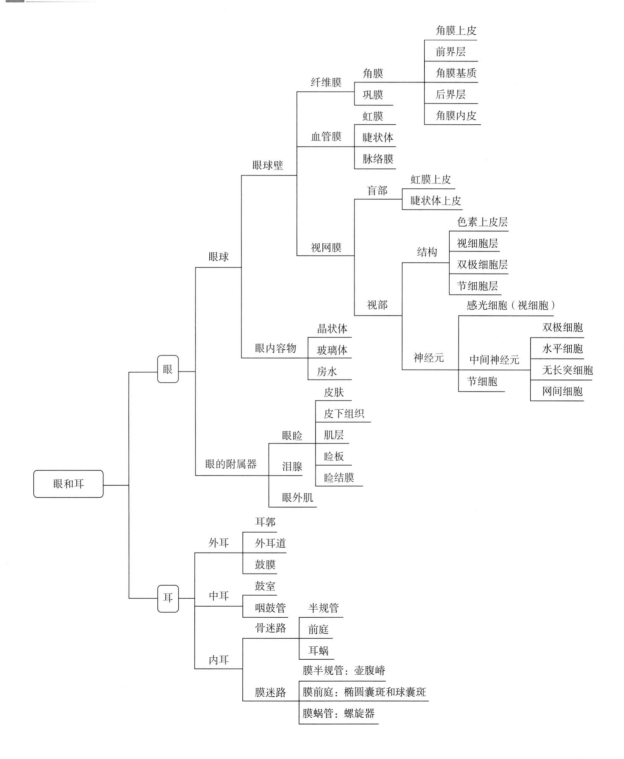

思政入课堂

第一节　眼

眼是视觉器官，由具有感光功能的眼球及其周围起辅助作用的附属器组成。眼球近似圆球体，由眼球壁和眼内容物组成（图 12-1）。眼的附属器包括眼睑、眼外肌和泪腺等。

一、眼球

（一）眼球壁

眼球壁由外向内分为三层：①纤维膜（Fibrous tunic），主要为致密结缔组织，前 1/6 为透明角膜，后 5/6 为白色的巩膜，二者之间的过渡区域称角膜缘。

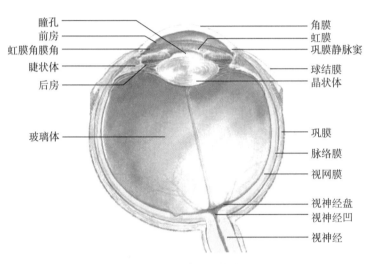

图 12-1　眼球结构模式图

②血管膜（Vascular tunic），为含大量血管和色素细胞的疏松结缔组织，从前向后依次为虹膜、睫状体和脉络膜三部分。③视网膜（Retina），位于眼球壁最内层，分为盲部与视部，二者交界处呈锯齿状，称锯齿缘。盲部包括虹膜上皮和睫状体上皮；视部为感光的部位，即通常所称的视网膜（图 12-2、图 12-3）。

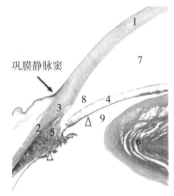

1—角膜；2—巩膜；3—角膜缘；
4—虹膜；5—睫状体；6—晶状体；
7—前房；8—前房角；9—后房

图 12-2　眼球前部光镜图

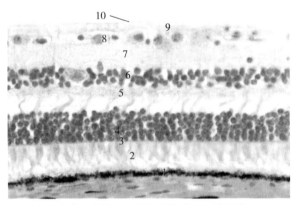

1—色素上皮层；2—视杆视锥层；3—外界膜；
4—外胞核层；5—外网织层；6—内胞核层；7—内网织层；
8—节细胞层；9—神经纤维层；10—内界膜

图 12-3　视网膜结构模式图

1. 角膜（Cornea）

角膜呈透明的圆盘状，稍向前突，边缘与巩膜相连。角膜层次分明，从前至后分为五层（图 12-4、图 12-5）。

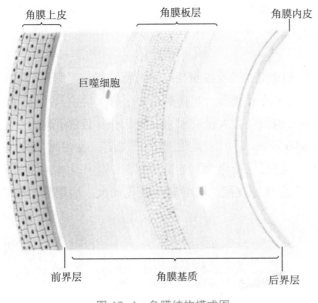

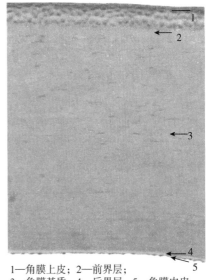

1—角膜上皮；2—前界层；
3—角膜基质；4—后界层；5—角膜内皮

图 12-4　角膜结构模式图　　　　　　　图 12-5　角膜光镜图

（1）角膜上皮（Corneal epithelium）：为未角化的复层扁平上皮，由 5 ~ 6 层排列整齐的细胞组成。上皮基部平坦，基底层细胞为一层矮柱状细胞，并具有一定的增殖能力；中间 2 ~ 3 层为多边形细胞；表面 1 ~ 2 层为扁平细胞，故角膜表面平整、光滑。上皮内有丰富的游离神经末梢，因此角膜的感觉十分敏锐。

（2）前界层（Anterior limiting lamina）：为无细胞的均质层，含胶原原纤维和基质。

（3）角膜基质（Corneal stroma）：约占整个角膜厚度的 90%，由多层与表面平行的胶原板层组成。每一板层含大量平行排列的胶原原纤维，相邻板层的胶原原纤维排列呈互相垂直的关系，板层之间的狭窄间隙中有扁平并具有细长分支突起的成纤维细胞（图 12-6）。角膜基质含较多水分。上述角膜基质的结构特点是角膜透明的重要因素。

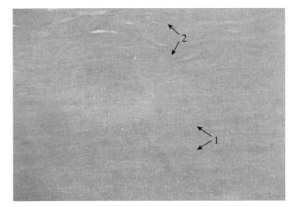

1—胶原板层；2—成纤维细胞

图 12-6　角膜基质光镜图

（4）后界层（Posterior limiting lamina）：为一透明的均质膜，较前界层薄，结构与前界层类似。后界层由角膜内皮分泌形成，随年龄增长而增厚。

（5）角膜内皮（Corneal endothelium）：为单层扁平上皮，参与后界层的形成与更新。角膜内皮细胞不能再生，细胞密度随年龄增长而降低。

2. 巩膜（Sclera）

巩膜呈瓷白色，质地坚硬，由大量粗大的胶原纤维交织而成，内含少量血管、神经、成纤维细胞及色素细胞。

巩膜与角膜交界的移行处称角膜缘（Corneal limbus）。角膜缘内侧的巩膜静脉窦和小梁网是房水循环的重要结构（图 12-7）。巩膜静脉窦为一环形管道，管壁由内皮、不连续的基膜和薄层结缔组织构成，腔内充满房水。小梁网由角膜基质纤维、后界膜和角膜内皮向后扩展而成，覆盖在巩膜静脉窦的内侧，小梁的轴心为胶原纤维，表面覆以内皮，小梁之间为小梁间隙。在巩膜静脉窦内侧，巩膜组织略向前内侧凸起，形成一环形嵴状突起，称巩膜距（Scleral spur）。

3. 虹膜（Iris）

虹膜位于角膜后方，为一环板状薄膜，中央为瞳孔。虹膜由前往后分为前缘层、虹膜基质和虹膜上皮（图12-8）。前缘层为一层不连续的成纤维细胞和色素细胞。虹膜基质为含有大量色素细胞与血管的疏松结缔组织，基质中的色素细胞呈星形或圆形，胞质中含大量的黑素颗粒。在靠近瞳孔缘处，有平滑肌环绕瞳孔排列，称瞳孔括约肌（Sphincter pupillae muscle），受副交感神经支配，收缩时使瞳孔缩小。虹膜上皮属视网膜盲部，由前、后两层细胞组成。前层已特化为肌上皮细胞，以瞳孔为中心呈放射状分布，称瞳孔开大肌（Dilator pupillae muscle)，受交感神经支配，收缩时使瞳孔开大；后层细胞较大，呈立方形或矮柱状，胞质中含大量的黑素颗粒。

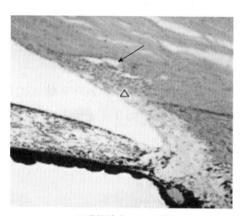

←巩膜静脉窦；△小梁网

图 12-7　角膜缘光镜图

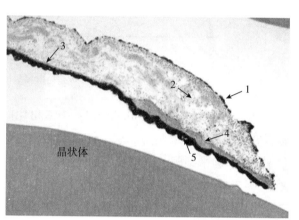

1—前缘层；2—虹膜基质；3—瞳孔开大肌；
4—瞳孔括约肌；5—后层色素细胞

图 12-8　虹膜光镜图

4. 睫状体（Ciliary body）

睫状体介于虹膜与脉络膜之间，前段厚并伸出放射状的睫状突，后段渐平坦，终止于锯齿缘。睫状体由睫状肌、基质和上皮组成。睫状肌为平滑肌，肌纤维有环行、放射状和纵行三种走向，放射状和纵行走向的肌纤维起点为巩膜距，分别止于睫状体内侧和后端的脉络膜。基质为富含血管和色素细胞的结缔组织，主要分布在睫状体内侧部和睫状突中，睫状肌纤维之间也有少量基质分布。睫状体上皮由两层细胞组成。外层为立方形的色素细胞；内层为立方形或矮柱状的非色素细胞，可分泌房水。睫状突与晶状体之间通过细丝状的睫状小带相连，它们是由许多管状微原纤维借蛋白聚糖黏合、包被而成。睫状小带一端连于睫状体，一端插入晶状体囊内，起到固定晶状体的作用。睫状肌收缩时，睫状小带松弛；反之，则紧张，借此使晶状体的位置和曲度发生改变，从而调节焦距。

5. 脉络膜（Choroid）

脉络膜为血管膜的后2/3部分，填充在巩膜与视网膜之间，是含血管和色素细胞的疏松结缔组织。脉络膜的最内层称玻璃膜，是由纤维和基质组成的薄层均质透明膜。

6. 视网膜（Retina）

视网膜通常指能感光的视部，其与盲部交界处呈锯齿状，称锯齿缘。视网膜主要为高度分化的神经组织，由外向内依次是色素上皮层、视细胞层、双极细胞层和节细胞层（图12-3、图12-9），后三层又统称为神经层。

　　色素上皮层（Pigment epithelium）：是视网膜的最外层，为单层立方上皮，细胞基底紧附于玻璃膜，细胞顶部与视细胞相接触，并有大量胞质突起伸入视细胞之间，但二者之间并无牢固的连接结构，所以视网膜脱离常发生在两者之间。色素上皮细胞的主要特点是胞质内含有大量粗大的圆形或卵圆形黑素颗粒，可防止强光对视细胞的损害。此外，色素上皮细胞胞质内含有吞噬体，直径1.5～2 μm，吞噬体内常见被吞入的视细胞膜盘。色素上皮细胞还能贮存维生素A，参与视紫红质的形成。

　　视网膜神经元从功能上可分为三类：一类是感光细胞，即视细胞；一类为中间神经元，包括双极细胞、水平细胞、无长突细胞和网间细胞；一类是节细胞，为投射神经元，其胞体构成节细胞层。

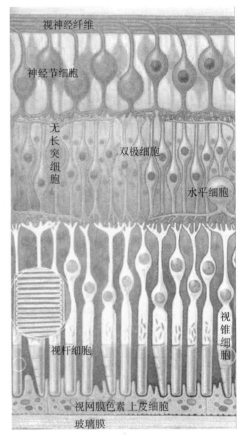

图12-9　视网膜各细胞超微结构模式图

　　（1）感光细胞（Photoreceptor cell）：又称视细胞，由胞体、外突和内突三部分构成，分为视杆细胞和视锥细胞两种。前者的外突呈杆状（视杆），后者的外突呈锥形（视锥），故而得名。视杆细胞与视锥细胞的外突垂直伸向色素上皮层，构成视杆视锥层。

　　①视杆细胞（Rod cell）：细胞细长，核较小，染色较深。视杆分内节与外节两段，内节是合成蛋白质的部位，含丰富的线粒体、粗面内质网和高尔基复合体；外节为感光部位，含有许多平行排列的膜盘，它们是由外节基部一侧的胞膜向胞质内陷后形成的独立膜盘。外节顶部衰老的膜盘不断脱落，并被色素上皮细胞吞噬。膜盘上镶嵌的感光物质称视紫红质，感受弱光。视紫红质由11-顺视黄醛和视蛋白组成，维生素A是合成11-顺视黄醛的原料。因此，当人体维生素A不足时，视紫红质缺乏，导致弱光视力减退，即为夜盲症。视杆细胞的内突伸入外层，内突末端膨大呈小球状，与双极细胞和水平细胞形成突触。

　　②视锥细胞（Cone cell）：细胞粗大，核较大，染色较浅。视锥细胞外突也分内节和外节。外节的膜盘大多与细胞膜不分离，顶部膜盘也不脱落，膜盘上嵌有能感受强光和色觉的视色素，由内节不断合成和补充。人和绝大多数哺乳动物有三种视锥细胞，分别含有红敏色素、蓝敏色素和绿敏色素，它们也由11-顺视黄醛和视蛋白组成，但视蛋白的结构与视杆细胞的不同。如缺少感红光（或绿光）的视锥细胞，则不能分辨红（或绿）色，为红（或绿）色盲。视锥细胞的内突末端膨大呈足状，可与一个或多个双极细胞的树突以及水平细胞形成突触。

　　（2）双极细胞（Bipolar cell）：是连接视细胞和节细胞的纵向联络神经元。外侧的树突与视细胞内突形成突触，内侧的轴突与节细胞的树突形成突触。双极细胞可分两类：一类为侏儒双极细胞，其树突只与一个视锥细胞形成突触，其轴突也只与一个节细胞的树突建立突触；另一类双极细胞的树突可与多个视锥细胞或视杆细胞形成突触。

　　（3）节细胞（Ganglion cell）：是长轴突的多极神经元。胞体较大，多排列成单行。树突与双极细胞、无长突细胞和网间细胞形成突触。轴突构成视神经纤维层，并向眼球后极汇集形成视神经，穿出眼球。节细胞也分两类：一类为胞体较小的侏儒节细胞，只接受单一的视锥细胞和双极细胞的信息，这种一对一的通路能精确地传导视觉；另一类为胞体较大的弥散节细胞，与多个双极细胞形成突触联系。

（4）水平细胞、无长突细胞和网间细胞：这三种细胞均为中间神经元，参与视觉信号的传导和调控。

视网膜内的胶质细胞主要是放射状胶质细胞，又称米勒细胞。细胞长而不规则，突起为叶片状，分布于神经元之间，细胞内、外侧突末端常膨大分叉，外侧突在视细胞内节处相互连接成外界膜，内侧突在神经纤维层内表面相互连接成内界膜。放射状胶质细胞具有营养、支持、绝缘和保护作用。此外，还有一些星形胶质细胞和小胶质细胞等。

黄斑和视神经乳头：视网膜后极部有一浅黄色区域，称黄斑（Macula lutea），其中央有一小凹称中央凹（Central fovea），为视网膜最薄的部分，除色素上皮外，还有视锥细胞，且与双级细胞和节细胞形成一对一的通路，此处的双极细胞和节细胞均斜向外周排列，光线直接落在中央凹的视锥细胞上，是视觉最敏感区域（图 12-10）。视神经穿出眼球的部分，称视神经乳头（Papilla of optic nerve），又称视盘（Optic disc）（图 12-11），位于黄斑的鼻侧，此处缺乏视细胞，故又称生理盲点。

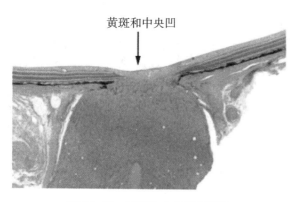

图 12-10　黄斑和中央凹光镜图

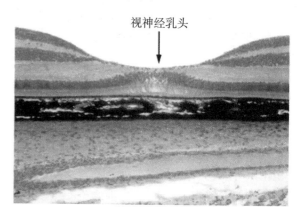

图 12-11　视神经乳头光镜图

（二）眼内容物

1. 晶状体（Lens）

晶状体是一个具有弹性的双凸透明体，主要由上皮细胞构成。晶状体外包薄层均质的晶状体囊，由增厚的基膜及胶原原纤维组成。晶状体的前表面有一层立方形的晶状体上皮，晶状体赤道部的上皮细胞保持分裂能力，渐变为长柱状的晶状体纤维，并移向中心。位于浅层的晶状体纤维构成晶状体的皮质，纤维与表面平行，呈环层状排列，有的纤维内仍可见细胞核。中心部位的纤维构成晶状体核，纤维内充满均质状的蛋白质，细胞核消失（图 12-12）。晶状体内无血管和神经，营养由房水供给。老年人晶状体的弹性减弱，透明度往往降低，甚至混浊形成老年性白内障。

2. 玻璃体（Vitreous body）

玻璃体位于晶状体和视网膜之间，为无色透明的胶状物，其中水分占 99%，还含有透明质酸、玻璃蛋白及胶原原纤维和少量细胞。

3. 房水（Aqueous humor）

房水充盈于眼房内，为含少量蛋白质的透明液体。房水是由

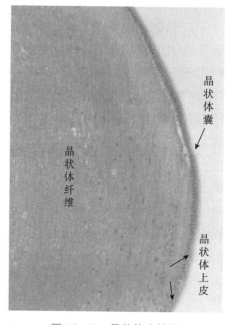

图 12-12　晶状体光镜图

睫状体血管内的血液渗出及非色素上皮细胞分泌而成。房水从后房经瞳孔至前房，继而沿前房角经小梁网间隙进入巩膜静脉窦，最终由睫状前静脉导入血循环。房水的产生和排出保持动态平衡，使眼压维持正常，并有营养晶状体和角膜等作用。若房水回流受阻，眼球内压增高，则导致青光眼。

二、眼的附属器

眼的附属器包括眼睑、泪腺和眼外肌等，对眼球起遮盖、保护和促进运动等作用。

（一）眼睑

眼睑（Eyelid）覆盖于眼球前方，有保护作用。眼睑由前向后分为五层（图 12-13）。

1. 皮肤

眼睑皮肤薄而柔软，睑缘有 2 ~ 3 列睫毛，睫毛根部的皮脂腺称睑缘腺，又称 Zeis 腺。睑缘处还有一种腺腔较大的汗腺称睫腺，又称 Moll 腺，开口于睫毛毛囊或睑缘。

2. 皮下组织

皮下组织为薄层疏松结缔组织。

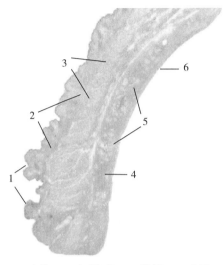

1—皮肤；2—皮下组织；3—肌层；4—睑板；
5—睑板腺；6—睑结膜

图 12-13 眼睑光镜图

3. 肌层

肌层主要为骨骼肌，包括眼轮匝肌和提上睑肌。在上睑板上部还有由平滑肌组成的睑肌。

4. 睑板

睑板由致密结缔组织构成，质如软骨，是眼睑的支架。睑板内有许多平行排列的分支管泡状皮脂腺，称睑板腺，导管开口于睑缘，分泌物有润滑睑缘和保护角膜的作用。

5. 睑结膜

睑结膜为薄层黏膜，黏膜上皮为复层柱状，有杯状细胞，固有层为薄层结缔组织。睑结膜反折覆盖于巩膜表面，称球结膜。

（二）泪腺

泪腺（Lacrimal gland）是浆液性复管状腺，被结缔组织分隔成腺小叶。腺上皮为单层立方或柱状，胞质内有分泌颗粒。腺上皮外有基膜和肌上皮细胞。泪腺分泌的泪液经导管排至结膜上穹窿部，有润滑和清洁角膜的作用。

第二节　耳

耳由外耳、中耳和内耳三部分组成。外耳和中耳传导声波，内耳感受位觉和听觉。

一、外耳

外耳包括耳郭、外耳道和鼓膜。耳郭由弹性软骨和薄层皮肤组成。软骨部的皮肤内有大汗腺，称耵聍腺，腺体的分泌物称耵聍。鼓膜为半透明的薄膜，分隔外耳道与中耳鼓室。鼓膜外表面为复层扁平上皮，与外耳道表皮延续；内表面为单层立方上皮，与鼓室黏膜上皮延续；中间是薄层结缔组织。

二、中耳

中耳包括鼓室与咽鼓管。鼓室腔面和听小骨表面均覆盖薄层黏膜，由单层立方上皮和薄层结缔组织组成。咽鼓管近鼓室段的黏膜上皮为单层柱状；近鼻咽段为假复层纤毛柱状上皮，纤毛向咽部摆动。固有层结缔组织内含混合腺。

三、内耳

内耳位于颞骨岩部内，由套叠的两组管道组成，因其走向弯曲，结构复杂，故称迷路。外部的为骨迷路，套在骨迷路内的为膜迷路。膜迷路腔内充满的液体称内淋巴，膜迷路与骨迷路之间的腔隙内充满外淋巴。内、外淋巴互不相通，有营养内耳和传递声波的作用。

（一）骨迷路

骨迷路从后至前分为半规管、前庭和耳蜗三部分。半规管有三个，位于后外侧，相互间呈垂直关系，每个半规管与前庭相连处各形成一个膨大的壶腹。耳蜗位于前内侧，外形如蜗牛壳，人的骨蜗管围绕蜗轴盘旋两周半。骨蜗管被其内的膜蜗管分隔为上、下两部分，上方的称前庭阶，下方的称鼓室阶，两者在蜗顶处经蜗孔相通。鼓室阶底部与鼓室之间有一圆窗，被薄膜封闭。前庭位于中部，为一膨大的腔，连接半规管和前庭阶。前庭与鼓室之间的卵圆窗由镫骨底板封闭。骨迷路内的外淋巴可能是由骨膜内的毛细血管血液渗透而来，也可能来自蛛网膜下腔内的脑脊液。

（二）膜迷路

膜迷路是藏于骨迷路内的膜性管或囊，也相应地分为膜半规管、膜前庭（椭圆囊和球囊）和膜蜗管三部分，管腔相互连通。膜半规管、椭圆囊和球囊的管壁黏膜一般由单层扁平上皮与上皮下的薄层结缔组织构成，但在壶腹、椭圆囊外侧壁和球囊前壁的黏膜局部增厚呈嵴突状或斑块状，分别称壶腹嵴、椭圆囊斑和球囊斑，均为位觉感受器。人的膜蜗管也围绕蜗轴盘旋两周半，切面呈三角形。膜蜗管的上壁为前庭膜，膜的中间是薄层结缔组织，两面均覆盖单层扁平上皮。膜蜗管的外侧壁上皮为复层柱状，因上皮含有血管，故称血管纹，内淋巴由此处产生。血管纹下方为增厚的骨膜，称螺旋韧带。膜蜗管的下壁由内侧的骨螺旋板和外侧的膜螺旋板构成。骨螺旋板是蜗轴骨组织向外侧延伸而成，其起始部骨膜增厚并突入膜蜗管形成螺旋缘。膜螺旋板又称基底膜，内侧与骨螺旋板相连，外侧与螺旋韧带相连。膜蜗管底壁的上皮增厚形成螺旋器，为听觉感受器（图 12-14）。

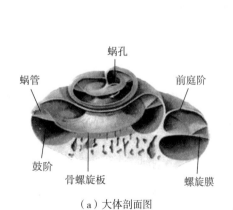

（a）大体剖面图

（b）光镜图

1—骨螺旋板；2—膜螺旋板；3—前庭膜；4—螺旋器；
5—前庭唇；6—鼓室唇；7—盖膜；8—螺旋韧带

图 12-14　耳蜗

1. 壶腹嵴（Crista ampullaris）

局部黏膜增厚呈嵴状突入壶腹内，表面覆以高柱状上皮，内含支持细胞和毛细胞。支持细胞游离面有微绒毛，胞质顶部有分泌颗粒。毛细胞呈烧瓶状，位于嵴顶部的支持细胞之间，顶部有许多静纤毛，静纤毛一侧有一根较长的动纤毛，纤毛伸入圆顶状的壶腹帽内（图12-15）。壶腹帽由支持细胞分泌形成，主要为糖蛋白。前庭神经中的传入纤维末梢分布于毛细胞的基部。壶腹嵴感受身体或头部旋转变速运动。由于三个半规管互相垂直排列，不管身体或头部在哪个方向旋转，在其开始和停止时均能导致半规管内淋巴位移，使壶腹帽倾倒，从而刺激毛细胞，兴奋通过前庭神经传入中枢。

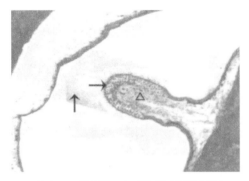
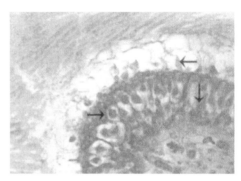

→上皮；△固有层；↑壶腹帽（豚鼠内耳）　　　↓支持细胞；→毛细胞；←动纤毛（人内耳）

（a）低倍　　　　　　　　　　　　　　　　（b）高倍

图12-15　壶腹嵴光镜图

2. 椭圆囊斑（Macula utriculi）和球囊斑（Macula sacculi）

椭圆囊斑和球囊斑均为位觉感受器，故又统称位觉斑。斑的形态较壶腹嵴平坦，表面上皮的结构与壶腹嵴相似，但毛细胞的毛较短，斑顶覆盖的胶质膜称位砂膜，膜表面的位砂为碳酸钙结晶（图12-16）。位觉斑感受身体的直线变速运动和静止状态。由于位砂的比重远大于内淋巴，在直线变速运动或重力作用下，位砂膜与毛细胞胞体的位置发生相对移位，从而使纤毛弯曲，毛细胞兴奋，兴奋通过突触传递给传入神经末梢。

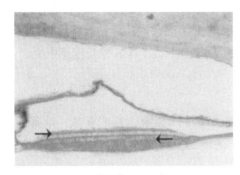
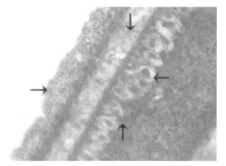

→位砂膜；←上皮　　　　　　　　　　　→位砂膜；↑支持细胞；←毛细胞；↓动纤毛

（a）低倍　　　　　　　　　　　　　　　（b）高倍

图12-16　位觉斑光镜图（人内耳）

3. 螺旋器（Spiral organ）

螺旋器又称Corti器，是基底膜上感受听觉的高度分化结构，呈螺旋状走行，坐落在膜蜗管的基底膜上。由支持细胞和毛细胞组成（图12-17）。

（1）支持细胞：主要有柱细胞和指细胞。①柱细胞：排列为内外两行，分别为内柱细胞和外柱细胞，柱细胞基部较宽，中部细长，内、外柱细胞在基底部和顶部彼此连接，细胞中部分离，围成一个三角形的内隧道。柱细胞的胞质内含有丰富的张力丝，起支持作用。②指细胞：分内指细胞和外指细胞，内指细胞有 1 列，外指细胞有 3 ~ 4 列，分别位于内、外柱细胞的内侧和外侧。指细胞呈长柱形，基部位于基底膜上，顶部伸出一个指状突起。指细胞有支托毛细胞的作用。

（2）毛细胞：毛细胞分内毛细胞和外毛细胞，分别坐落在内、外指细胞的胞体上。内毛细胞约 3500 个，排成 1 列；外毛细胞约 20000 个，排成 3 ~ 4 列。毛细胞顶部有许多静纤毛，呈"V"或"W"形排列（图 12-18）。螺旋缘表面的上皮细胞分泌形成胶质性的盖膜，覆盖在螺旋器的上方。盖膜由胶样基质和细纤维组成，其中胶样基质含硫酸黏多糖和蛋白质等。

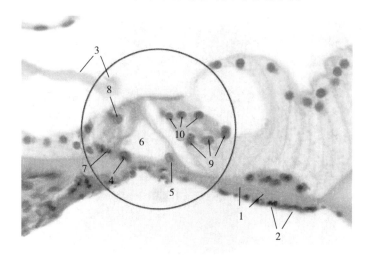

1—基底膜（听弦）；2—鼓室阶面细胞核；3—盖膜；4—内柱细胞；
5—外柱细胞；6—内隧道；7—内指细胞；8—内毛细胞；9—外指细胞；10—外毛细胞

图 12-17　螺旋板及螺旋器光镜图

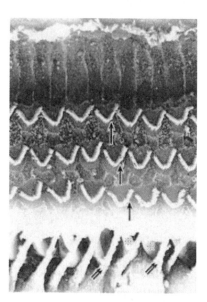

图 12-18　螺旋器顶部扫描电镜图

基底膜中除有血管和神经外，还含有从蜗轴向外呈放射状排列的胶原样细丝，称听弦。从蜗底至蜗顶，听弦长度逐渐增长，因此近蜗底部基底膜的共振频率高，高蜗顶部越近，共振频率越低。螺旋器是听觉感受器，由外耳道传入的声波使鼓膜振动，并经听小骨传至卵圆窗，引起前庭阶外淋巴振动，继而使前庭膜和膜蜗管的内淋巴也发生振动。前庭阶外淋巴的振动也经蜗孔传到鼓室阶，使基底膜发生共振。基底膜的振动使盖膜与毛细胞的静纤毛接触，毛细胞兴奋，冲动经耳蜗神经传至中枢。

本章节理论联系具体临床案例

患者刘某，男，17 岁，头痛、目痛、畏光流泪伴视力下降三天余。入院查体：眼角可见脓性分泌物，眼结膜充血水肿，角膜创面有浸润或坏死，伴有前房积脓。经系列检查诊断为"化脓性角膜炎"。医生建议患者住院行角膜移植术治疗。

角膜病是我国的主要致盲眼病之一。角膜移植手术为眼科常规手术，是用透明的角膜片置换混浊或有病变部分的角膜，主要用于严重角膜疾病的治疗，比如保守治疗无效的角膜溃疡、角膜穿孔，或者非常明显的角膜瘢痕、圆锥角膜等，以达到增视、治疗某些角膜病和改善外观的目的。

角膜移植手术分两种：①全层（穿透性）角膜移植术。以全层透明角膜代替全层混浊角膜。适应证包括中央性角膜白斑、角膜变性、圆锥角膜、顽固性角膜炎或溃疡及角膜瘘等。②板层角膜移植术。将浅层角膜病变组织切除，留下一定厚度的角膜作移植床，将一块同样大小和厚度的板层移植片放在受眼角膜床上。适应证包括中浅层的角膜斑翳或营养不良性混浊、进行性角膜炎或溃疡、角膜瘘、角膜肿瘤等。因手术不穿通眼球，故较安全，并发症少，但光学效果不如穿透性角膜移植术。

器官移植失败的主要原因是排异反应。角膜没有血管，在整个机体内，它是一个免疫赦免器官，所以进行角膜移植术时，很少发生排异反应。临床上角膜移植术成功率在 90% 以上，是异体移植效果最好的一种手术。

本章小结

眼为视觉器官，包括眼球和眼附属器，眼球由眼球壁和眼内容物组成。眼球壁从外至内依次分为纤维膜、血管膜和视网膜。纤维膜前 1/6 为角膜，后 5/6 为巩膜，两者之间的交界区为角膜缘。血管膜由富含血管和黑素细胞的疏松结缔组织构成。从前向后依次为虹膜基质、睫状体基质和脉络膜三部分。视网膜位于眼球壁最内层，分为盲部与视部。盲部包括虹膜上皮和睫状体上皮，视部为感光部位，即视网膜。视网膜包括色素上皮层、视细胞层、双极细胞层和节细胞层四层。色素上皮层有吞噬、保护和营养等作用。视细胞层包含视锥细胞和视杆细胞，感受光线与颜色。眼内容物包括房水、晶状体和玻璃体，均为无色透明，与角膜共同组成眼的屈光系统。

耳为听觉和平衡觉器官，包括外耳、中耳和内耳。外耳和中耳主要起传导声波的作用。内耳由骨迷路和膜迷路组成。骨迷路包括耳蜗、前庭和半规管，它们彼此相通。膜迷路悬系在骨迷路内，形态与骨迷路相似，也分为膜蜗管、膜前庭（椭圆囊和球囊）和膜半规管，亦彼此相通。膜迷路与骨迷路之间的腔隙充满外淋巴。声波和身体位置变化均可使淋巴产生振动，从而刺激感受器，感受听觉和位置觉。

思考题

1. 简述眼球壁的分层结构与功能。
2. 简述内耳的组织结构与功能。
3. 试述听觉传导通路。

第十三章　内分泌系统

思维导图

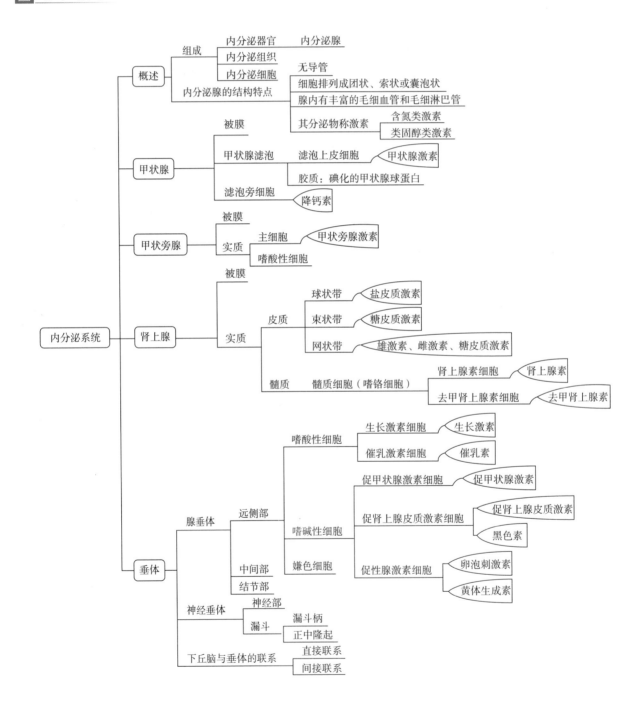

学习目标

1. 掌握：甲状腺、肾上腺和腺垂体远侧部、神经垂体神经部的结构和功能。

2. 熟悉：内分泌系统的组成和功能；内分泌腺的结构特点；内分泌细胞的类型及超微结构特点；下丘脑和腺垂体与其他内分泌腺的相互关系。

3. 了解：甲状旁腺的结构及功能；腺垂体中间部、结节部的结构特点和功能；松果体的结构与功能；弥散神经内分泌系统的概念及组成。

内分泌系统由内分泌器官、内分泌组织和内分泌细胞组成。其中，内分泌器官由独立的内分泌腺（如甲状腺、甲状旁腺、肾上腺、垂体、松果体等）组成，内分泌组织分布在其他器官内（如卵巢中的黄体、胰腺中的胰岛），而内分泌细胞则分散在其他系统（如弥散神经内分泌系统 APUD 的细胞）。内分泌系统是机体重要的调节装置，它与神经系统共同调节机体的生长发育和新陈代谢。

内分泌腺的结构与外分泌腺比较有如下特点：①无导管，即无管腺；②细胞排列成团状、索状或囊泡状；③腺内有丰富的毛细血管和毛细淋巴管；④其分泌物称激素（Hormone）。激素是高效能的生物活性物质，可远距离作用于特定的器官、组织或细胞，也可近距离作用于邻近细胞或内分泌细胞本身。按照化学性质可把激素分为含氮类激素和类固醇类激素，前者包括甲状腺激素、垂体激素、肾上腺髓质激素等，此类激素主要在腺细胞的粗面内质网和高尔基复合体内合成，其分泌颗粒有膜包被；后者主要包括肾上腺皮质激素和性激素，这类激素主要是在腺细胞的滑面内质网合成，其分泌物无膜包被。每一种激素作用于特定的器官、组织或细胞，称为这种激素的靶器官（Target organ）或靶细胞（Target cell）。

内分泌系统功能异常时会导致人体生长发育异常及代谢障碍。

一、甲状腺

甲状腺是人体最大的内分泌腺，重约 25 g，棕红色，位于颈前部，由左、右两个侧叶及中间的峡部构成。甲状腺表面包有薄层结缔组织膜，包膜发出小梁伸入腺实质，将其分为许多分界不明显的小叶，每个小叶由 20 ~ 40 个滤泡组成。滤泡之间为甲状腺间质，其中含有少量结缔组织、丰富的毛细血管和滤泡旁细胞。

（一）甲状腺滤泡

甲状腺滤泡（Thyroid follicle）呈圆形、椭圆形或不规则形，大小不等，直径 0.02 ~ 0.9 mm，由单层上皮围成，腔内充满了均质嗜酸性的胶质（图 13-1）。

1. 滤泡上皮细胞（Follicular epithelial cell）

（1）结构：光镜下可见滤泡上皮细胞通常呈立方形，功能活跃时为低柱状，功能不活跃时则呈扁平状。电镜下可见滤泡上皮细胞的游离面有微绒毛，胞质内粗面内质网和高尔基复合体发达，线粒体和溶酶体丰富，另外还有许多胶质小泡和分泌颗粒。

（2）功能：主要是合成和分泌甲状腺激素（Thyroxine）。其过程比较复杂，包括合成、贮存、碘化、重吸收、分解和释放等。首先，滤泡上皮细胞从甲状腺毛细血

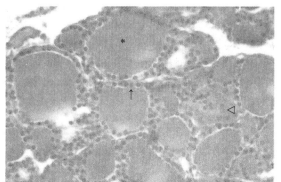

↑ 滤泡上皮细胞；△ 滤泡旁细胞；* 胶质

图 13-1　甲状腺滤泡

管中摄取酪氨酸和I⁻，氨基酸在粗面内质网和高尔基复合体中加工、浓缩成甲状腺球蛋白前体后，再以分泌小泡的形式排入滤泡腔内贮存，I⁻在过氧化物酶的作用下活化，并进入滤泡腔，与甲状腺球蛋白前体结合形成碘化的甲状腺球蛋白。碘化的甲状腺球蛋白可被滤泡上皮细胞以胞吞的形式摄入，形成胶质小泡。溶酶体与胶质小泡结合，将小泡内碘化的甲状腺球蛋白分解成大量的四碘甲状腺原氨酸（T_4），即甲状腺素，和少量的三碘甲状腺原氨酸（T_3）。T_3、T_4从细胞基底部释放入血（图13-2）。

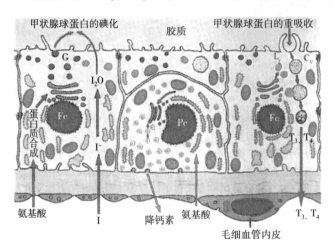

G—分泌颗粒；Ly—溶酶体；Cv—胶质小泡

图13-2　甲状腺滤泡上皮细胞的超微结构与甲状腺素的合成分泌过程

甲状腺激素的主要作用是促进物质和能量代谢，促进机体的生长发育，尤其对婴幼儿的骨骼生长和中枢神经系统的发育影响较大。先天性甲状腺功能不全的婴儿，在出生后如果得不到足量甲状腺素补充，就会出现长骨和脑的发育障碍，从而表现出身材矮小、智力低下，称呆小症。成人如果甲状腺功能减退则引起新陈代谢率降低，毛发稀少，发生黏液性水肿。甲状腺素分泌过多称为甲状腺功能亢进症，患者常表现为多食、消瘦、多汗、畏热、心悸、易激动，称高代谢综合征，同时伴有不同程度的甲状腺肿大、眼突、手颤，可由自身免疫、遗传、环境等因素引起。目前，甲状腺功能亢进症的治疗有内科疗法、外科疗法和同位素放射疗法，饮食以高热量、高蛋白、高维生素为主，同时注意补充钙、磷，还要忌碘。

2. 胶质

胶质为滤泡上皮细胞的分泌物，即碘化的甲状腺球蛋白，位于滤泡腔内，HE染色呈红色。

（二）滤泡旁细胞

滤泡旁细胞位于滤泡与滤泡之间或滤泡上皮细胞之间，体积较大，呈锥体形，HE染色着色较浅，镀银染色时胞质中可见黑色的嗜银颗粒。

滤泡旁细胞分泌降钙素（Calcitonin）。降钙素通过抑制破骨细胞的生成，减弱溶骨过程，使骨组织释放钙、磷减少，同时抑制胃肠道和肾小管对钙、磷的重吸收，从而降低血钙和血磷浓度。

二、甲状旁腺

甲状旁腺位于甲状腺两侧叶的后面，上、下各一对，豌豆大小，呈卵圆形，重约120 mg，淡棕黄色。表面包有结缔组织膜，并伸入腺体实质形成小梁，与其中的血管、神经共同构成间质。甲状旁腺的实质由主细胞和嗜酸性细胞组成。

（1）主细胞：数量多，呈圆形或多边形，体积小，核圆，位于细胞中央。HE切片中胞质染色浅，电镜下可见胞质内含有丰富的粗面内质网及高尔基复合体。主细胞能分泌甲状旁腺激素（Parathyroid hormone），增强骨细胞和破骨细胞的溶骨作用，使骨盐溶解，同时促进胃肠道和肾小管对钙离子的重吸收，从而使血钙浓度升高。

（2）嗜酸性细胞：数量少，体积大，呈多边形，单独或成群分布，胞质内含嗜酸性颗粒。嗜酸性细胞从青春期开始出现，并随年龄增长而增多，功能不明。

三、肾上腺

肾上腺位于肾上端的内上方，呈三角形，棕黄色，重 4 ~ 5 g，表面有结缔组织被膜，被膜伸入腺体内构成间质，肾上腺实质分为浅层的皮质和深层的髓质。

（一）皮质

皮质位于肾实质的周边，占肾上腺体积的 80% ~ 90%，依皮质细胞的形态特征与排列方式，将其由浅入深分成三个带：球状带、束状带和网状带（图 13-3）。

（1）球状带（Zona glomerulosa）：紧贴被膜下，较薄，约占皮质总厚度的 15%。球状带细胞常聚集成球团状，细胞体积小，呈圆形、矮柱状或锥形，胞核小、染色深，胞质内含少量脂滴。球状带细胞可分泌盐皮质激素，主要是醛固酮，可调节水盐代谢，如促进肾远曲小管重吸收水和 Na^+，排出 K^+，刺激胃黏膜吸收 Na^+ 等。若盐皮质激素分泌增多，可形成原发性或继发性醛固酮增多症，出现高钠、低钾血症，水肿及高血压等。

（2）束状带（Zona fasciculate）：位于球状带深面，约占皮质总厚度的 78%，束状带

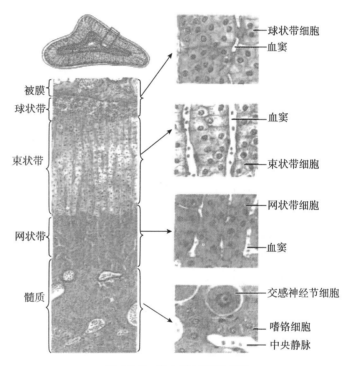

图 13-3　肾上腺结构模式图

细胞集合成索状，细胞体积大，呈多边形，胞质中含较多脂滴，核呈圆形，较大，着色浅。束状带分泌糖皮质激素，如皮质醇、皮质酮等，能促进蛋白质和脂肪分解并转变为糖，并具有抑制免疫应答和抗炎作用。若糖皮质激素分泌过多或临床应用过量，则可出现向心性肥胖、满月脸、多毛及腹壁紫纹等症状（库欣综合征）。

（3）网状带（Zona reticularis）：位于皮质最深面，约占皮质总厚度的 7%。网状带细胞呈索状排列并吻合成网，细胞体积较小，呈多边形或低柱状，核小，染色深。网状带分泌性激素，以雄激素为主，也分泌少量雌激素和糖皮质激素。在女性，若发生网状带细胞瘤，则体内雄激素分泌过多，出现多毛、闭经、声音低沉、肌肉增粗、阴蒂肥大等男性化症状。

（二）髓质

髓质位于肾上腺中心部，占肾上腺体积的 10% ~ 20%。髓质细胞排列成团状或索状，细胞之间有少量结缔组织及血管和交感神经纤维。髓质细胞体积大，呈圆形或多边形，核圆，位于细胞中央，胞质

呈碱性。用铬盐固定标本时，胞质内可见黄褐色的嗜铬颗粒，故又称为嗜铬细胞（Chromaffin cell）。嗜铬细胞分为两种：肾上腺素细胞和去甲肾上腺素细胞。

（1）肾上腺素细胞：数量多，约占肾上腺髓质细胞的80%，分泌肾上腺素。肾上腺素能使心率加快、心肌收缩力增强、心排出量增加、心脏和骨骼肌的血管扩张，故临床上常用作"强心剂"。

（2）去甲肾上腺素细胞：数量少，约占肾上腺髓质细胞的20%，分泌去甲肾上腺素，对心脏的作用不如肾上腺素，主要使全身小血管收缩，升高血压，临床上常用作"升压药"。

四、垂体

垂体位于颅中窝中部的垂体窝内，为卵圆形小体，重约0.5g，表面包有薄层结缔组织被膜，顶部借漏斗与下丘脑相连。垂体分腺垂体和神经垂体两部分，腺垂体又可分为远侧部、中间部和结节部；神经垂体包括神经部和漏斗，漏斗由漏斗柄和正中隆起构成（图13-4）。

（一）腺垂体

1. 远侧部

远侧部是垂体的主要部分，体积大，约占垂体体积的75%。腺细胞呈团索状排列，细胞间有丰富的毛细血管和少量的结缔组织。腺细胞按HE染色性质可分为嗜酸性细胞、嗜碱性细胞和嫌色细胞三种（图13-5）。

（1）嗜酸性细胞：约占远侧部腺细胞的40%，细胞呈圆形或多边形，体积大，胞质内充满粗大的嗜酸性颗粒。嗜酸性细胞又分为两种：①生长激素细胞：数量较多，能合成和分泌生长激素（Growth hormone，GH）。此

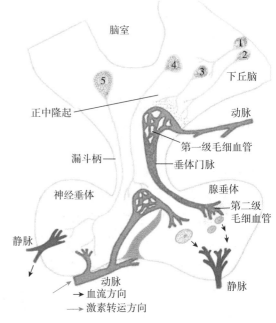

1—单胺能神经元；2、3、4、5—下丘脑各类肽能神经元

图13-4　垂体分部及其与下丘脑的关系

激素可作用于全身细胞，促进蛋白质合成，尤其是刺激骺软骨细胞增生，促进骨骼生长。幼儿期生长激素分泌不足可导致侏儒症，分泌过多则引起巨人症；成人期生长激素分泌过多则引发肢端肥大症。②催乳激素细胞：数量较少，女性较男性多，可分泌催乳素（Prolactin，PRL），促进乳腺发育和乳汁分泌。此细胞出现异常增生时，可导致未妊娠和非哺乳妇女分泌乳汁。

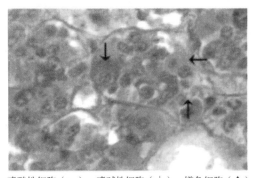

嗜酸性细胞（←），嗜碱性细胞（↓），嫌色细胞（↑）
（a）远侧部高倍

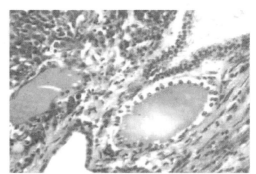

可见滤泡，腔内含红色胶质
（b）中间部高倍

图13-5　腺垂体远侧部和中间部

（2）嗜碱性细胞：约占远侧部腺细胞的 10%，细胞大小不等，形态不规则，胞质内有嗜碱性颗粒。嗜碱性细胞又分为三种：①促甲状腺激素细胞，呈多角形，颗粒较小，分泌促甲状腺激素（Thyroid stimulating hormone，TSH），TSH 促进甲状腺滤泡上皮细胞增生及甲状腺激素的合成与分泌；②促肾上腺皮质激素细胞，呈多角形，分泌颗粒较大，分泌促肾上腺皮质激素（Adrenocorticotropic hormone，ACTH），主要促进肾上腺皮质束状带分泌糖皮质激素，同时也促进黑色素细胞产生黑色素；③促性腺激素细胞，呈圆形或椭圆形，数量较多，体积较大，分泌卵泡刺激素（Follicle stimulating hormone，FSH）和黄体生成素（Luteinizing hormone，LT），前者分别促进女性的卵泡发育和男性的精子发育，后者分别促进女性排卵、黄体形成和男性睾丸间质细胞分泌雄激素，故黄体生成素在男性也称间质细胞刺激素。促性腺激素分泌亢进时，可发生性早熟；分泌不足时可导致肥胖生殖无能综合征。

（3）嫌色细胞：数量最多，约占远侧部细胞的 50%。细胞呈圆形或多角形，体积小，胞质少，染色浅，细胞界限不清楚。光镜下见不到分泌颗粒，但电镜下可见多数胞质中含有分泌颗粒，目前认为它们是嗜色细胞的前体或为嗜色细胞的脱颗粒状态。

2. 中间部

中间部位于远侧部和神经部之间的狭长区域，属于退化的部位，约占垂体的 2%，主要由一些大小不等的滤泡及成束排列的嗜碱性细胞和嫌色细胞组成，功能不明。

3. 结节部

结节部位于漏斗柄周围，含丰富的纵行毛细血管，腺细胞排列成条索状或圆球状，偶尔排成滤泡状，主要为嫌色细胞，另有少量的嗜酸性细胞和嗜碱性细胞。

4. 垂体门脉系统（Hypophyseal portal system）

腺垂体主要由大脑基底动脉环发出的垂体上动脉供应血液。垂体上动脉穿过结节部上端，进入神经垂体的漏斗，在该处分支并吻合形成有孔毛细血管网，称第一级毛细血管网。这些毛细血管网下行到结节部下端汇集形成数条垂体门微静脉，后者下行进入远侧部，再度分支并吻合，形成第二级毛细血管网。垂体门微静脉及其两端的毛细血管网共同构成垂体门脉系统。远侧部的毛细血管最后汇集成小静脉，注入垂体周围的静脉窦。

（二）神经垂体

神经垂体属于神经组织，由大量无髓神经纤维和神经胶质细胞组成，其间有丰富的窦状毛细血管和少量的网状纤维。无髓神经纤维主要来自下丘脑的视上核和室旁核内的神经内分泌细胞，并将它们分泌的激素运输至神经垂体。神经胶质细胞又称垂体细胞，具有支持和营养神经纤维的作用。在 HE 染色切片中可见一些大小不等、均质状的嗜酸性团块，称赫令体（Herring body），是轴突内分泌颗粒大量聚集的部位。

神经垂体本身不含腺细胞，无分泌功能，主要是贮存、释放视上核和室旁核分泌的血管升压素（Vasopressin）和催产素（Oxytocin）。血管升压素一方面通过收缩小动脉和毛细血管升高血压，另一方面又通过促进肾远曲小管和集合管重吸收水，增加血容量，减少尿量，升高血压，因此血管升压素也称抗利尿激素（Antidiuretic hormone，ADH）。当 ADH 分泌不足时，尿量增多，称尿崩症。催产素主要通过促进子宫平滑肌收缩，加速分娩过程。

（三）下丘脑与垂体的联系

下丘脑与垂体之间关系十分密切，包括直接联系和间接联系（图 13-4）。

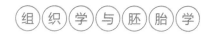

1. 直接联系

下丘脑与神经垂体直接相连，下丘脑视上核和室旁核的神经元轴突经漏斗直达神经部，形成下丘脑神经垂体束，直接参与构成神经垂体。下丘脑神经垂体束可将下丘脑神经核内的神经元分泌的激素直接运输至神经垂体，在神经垂体内贮存并释放入血液，作用于靶细胞。

2. 间接联系

下丘脑与腺垂体主要通过垂体门脉系统间接关联。垂体门脉系统由第一级毛细血管（漏斗处）、垂体门微静脉和第二级毛细血管（远侧部）构成。下丘脑弓状核分泌的释放激素和释放抑制激素可通过垂体门脉系统到达腺垂体，以调节腺垂体内各种细胞的分泌活动。

五、松果体

松果体（Pineal body）呈圆锥形，通过柄部连接第三脑室顶，松果体表面包有结缔组织被膜。被膜结缔组织与血管、无髓神经纤维伸入实质，将实质分成大量形状不规则的小叶。小叶由松果体细胞（Pinealocyte）、神经胶质细胞和无髓神经纤维组成。松果体细胞（Pinealocyte）数量多，约占实质细胞的90%，常聚集成团索状，胞体呈圆形，核大，胞质呈弱嗜碱性，细胞间有较丰富的毛细血管。银染法显示细胞有许多细长且有分支的突起，末端膨大成球状，终止于血管周隙或室管膜附近。电镜下，松果体细胞具有含氮激素细胞的超微结构特点。松果体细胞合成褪黑素（Melatonin）。神经胶质细胞主要是纤维性星形胶质细胞，数量较少。无髓神经纤维由颈上交感神经节发出，其末端与松果体细胞形成突触。成人的松果体内常见脑砂（Brain sand），脑砂呈不规则的同心圆结构，是松果体细胞的分泌物钙化而成，其意义不明。

褪黑素是一种胺类激素，能作用于下丘脑—垂体—性腺轴。在哺乳类动物，它能抑制腺垂体分泌促性腺激素，从而影响生殖腺的功能。此外，褪黑素还具有增强免疫力、抑制肿瘤生长、促进睡眠和抗衰老等作用。褪黑素的合成和分泌受光照影响呈现昼夜节律变化。白天光照时褪黑素的合成和分泌受抑制；夜间黑暗时褪黑素的合成和分泌增多。

六、弥散神经内分泌系统

除独立构成器官的内分泌腺以外，其他组织器官中也存在大量散在的内分泌细胞，这些细胞统称为弥散神经内分泌系统（Diffuse neuroendocrine system，DNES），对机体具有广泛和重要的调节功能。

DNES细胞能产生和释放与许多脑内神经内分泌细胞同样的胺类、多肽类激素和递质样分子，细胞内同样含有特征性的、圆形并含致密核芯的神经内分泌小泡；有的分泌产物作用于邻近的细胞，有的产物则通过血流作用于远处的靶细胞。

DNES最典型的例子是位于胃肠道的内分泌细胞。它们分布于胃肠道的黏膜、胰腺小的导管和胆管内，可分泌20余种肽类和胺类激素。此外，DNES还包括呼吸道、泌尿管道和生殖管道内的内分泌细胞，以及甲状腺的滤泡旁细胞、肾上腺髓质的嗜铬细胞、交感神经节的小强荧光细胞、颈动脉体细胞、血管内皮细胞、部分心肌细胞和平滑肌细胞等，各自产生相应的激素。

🔬 本章节理论联系具体临床案例

患者高某，32岁，女性。主诉：停经泌乳3月。查体：无明显异常。检查：泌乳素，垂体磁共振平扫＋增强。结果显示：泌乳素578 mmol/L，垂体腺瘤。治疗方案：口服溴隐亭，每月复查泌乳素，然后调整溴隐亭用量。患者3个月后泌乳素降到正常水平，例假恢复，溢乳症状消失；半年后复查磁共振，垂体瘤明显缩小，继续观察。

医学知识科普：什么是垂体瘤?

在我们的大脑中有一个黄豆大小的结构，叫作垂体。虽然垂体很小，但是其对身体的生理活动调控起着至关重要的作用。垂体本身根据功能和结构分为两部分——神经垂体和腺垂体。垂体含有很多腺细胞，能够分泌多种激素，包括：生长激素、促甲状腺激素、促肾上腺皮质激素、促性腺激素、催产素、催乳素、黑色素细胞刺激素等激素。当垂体内的某些细胞发生瘤变后，垂体内的某一种细胞就会无限增殖，不受身体调控的抑制，最终形成垂体瘤。当垂体瘤长到一定程度之后就会出现下列一些症状：①垂体瘤压迫前方的视交叉，引起视力改变；②乳房发育，分泌乳汁；③身体突然长高或者是四肢变大，五官变形；④甲亢；⑤月经不调、不孕；⑥性欲下降、性功能减退。

本章小结

内分泌系统由内分泌腺和分布于其他器官内的内分泌细胞组成。内分泌细胞的分泌物为激素，激素与具有特定受体的靶细胞或靶器官结合后产生效应。内分泌腺无输送分泌物的导管，腺细胞排列成团索状或滤泡状，腺细胞周围有丰富的毛细血管。内分泌细胞分含氮激素细胞和类固醇激素细胞两大类。甲状腺实质由大量甲状腺滤泡和滤泡旁细胞组成。滤泡由滤泡上皮细胞围成，滤泡腔内充满胶质。滤泡上皮细胞合成和分泌甲状腺激素，滤泡旁细胞分泌降钙素。甲状旁腺由主细胞和嗜酸性细胞构成，前者分泌甲状旁腺激素。肾上腺实质由皮质和髓质组成。皮质由外向内可分为球状带、束状带和网状带三个带，依次分泌盐皮质激素、糖皮质激素、雄激素。髓质的髓质细胞又称嗜铬细胞，分泌肾上腺素和去甲肾上腺素。垂体由腺垂体和神经垂体两个部分组成。腺垂体分为远侧部、中间部和结节部，神经垂体分为神经部和漏斗两个部分。远侧部包含嗜酸性细胞、嗜碱性细胞和嫌色细胞。嗜酸性细胞分泌生长激素和催乳素，嗜碱性细胞分泌促甲状腺激素、促肾上腺皮质激素和促性腺激素。下丘脑弓状核分泌的激素通过垂体门脉系统调节远侧部的分泌活动。神经垂体由大量无髓神经纤维和神经胶质细胞组成，下丘脑视上核和室旁核可合成抗利尿激素和催产素，在神经部运输、贮存并释放入毛细血管。

思考题

1. 试述甲状腺的结构与功能。
2. 试述肾上腺皮质的结构与功能。
3. 简述腺垂体的基本组成及其分泌的激素。
4. 解释呆小症、侏儒症、巨人症、库欣综合征产生的原因。

第十四章　消化管

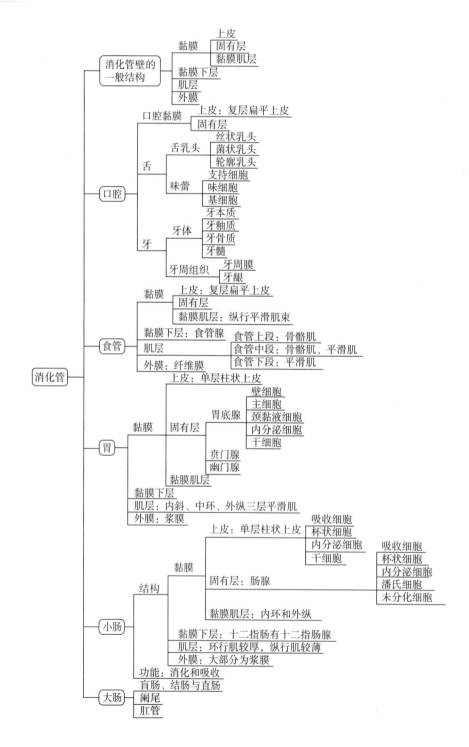

学习目标

1. 掌握：消化管壁的一般结构；胃黏膜、小肠黏膜的结构和功能。
2. 熟悉：食管、大肠的结构特点。
3. 了解：舌、牙的结构。

消化管和消化腺组成人体的消化系统。消化管起于口腔，止于肛门，包括口腔、咽、食管、胃、小肠、大肠和肛管，是一条连续的管道；消化腺包括唾液腺、肝脏和胰腺等大消化腺及存在于消化管壁内的小消化腺。消化系统的主要功能是消化食物、吸收营养和排出食物残渣。

一、消化管壁的一般结构

除口腔和咽外，消化管壁有着共同的结构特点，由内向外依次为黏膜、黏膜下层、肌层和外膜（图 14-1）。

（一）黏膜

黏膜（Mucosa）自内向外由上皮层、固有层和黏膜肌层组成。黏膜直接与食物接触，是消化吸收的重要部位，也是消化管各段结构差异最大的部位。

1. 上皮

上皮衬于管腔内表面，上皮的类型依部

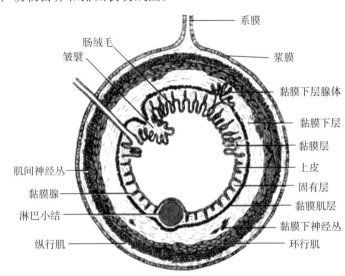

图 14-1 消化管模式图

位而异。消化管道的两端即口腔、咽、食管与肛门为复层扁平上皮，以保护功能为主。胃、小肠和大肠为单层柱状上皮，与分泌、消化和吸收功能密切相关。

2. 固有层

固有层（Lamina propria）为疏松结缔组织，细胞较多，纤维细密，富含血管和淋巴管，胃肠固有层内还富含小消化腺和淋巴组织。

3. 黏膜肌层

黏膜肌层（Muscularis mucosa）为薄层平滑肌，其收缩可增强黏膜活动，促进固有层内腺体的分泌以及血液和淋巴的运行，有利于食物的消化和吸收。

（二）黏膜下层

黏膜下层（Submucosa）为疏松结缔组织，内含较大的血管、淋巴管和黏膜下神经丛。黏膜下神经丛由副交感神经元、神经胶质细胞和无髓神经纤维组成，可支配黏膜层内平滑肌的收缩及腺体的分泌。在食管与十二指肠的黏膜下层内分别含食管腺与十二指肠腺。黏膜和部分黏膜下层在食管、胃和小肠等部位可共同向消化管腔内突起，形成皱襞（Plica）。

（三）肌层

消化管的肌层（Muscularis）为骨骼肌与平滑肌两种肌组织。除了口腔、咽、食管上段与肛门处为骨骼肌，其余大部分均为平滑肌。肌层一般分内环行和外纵行两层，胃的肌层较厚，分为内斜、中环和外纵三层。环行肌收缩使管径变小，纵行肌收缩使管道变短，二者共同作用，使食物充分消化。肌层之间有肌间神经丛，其结构与黏膜下神经丛相似，可调节肌层的舒张和收缩。

（四）外膜

外膜（Adventitia）分为纤维膜和浆膜两种。食管、直肠的外膜为疏松结缔组织，称纤维膜（Fibrosa），它与周围器官连续，并起固定作用。胃、肠等器官的外膜除疏松结缔组织外，表面还覆盖一层间皮，称浆膜（Serosa），其表面光滑，可减少器官运动时的摩擦，有利于胃肠蠕动。

二、口腔与咽

（一）口腔黏膜的一般结构

口腔黏膜由上皮和固有层组成，无黏膜肌层。上皮为复层扁平上皮，仅在硬腭处角化。固有层由细密结缔组织构成，可突向上皮形成乳头，其内含丰富的毛细血管，使新鲜黏膜呈现红色。乳头及上皮内有许多感觉神经末梢。固有层内还含有小唾液腺，如腭腺、颊腺等，黏膜深层与骨骼肌或骨膜相连。口腔底部的上皮菲薄，通透性好，利于某些化学物质的吸收，舌下含服药物（如治疗心绞痛的硝酸甘油）就是依据这种结构基础研制的。

（二）舌

舌由表面的黏膜和深部的舌肌组成。黏膜由复层扁平上皮和固有层组成；舌肌由骨骼肌构成，肌纤维呈横行、纵行及垂直方向走行，且互相交错，故舌活动自如。舌腹面黏膜光滑，上皮不角化，固有层深面有舌腺。舌根部黏膜内有舌扁桃体，舌扁桃体含大量淋巴小结。舌背黏膜较厚，上皮和固有层向表面突出形成舌乳头（Lingual papillae），根据形态和结构不同，人的舌乳头主要包括丝状乳头、菌状乳头和轮廓乳头三种。

（1）丝状乳头：丝状乳头（Filiform papillae）数量最多，遍布于舌背。乳头呈锥体形，顶端尖细，略向咽部倾斜（图14-2）。浅层上皮细胞角化脱落，与食物残渣以及唾液混合形成舌苔，黏附于舌的表面，它是中医诊断疾病的重要依据。

（2）菌状乳头：菌状乳头（Fungiform papillae）呈蘑菇状，数量比较少，多分布于舌尖和舌缘部的丝状乳头之间（图14-3）。乳头上皮较薄，浅层不角化。固有层内毛细血管丰富，肉眼观察呈红色小点状，乳头顶部上皮内有味蕾。

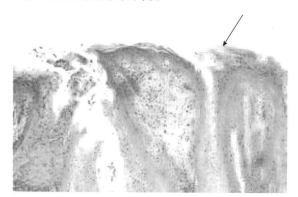

低倍：乳头呈小圆锥形，尖端向咽部倾斜，浅层上皮细胞角化脱落

图 14-2 丝状乳头光镜结构图

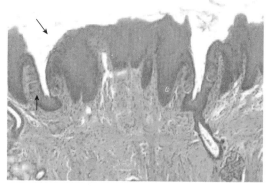

低倍：乳头呈蘑菇状，上皮未角化，内有少量味蕾（↑）

图 14-3 菌状乳头光镜结构图

（3）轮廓乳头：轮廓乳头（Circumvallate papillae）在界沟前呈"V"形排列。体积大，其顶面宽阔平坦，乳头周围有下陷的环沟（图14-4）。环沟内、外壁的上皮内有味蕾分布，每个乳头约有250个味蕾。固有层内有浆液性味腺，导管开口于环沟底部，味腺分泌的稀薄液体可不断冲洗味蕾表面的食物残渣，提高味蕾的敏感性，利于味蕾感受新的食物刺激。

味蕾（Taste bud）是味觉感受器，为卵圆形小体，染色较上皮淡，主要分布于菌状乳头及轮廓乳头，少数分布于软腭、会厌、咽部等上皮内。成人有2000～3000个味蕾。味蕾顶端有小孔，称味孔，基部位于基膜上，由三类细胞组成，分别是味细胞、支持细胞和基细胞（图14-5）。

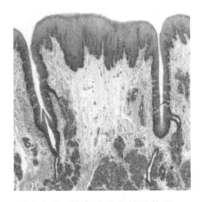

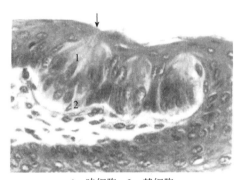

1—味细胞；2—基细胞

图14-4　轮廓乳头光镜结构图　　　　图14-5　味蕾光镜结构图

味细胞分布于味蕾中央，呈梭形，细胞核大而圆，核仁明显，细胞顶部有微绒毛伸入味孔，称味毛，细胞基底部与味觉神经末梢以突触相连。支持细胞位于味细胞之间，呈长梭形，着色深，细胞核呈椭圆形，其顶部也有味毛伸入味孔，该细胞起支持作用。基细胞较小，位于味蕾基底部，呈锥体形，是味细胞的前体细胞，能分化形成味蕾的其他细胞。舌的不同部位的味蕾感受不同味觉刺激。舌尖对甜和咸敏感，舌侧面对酸敏感，舌背和舌根对苦味敏感。

（三）牙

牙分牙体和牙周组织两部分，牙体由牙釉质、牙本质、牙骨质和牙髓组成。包绕牙根外部的牙周膜、牙龈和牙槽骨统称牙周组织（图14-6）。

1. 牙体

牙体分为三个部分，露于牙龈之外的称牙冠，埋于牙槽骨内的为牙根，二者交界处为牙颈，有牙龈覆盖。

（1）牙本质（Dentin）：是牙的主体，包绕牙髓腔。牙本质由牙本质小管和间质构成。牙本质小管从牙髓腔面向周围呈放射状排列，越向周围越细，且有分支吻合。牙本质的内表面有一层成牙本质细胞（Odontoblast），其突起伸入牙本质小管内，称为牙本质纤维（Dentinal fiber）。牙本质小管贯穿于整个牙本质，其内充满组织液，起营养作用。牙本质小管之间为间质，由胶原纤维和钙化的基质组成。基质的无机物占80%，故比骨质坚硬。牙本质对冷、热、酸、甜和机械等刺激敏感。

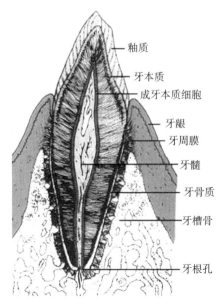

釉质
牙本质
成牙本质细胞
牙龈
牙周膜
牙髓
牙骨质
牙槽骨
牙根孔

图14-6　牙结构模式图

（2）牙釉质（Enamel）：是人体最坚硬的组织，被覆于牙冠表面，无机物约占96%，其余为有机物和水。釉质由釉柱和少量间质组成。釉柱呈棱柱体，从釉质与牙本质交界处，向牙冠表面呈放射状排列。在牙纵磨片中，可见环绕牙尖呈弧形排列的褐色线，称釉质生长线，或称 Retzius 线，这是釉质在形成过程中呈间歇性生长所致。

（3）牙骨质（Cementum）：包在牙根部的牙本质表面，其组织结构与密质骨相似，近牙根部牙骨质较薄。

（4）牙髓（Dental pulp）：由富含血管、淋巴管和神经纤维的疏松结缔组织构成，对牙本质和釉质具有营养作用。牙髓与牙本质间有一层排列整齐的成牙本质细胞。牙髓的神经纤维通过牙根孔进入牙髓腔，部分感觉神经末梢终止于成牙本质细胞，有的进入牙本质小管内。

2. 牙周组织

（1）牙周膜（Peridental membrane）：位于牙根与牙槽骨之间的致密结缔组织，含有粗大的胶原纤维束，一端伸入牙骨质内，另一端与牙槽骨相连，将二者牢固连接。

（2）牙龈（Gingiva）：是口腔黏膜包绕牙颈的部分，由复层扁平上皮和固有层组成。老年人的牙周膜与牙龈常萎缩，引起牙齿松动，牙颈外露。

（四）咽

咽（Pharynx）分为口咽、鼻咽和喉咽三部分，咽壁由黏膜、肌层和外膜组成。

（1）黏膜：由上皮和固有层组成。口咽、喉咽和鼻咽部分区域的黏膜上皮为未角化的复层扁平上皮，鼻咽的大部分主要覆以假复层纤毛柱状上皮。固有层结缔组织中含有丰富的淋巴组织、混合腺以及弹性纤维。

（2）肌层：由内纵行与外斜行或环行排列的骨骼肌组成，其间可有黏液腺。

（3）外膜：为纤维膜，含有丰富的血管和神经纤维。

三、食管

食管是运送口腔食物到胃的通道，其黏膜与黏膜下层突入管腔形成纵行皱襞，食物通过时，皱襞可暂时消失，管腔扩大。

（一）黏膜

1. 上皮

上皮为未角化的复层扁平上皮，其上端与口咽部上皮相连续，在食物通过时起机械性保护作用。下端在与胃的贲门相接处骤然变为单层柱状上皮，是食管癌的好发部位。

2. 固有层

固有层为细密结缔组织，并形成乳头突向上皮，其中胶原纤维和弹性纤维较细。此层内除富含小的血管、淋巴管和神经外，有黏膜下层的食管腺的导管通过。在食管两端的固有层内可见少量的黏液腺。

3. 黏膜肌层

由纵行平滑肌束和其间的弹性纤维网组成。

（二）黏膜下层

黏膜下层为疏松结缔组织，除含血管、淋巴管和神经外，还含有黏液性食管腺，它是一种复管泡状腺，其导管穿过黏膜层，开口于食管腔。食管腺周围可见较多的淋巴细胞，偶见淋巴小结。

（三）肌层

肌层由骨骼肌与平滑肌两种肌组织组成，分内环行与外纵行两层。上 1/3 段为骨骼肌，中 1/3 段为骨骼肌和平滑肌混合，下 1/3 段为平滑肌。食管两端的环行肌增厚，分别形成食管上、下括约肌，具有防止气体进入食管和阻止食物反流的功能。

（四）外膜

外膜为纤维膜。

四、胃

胃由贲门部、胃底、胃体和幽门部组成。进入胃的食物与胃液混合，进行初步消化。胃还具有吸收水、无机盐、糖类和某些药物的功能（图 14-7）。胃的内表面还有许多不规则的皱襞，胃充盈时，皱襞低平，甚至消失。

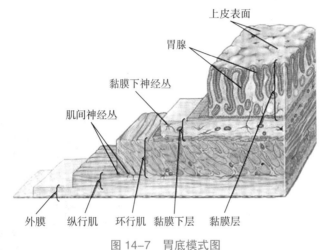

图 14-7　胃底模式图

（一）黏膜

胃黏膜表面有许多纵横交错的浅沟，将黏膜分成许多直径为 2 ～ 6 mm 的胃小区。胃黏膜表面还可见约 350 万个黏膜上皮凹陷形成的胃小凹（Gastric pit）。每个胃小凹底部与 3 ～ 5 条腺体连通。

1. 上皮

上皮为单层柱状上皮，主要由表面黏液细胞（Surface mucous cell）构成。表面黏液细胞的核呈椭圆形，位于细胞基底部，顶部胞质内含大量黏原颗粒，分泌物为黏蛋白，HE 染色时，黏原颗粒不着色，故顶部胞质区呈透明状或空泡状。上皮细胞分泌的黏蛋白在黏膜表面形成一层黏液膜，防止胃液及胃蛋白酶对胃黏膜的损害。相邻柱状上皮细胞之间形成紧密连接，防止胃腔内化学物质进入胃壁。黏液膜与紧密连接共同构成了屏障，起保护作用。胃上皮每 2 ～ 6 天更新一次，脱落的细胞由胃小凹底部及胃腺颈部的未分化细胞增殖补充。

2. 固有层

固有层内有大量排列紧密的胃腺，胃腺与胃腺之间有少量富含毛细血管的结缔组织，除成纤维细胞和巨噬细胞外，还含较多的淋巴细胞和一些肥大细胞、浆细胞、嗜酸性粒细胞以及散在的平滑肌纤维。

根据胃腺所在部位和结构的不同，可分为贲门腺、幽门腺和胃底腺。

（1）胃底腺（Fundic gland）：是产生胃液的主要腺体，分布于胃体和胃底部。胃底腺为单管状或分支管状腺，约有1500万条。每个胃底腺分颈部、体部和底部三部分。颈部短，与胃小凹相连，体部较长，末端膨大为底，直达黏膜肌层。胃底腺由壁细胞、主细胞、颈黏液细胞、内分泌细胞和干细胞组成（图14-8）。

①壁细胞（Parietal cell）：又称泌酸细胞，在胃底腺的颈、体部多见。壁细胞体积大，呈圆锥形，核圆，位于细胞中央，可见双核，HE染色胞质呈强嗜酸性，呈粉红色。电镜下，可见壁细胞游离面细胞膜向内凹陷形成细胞内分泌小管（Intracellular secretory canaliculus），小管开口于腺腔，细胞游离面及小管腔面有大量微绒毛；在细胞内分泌小管附近的胞质中，存在膜性小管与小泡，称微管泡系统（Tubulovesicular system）（图14-9）。细胞内分泌小管和微管泡系统因细胞的功能状态不同而变化。当细胞处于静止期时，细胞内分泌小管多不与腺腔相通，微绒毛短而稀疏，微管泡系统发达；若细胞处于分泌期，细胞内分泌小管开放，长而迂曲，小管内微绒毛增长、增多，微管泡系统随之减少。这表明微管泡系统的膜和细胞内分泌小管的质膜结构是可以融合和相互转换的。此外，壁细胞内还含有丰富的线粒体，为细胞的分泌活动提供足够的能量。

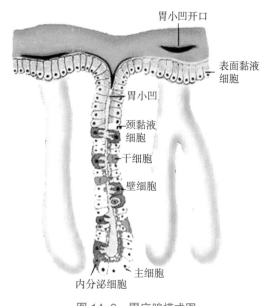

图 14-8　胃底腺模式图

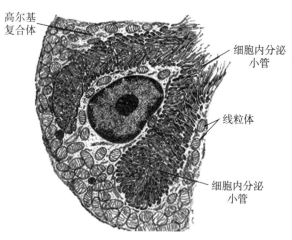

图 14-9　壁细胞电镜结构模式图

壁细胞能合成和分泌盐酸。盐酸能激活胃蛋白酶原，使之转变成有活性的胃蛋白酶；还有杀菌作用，并能刺激胃肠道内分泌细胞的活动和胰液的分泌。人的壁细胞还分泌内因子（Intrinsic factor），这种糖蛋白在胃腔内与食物中的维生素 B_{12} 结合成复合物，使维生素 B_{12} 在肠管内不被酶分解，并能促进回肠吸收维生素 B_{12} 入血，供红细胞生成所需。如内因子缺乏，维生素 B_{12} 吸收障碍，可导致恶性贫血。

②主细胞（Chief cell）：又名胃酶细胞（Zymogenic cell），多分布于胃底腺的底、体部。细胞呈柱状，核圆，位于细胞基部（图14-10），细胞基部的胞质呈强嗜碱性；顶部胞质内酶原颗粒丰富，在HE染色时因颗粒溶解，该部位胞质染色浅淡。电镜下，基部胞质含大量粗面内质网和高尔基复合体（图14-11）。主细胞分泌胃蛋白酶原。

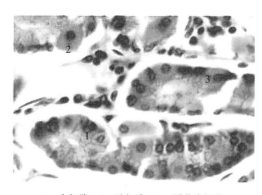

1—主细胞；2—壁细胞；3—颈黏液细胞

图 14-10 胃底腺光镜结构图

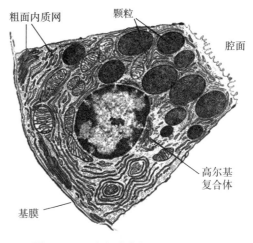

图 14-11 主细胞电镜结构模式图

③颈黏液细胞（Mucous neck cell）：数量少，位于胃底腺顶部，呈楔形夹在其他细胞之间。核扁平，位于细胞基部，顶部胞质中含丰富的黏原颗粒，HE 染色浅淡。其分泌物为可溶性的酸性黏液，对黏膜有保护作用。

④内分泌细胞：主要为 ECL 细胞和 G 细胞，其分泌物主要调节壁细胞的分泌活动。

⑤干细胞（Stem cell）：存在于从胃底腺顶部至胃小凹深部一带，在普通切片中不易辨认，增殖的干细胞有的向上迁移、分化为表面黏液细胞，有的向下迁移或停留在局部，分化为其他胃底腺细胞。

（2）贲门腺（Cardiac gland）：位于近贲门部 1 ~ 3 cm 区域内，为单管或分支管状腺，分泌黏液和溶菌酶。

（3）幽门腺（Pyloric gland）：分布于幽门部宽 4 ~ 5 cm 的区域内，是一种复管泡状腺，由黏液性腺细胞、内分泌细胞及少量壁细胞组成。

以上三种腺体的分泌物共同组成胃液，成人每日分泌量为 1.5 ~ 2.5 L，胃液的 pH 值为 0.9 ~ 1.5，含有盐酸、胃蛋白酶、内因子、黏蛋白、水和电解质等成分。

3. 黏膜肌层

黏膜肌层由内环、外纵两层平滑肌组成。黏膜肌层的收缩有助于固有层腺体的分泌。

（二）黏膜下层

黏膜下层由疏松结缔组织构成，含有较大的血管、淋巴管和神经，还可见成群的脂肪细胞。

（三）肌层

胃肌层较厚，由内斜、中环和外纵三层平滑肌构成。在贲门与幽门处，环行肌增厚，分别形成贲门括约肌和幽门括约肌。

（四）外膜

外膜为浆膜。

五、小肠

小肠是消化和吸收的主要部位，分十二指肠、空肠和回肠。

（一）黏膜

小肠壁的黏膜和黏膜下层向肠腔面突起，形成皱襞，可为环形、半环形或螺旋状走行。黏膜表面有许多细小的肠绒毛（Intestinal villus），长 0.5 ~ 1.5 mm，以十二指肠和空肠头段最发达（图 14-12、图 14-13）。肠绒毛是由黏膜上皮和固有层突向肠腔而成，绒毛表面被覆着单层柱状上皮，其中轴为固有层。绒毛根部的上皮下陷形成小肠腺，小肠腺为单管腺，开口于绒毛之间。

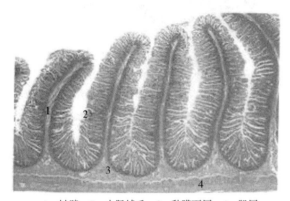

1—皱襞；2—小肠绒毛；3—黏膜下层；4—肌层

图 14-12　空肠光镜结构图（纵切面）

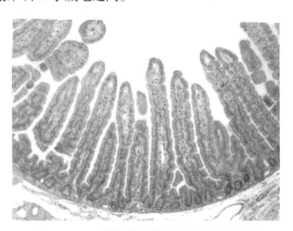

图 14-13　空肠黏膜光镜结构图（小肠绒毛）

1. 上皮

为单层柱状上皮，位于绒毛表面的上皮由吸收细胞、杯状细胞和内分泌细胞组成；肠腺的上皮除上述三种细胞外，尚有潘氏细胞和干细胞（图 14-14）。

（1）吸收细胞（Absorptive cell）：呈高柱状，数目最多。核呈椭圆形，位于基底部。光镜下见细胞的游离面有纹状缘，电镜下由微绒毛构成，微绒毛可使细胞游离面表面积扩大 20 倍以上。吸收细胞还产生一种糖蛋白附于微绒毛表面，即细胞衣，其中有双糖酶和肽酶，并附有胰蛋白酶和胰淀粉酶等，故细胞衣是消化和吸收的重要部位。吸收细胞的胞质中线粒体丰富，滑面内质网和高尔基复合体发达。在相邻吸收细胞间有连接复合体，可阻止肠腔内大分子物质由细胞间隙进入组织，保证了上皮细胞进行选择性吸收。

（2）杯状细胞：散在于吸收细胞之间，数目较少。它分泌黏液，有润滑和保护黏膜的作用。

（3）内分泌细胞：内分泌细胞分布于上皮细胞之间，其种类较多，主要有 S 细胞和 I 细胞。其中 S 细胞分泌促胰液素，能促进胰腺导管上皮细胞分泌水和碳酸氢盐。I 细胞分泌胆囊收缩素—促胰酶素，能促进胰腺外分泌部的浆液性腺泡分泌胰酶，并能引起胆囊平滑肌收缩，促进胆汁排出。

（4）干细胞：位于肠腺下半部。细胞呈柱状。细胞不断增殖、分化，并向上迁移，补充绒毛顶端脱落的上皮细胞。小肠上皮更新周期为 3 ~ 6 天。

2. 固有层

固有层为疏松结缔组织，绒毛中轴内有 1 ~ 2 条纵行的毛细淋巴管，称中央乳糜管（图 14-14）。它以盲端起始于绒毛顶部，另一端穿过黏膜肌进入黏膜下层构成淋巴管丛，它负责吸收和运送乳糜微粒。中央乳糜管周围有丰富的毛细血管网，肠上皮吸收的单糖和氨基酸等主要由此进入血液。绒毛内还有散在的纵行平滑肌纤维，它的舒缩可改变绒毛的长短，有利于血液和淋巴运行及物质的吸收。肠腺上皮内除有吸收细胞和杯状细胞外，还有帕内特细胞、干细胞和内分泌细胞。

帕内特细胞（Paneth cell）：又称潘氏细胞，位于肠腺基底部，常三五成群。细胞呈锥体形，核呈卵圆形，位于基底部；胞质顶部充满粗大的嗜酸性颗粒，内含糖蛋白及溶菌酶等（图14-15）。溶菌酶能溶解肠道细菌的细胞壁，有一定的灭菌作用。

固有层中含有较多的淋巴细胞、浆细胞、巨噬细胞和嗜酸性粒细胞等。

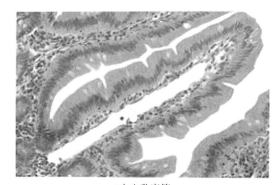

*中央乳糜管

图 14-14　小肠绒毛光镜结构图

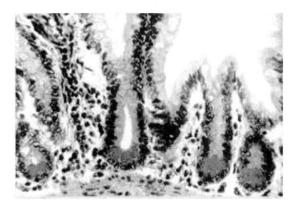

图 14-15　潘氏细胞光镜结构图

3. 黏膜肌层

黏膜肌层由内环行和外纵行两层平滑肌组成。

（二）黏膜下层

黏膜下层结缔组织中有较大的血管和淋巴管。十二指肠的黏膜下层含十二指肠腺，为复管泡状腺，开口于小肠腺底部，其分泌碱性黏液（pH为8.2～9.3），可保护十二指肠黏膜免受胃酸的侵蚀。十二指肠腺还可分泌表皮生长因子（Epidermal growth factor，EGF），促进小肠上皮细胞增殖。

（三）肌层

小肠肌层由内环行和外纵行两层平滑肌组成。

（四）外膜

外膜除十二指肠后壁为纤维膜外，其余均为浆膜。

六、大肠

大肠包括盲肠、阑尾、结肠和直肠，其主要功能是吸收水和无机盐，使食物残渣成为粪便。

（一）盲肠、结肠与直肠

黏膜的上皮是单层柱状上皮，由吸收细胞和大量杯状细胞组成。固有层中含大量肠腺，比小肠的肠腺长1～2倍。肠上皮由吸收细胞、杯状细胞、内分泌细胞和干细胞组成，无帕内特细胞。固有层可见孤立淋巴小结。肌层内环行肌较厚，外纵行肌局部增厚形成三条结肠带。外膜的大部分为浆膜，仅在升结肠与降结肠的后壁及部分直肠为纤维膜（图14-16）。

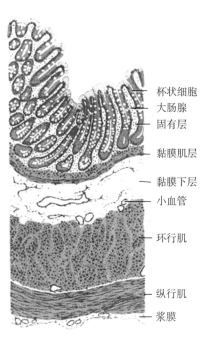

杯状细胞
大肠腺
固有层
黏膜肌层
黏膜下层
小血管
环行肌
纵行肌
浆膜

图 14-16　结肠模式图

（二）阑尾

阑尾的管腔小而不规则。上皮中杯状细胞多；固有层内肠腺短而少，淋巴小结与弥散淋巴组织丰富，并突入黏膜下层，致使黏膜肌层不完整；肌层薄，外覆浆膜（图14-17）。阑尾是具有黏膜免疫功能的器官。

（三）肛管

齿状线以上的肛管黏膜结构与结肠的组织结构相似，仅在肛管上端出现了纵行皱襞。在齿状线处黏膜表面光滑，单层柱状上皮转变为复层扁平上皮。固有层肠腺较长，固有层内淋巴小结很多，常侵入黏膜下层。黏膜下层内有丰富的弹性纤维网。齿状线以下的黏膜层中有丰富的静脉丛，静脉腔大壁薄，且缺少静脉瓣，容易静脉曲张形成痔。直肠下段的内环行肌增厚形成肛门内括约肌；外纵行肌周围有骨骼肌形成的肛门外括约肌。大部分的直肠被浆膜所覆盖（图14-18）。

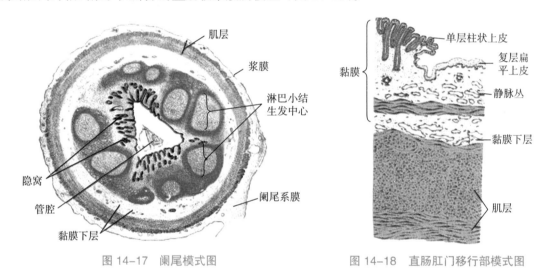

图 14-17　阑尾模式图　　　　　　图 14-18　直肠肛门移行部模式图

七、消化管的淋巴组织

消化道黏膜与外界相通，各种细菌、病毒等病原微生物可随食物进入消化道。它们大部分会被胃液、酶及帕内特细胞分泌的防御素和溶菌酶所破坏。消化管黏膜内含淋巴组织和免疫细胞，以咽、回肠和阑尾等处尤为丰富，构成机体抵御病原微生物的一个重要屏障。消化管淋巴组织又称为肠相关淋巴样组织（Gut-associated lymphoid tissue），包括黏膜淋巴小结，固有层中弥散分布的淋巴细胞、浆细胞、巨噬细胞等，以及肠系膜淋巴结。

八、消化管的内分泌细胞

胃肠道上皮及腺体中分布着许多内分泌细胞，胃幽门部和十二指肠上段尤为丰富。由于胃肠道黏膜面积大，这些细胞的总数甚至超过所有内分泌腺中腺细胞的总和。因此，在某种意义上，胃肠是体内最大、最复杂的内分泌器官。这些细胞可被银或铬盐染色，因此又称为嗜银细胞（Argyrophilic cell）或嗜铬细胞（Chromaffin cell）。其分泌物总称胃肠激素（Gut hormone），可以协调胃肠道自身的消化吸收功能，也参与调节其他器官的生理活动。

胃肠内分泌细胞大多散布于其他上皮细胞之间，呈不规则的锥体形。细胞最显著的形态特点是底部细胞质中含有大量分泌颗粒，故又称为基底颗粒细胞（Basal granulated cell）。分泌颗粒的大小、形状和电子密度依细胞种类而异。绝大多数细胞顶部达到腔面，称为开放型细胞，其游离面上有微绒毛，可感受腔内食物或消化液的刺激而分泌激素；少数细胞顶部被相邻细胞覆盖而未露出腔面，称为闭合型细胞，其主要受胃肠运动的机械刺激或其他激素的调节而改变其内分泌状态。

胃肠的主要内分泌细胞、分泌物及其主要作用见表14-1。

表 14-1 胃肠的主要内分泌细胞

细胞名	分布部位	分泌物	主要作用
D 细胞	胃、肠	生长抑素	抑制其他内分泌细胞的功能活动
D1 细胞	胃、肠	血管活性肠肽	促进离子和水的分泌，增强肠管运动
EC 细胞	胃、肠	5-羟色胺、P 物质	增强胃肠运动
ECL 细胞	胃底	组胺	促进胃酸分泌
G 细胞	幽门、十二指肠	促胃液素	促进胃酸分泌和胃黏膜的增生
I 细胞	十二指肠、空肠	胆囊收缩素 - 促胰酶素	促进胆囊收缩和胰酶分泌
K 细胞	空肠、回肠	抑胃多肽	抑制胃酸分泌
L 细胞	小肠、大肠	肠高血糖素	抑制胃酸分泌，促进胰岛素的释放
S 细胞	十二指肠	促胰液素	促进胰腺的水和碳酸氢盐分泌

本章节理论联系具体临床案例

患者，女性，30 岁。转移性右下腹疼痛 6 小时。患者于 6 小时前无明显诱因出现下腹部疼痛，并持续加重。初为脐周疼痛，3 小时后疼痛转移至右下腹，并出现呕吐。体格检查：体温 38.9 ℃，脉搏 85 次 / 分，呼吸 28 次 / 分，血压 125/80 mmHg。腹肌紧张，麦氏点压痛、反跳痛。实验室检查：WBC 23.5×10^{9}/L，N 89%。诊断：急性阑尾炎。

问题：

阑尾炎的组织学基础是什么？

分析和处理：

阑尾炎是普外科的常见病。阑尾近端与盲肠相通，远端为盲管，因其系膜短小，故阑尾腔弯曲，这种结构上的特点决定了阑尾容易引流不畅。阑尾动脉属于终末血管，与周围血管没有吻合，血液供应不足。如近端有梗阻（胃石、虫卵、肿瘤等阻塞，或胃肠功能紊乱致阑尾近端肌痉挛时），腔内压增高导致淋巴管回流受阻和毛细血管受压，出现组织肿胀、黏膜供血不足、黏膜屏障受损，细菌入侵肠壁，因而出现阑尾炎症的病变。阑尾炎的治疗方法有保守治疗和手术治疗。保守治疗一般采用抗生素及补液治疗，因患者个体差异大，应在医生指导下选择最合适的药物。手术治疗直接将阑尾切除，以防化脓穿孔引起腹膜炎。

本章小结

消化管壁（除口腔与咽）自内向外分为黏膜、黏膜下层、肌层与外膜四层，黏膜由上皮、固有层和黏膜肌层组成。

食管的上皮为复层扁平上皮，黏膜下层中有混合腺，肌层上 1/3 段为骨骼肌，下 1/3 段为平滑肌，

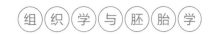

中 1/3 段则两者混合，外膜为纤维膜。

　　胃的上皮为单层柱状上皮，可分泌黏液，起保护作用。细胞间有紧密连接。胃底腺由主细胞、壁细胞、颈黏液细胞、干细胞和内分泌细胞组成，其中主细胞分泌胃蛋白酶原，壁细胞分泌盐酸和内因子。

　　小肠表面形成皱襞、绒毛和微绒毛，扩大吸收表面积。上皮为单层柱状上皮，由吸收细胞、杯状细胞组成，吸收细胞主要吸收营养物质，杯状细胞分泌黏液，有润滑和保护作用。小肠腺含五种细胞，其中潘氏细胞为小肠腺特征性细胞，可分泌防御素和溶菌酶。

　　大肠的上皮为单层柱状上皮，由吸收细胞和杯状细胞组成，吸收细胞主要吸收水分和电解质，杯状细胞多，分泌的黏液起润滑作用。

思考题

　　1. 消化管壁的一般结构分为几层？各层的组织结构和功能意义如何？

　　2. 试述小肠绒毛的结构特点与功能。

　　3. 试述胃底腺的结构与功能。

第十五章　消化腺

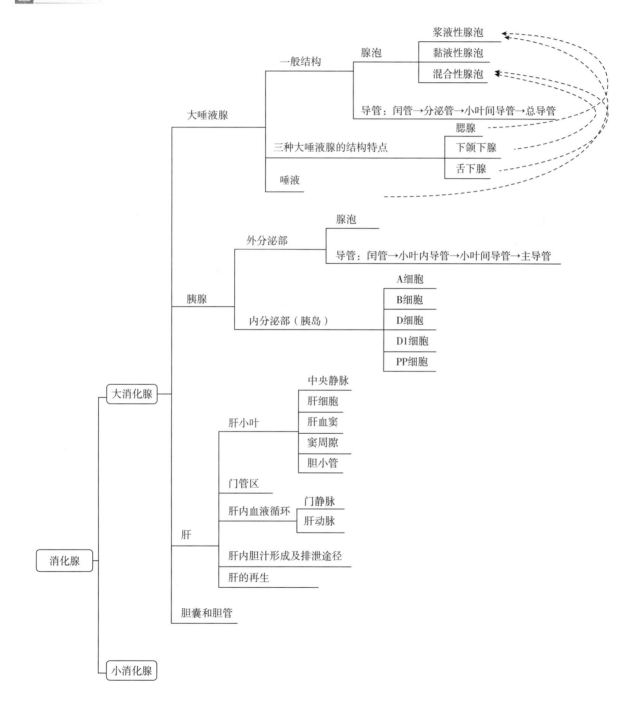

学习目标

1. 掌握：胰腺的结构和功能、胰岛细胞所分泌的激素；肝小叶与门管区的结构；肝细胞、肝血窦的超微结构特点及功能。

2. 熟悉：浆液性腺泡、黏液性腺泡与混合性腺泡的结构和功能。

3. 了解：胰岛细胞的超微结构特点；肝血循环特点。

消化腺（Digestive gland）包括大消化腺和小消化腺。大消化腺即三大唾液腺、胰腺、肝脏。小消化腺则广泛分布于消化管壁内，如食管腺、胃腺、肠腺等。其分泌物均进入消化管参与化学性消化。此外，胰腺还有内分泌功能。

一、大唾液腺

大唾液腺有腮腺、下颌下腺和舌下腺各一对，分泌的唾液经导管进入口腔。

（一）大唾液腺的一般结构

唾液腺为复管泡状腺，被膜为薄层结缔组织，被膜伸入腺内将腺实质分隔为许多小叶。腺实质由腺泡和导管组成。腺的间质是结缔组织及分布在导管和腺泡间的血管、淋巴管和神经（图15-1）。

1. 腺泡

腺泡（Acinus）由单层锥形的腺细胞围成，在腺细胞与基膜间有肌上皮细胞。肌上皮细胞是一种扁平的星状细胞，其细长的突起环抱腺泡，肌上皮细胞的收缩有助于腺腔内分泌物的排出。腺泡分浆液性、黏液性和混合性三种类型。

2. 导管

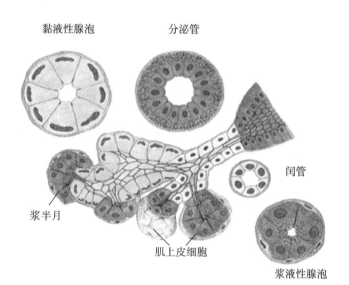

图 15-1　唾液腺腺泡与导管结构模式图

通常包括闰管、纹状管、小叶间导管和总导管。

（1）闰管（Intercalated duct）：导管起始部，直接与腺泡相连，管径最细，管壁由单层扁平或立方上皮构成。

（2）纹状管（Striated duct）：又称分泌管（Secretory duct），与闰管相连，管壁由单层高柱状上皮构成，胞质呈嗜酸性。核圆，位于细胞顶部。细胞基部有纵纹，电镜下为质膜内褶及纵行排列的线粒体，该结构利于水和电解质的转运。分泌管能吸 Na^+ 排 K^+，以及重吸收或排出水分，故有调节唾液电解质含量和唾液量的功能。

（3）小叶间导管与总导管：分泌管汇合形成小叶间导管，行走于小叶间结缔组织内，管径粗，管腔较大，初为单层柱状上皮，后逐渐移行为假复层柱状上皮。小叶间导管逐级汇合，最后形成一条或几条总导管开口于口腔。

（二）三种大唾液腺的结构特点

1.腮腺

腮腺为纯浆液性腺，闰管长，分泌管短，分泌物富含淀粉酶（图 15-2）。

2.下颌下腺

下颌下腺为混合性腺，以浆液性腺泡为主，黏液性腺泡和混合性腺泡较少，闰管短，纹状管发达。分泌物含黏液及唾液淀粉酶。

3.舌下腺

舌下腺亦为混合性腺，以黏液性腺泡和混合性腺泡为主，无闰管，纹状管短。分泌物以黏液为主。

二、胰腺

（一）胰腺的一般结构

胰腺表面有薄层结缔组织被膜，结缔组织深入腺内，将实质分隔为许多小叶。胰腺实质由外分泌部和内分泌部组成。外分泌部构成胰腺的大部分，其功能主要是分泌胰液，胰液内含多种消化酶，经胰管进入十二指肠，参与食物的消化。内分泌部是散在于外分泌部之间的细胞团，称胰岛，其分泌的激素进入血液或淋巴液，主要参与糖代谢的调节（图 15-3）。

（二）外分泌部

胰腺的外分泌部为纯浆液性复管泡状腺。

1.腺泡

胰腺泡细胞（Pancreatic acinar cell）具有典型的浆液性腺细胞形态特点，可分泌多种消化酶，如胰蛋白酶原、胰淀粉酶、胰脂肪酶、核酸酶等，他们分别消化食物中的各种营养成分。腺泡腔内有浅染的扁平或立方形上皮细胞，称泡心细胞（Centroacinar cell），是闰管上皮细胞延伸至腺泡腔内形成的。

2.导管

导管由闰管、小叶内导管、小叶间导管和主导管构成。闰管细长，它一端突入腺泡腔内成为泡心细胞，另一端与小叶内导管相连。小叶内导管出小叶后汇成小叶间导管，最后形成主导管开口于十二指肠大乳头。导管上皮从单层扁平上皮逐渐移行为单层立方、单层柱状上皮。导管上皮能分泌水和电解质，其分泌活动受小肠 S 细胞分泌的促胰液素的调节。

（三）内分泌部——胰岛

胰岛（Pancreas islet）是由内分泌细胞组成的球形细胞团。成人约有 100 多万个胰岛，散布于腺泡之间，借少量网状纤维与腺泡分隔。胰岛大小不等，大的有数百个细胞，小的仅几十个细胞。HE 染色

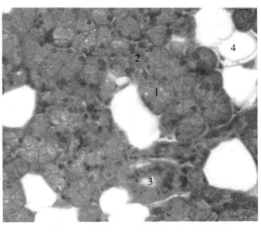

1—腺泡；2—闰管；3—纹状缘；4—脂肪细胞
图 15-2 腮腺光镜结构图（高倍）

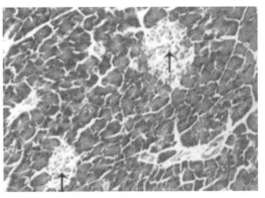

低倍：由许多腺小叶组成，外分泌部占大部分，少部分为胰岛（↑）散在外分泌部之间
图 15-3 胰腺光镜结构图

147

浅淡，易与外分泌部鉴别。细胞间有丰富的有孔毛细血管。人的胰岛有 A、B、D、PP、D1 五种主要细胞，常用免疫组化法进行鉴别。

1. A 细胞

A 细胞约占胰岛细胞总数的 20%，多分布于胰岛周边。细胞较大，A 细胞分泌胰高血糖素（Glucagon），能促进肝细胞糖原分解为葡萄糖，并抑制糖原合成，使血糖升高，满足机体活动时能量的需要。

2. B 细胞

B 细胞约占胰岛细胞总数的 70%，主要位于胰岛中央（图 15-4）。B 细胞分泌胰岛素（Insulin），主要作用是促进葡萄糖在肝细胞、脂肪细胞内合成糖原或转化为脂肪储存，使血糖降低。

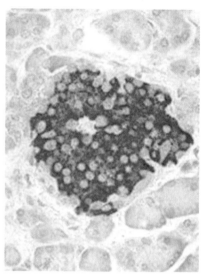

3. D 细胞

D 细胞数量少，约占胰岛细胞总数的 5%。D 细胞分布于 A、B 细胞之间，分泌生长抑素（Somatostatin）。生长抑素能通过旁分泌或直接经缝隙连接对 A 细胞与 B 细胞等的分泌活动起抑制作用。此外，生长抑素还可进入血液循环，对胰岛及远处的靶细胞功能起调节作用。

4. PP 细胞

数量很少，主要存在于胰岛周边部。PP 细胞分泌胰多肽（Pancreatic polypeptide），具有抑制胃肠运动、胰液分泌及胆囊收缩的作用。

图 15-4　人胰岛 B 细胞光镜结构图

5. D1 细胞

D1 细胞主要位于胰岛周围，极少，可分泌血管活性肠肽（Vasoactive intestinal peptide，VIP）。动物试验证实 VIP 能引起胰腺腺泡细胞分泌，亦能刺激胰岛素和胰高血糖素的分泌。

三、肝

（一）肝的一般结构

肝是人体内最大的腺体。作为消化腺，肝脏分泌胆汁参与脂肪的消化，并能参与体内多种物质代谢及生物转化、合成血浆蛋白等。此外，肝是清除有害物质的重要场所。在胚胎时期肝是造血器官。

肝的表面大部分覆以浆膜，其下方是致密结缔组织被膜，富有弹性纤维。肝门处的结缔组织（内含门静脉、肝动脉和肝管的分支）入肝实质后，将肝实质分隔成许多肝小叶，肝小叶之间有门管区（图 15-5）。

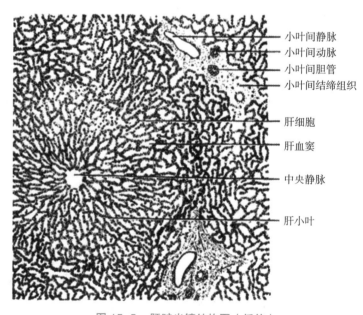

小叶间静脉
小叶间动脉
小叶间胆管
小叶间结缔组织
肝细胞
肝血窦
中央静脉
肝小叶

图 15-5　肝脏光镜结构图（低倍）

（二）肝小叶

肝小叶（Hepatic lobule）是肝的基本结构单位，呈多面棱柱体，成人肝脏含 50 万 ~ 100 万个肝小叶。每个肝小叶的中央有一条贯穿其长轴的静脉，称中央静脉（图 15-6）。肝细胞是构成肝小叶的主要成分。肝细胞以中央静脉为中心，呈单行放射状排列，形成凹凸不平的有孔板状结构，称肝细胞板或肝板（Hepatic plate），相邻肝板互相吻合成网。在肝小叶的周边，有一层肝板比较平整，称为界板（Limiting plate）。在组织切片中，肝板的切面呈索状，称肝细胞索（Hepatic cord）（图 15-7）。肝板之间为肝血窦，肝血窦经肝板上的孔互相连通，吻合成网。在肝板内，相邻肝细胞的细胞膜局部凹陷，形成胆小管，胆小管也相互吻合成网。

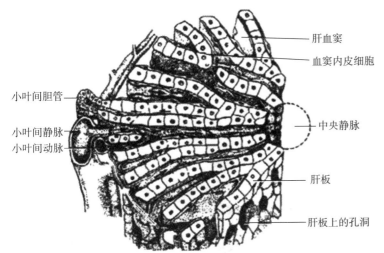

图 15-6　肝小叶立体结构模式图

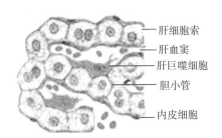

图 15-7　肝细胞索与肝血窦结构模式图

1. 中央静脉

中央静脉（Central vein）为小静脉，管壁多孔呈筛状，管壁上有许多肝血窦的开口。

2. 肝细胞

肝细胞（Hepatocyte）体积较大，直径 20 ~ 30 μm，呈多面形。肝细胞有三种不同的功能面，即细胞连接面、胆小管面和血窦面。相邻肝细胞的连接面借紧密连接、桥粒和缝隙连接相连。肝细胞的胆小管面和血窦面有微绒毛（图 15-8）。

HE 染色的标本中，肝细胞胞质丰富，呈嗜酸性，胞质内有嗜碱性团块。肝细胞核大而圆，居中，核膜清楚，染色质稀疏，有 1 ~ 2 个核仁。多数肝细胞为单核，也可见双核。

肝细胞是高度分化的细胞。细胞器发达，还有多种包含物。

（1）线粒体：每个肝细胞约有 2000 个线粒体，遍布胞质内，为肝细胞的各种功能活动提供能量。

（2）粗面内质网：成群分布于胞质内，粗面内质网膜上附有密集的核糖体，是肝细胞合成蛋白质的场

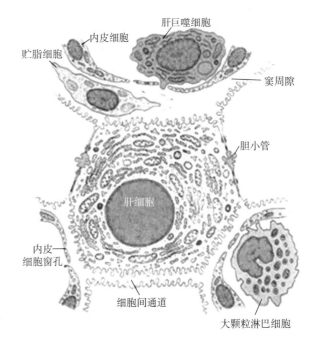

图 15-8　肝细胞及周围微细结构模式图

所。血浆中的白蛋白、纤维蛋白原、凝血酶原等蛋白质均由肝细胞合成和分泌。

（3）高尔基复合体：参与肝细胞蛋白质的储存加工和胆汁的分泌等活动。

（4）滑面内质网：广泛分布于细胞质内，滑面内质网上分布有多种酶，如氧化还原酶、水解酶等，这些酶参与有机物的生物转化。

（5）溶酶体：数量较多，大小不一。肝细胞的溶酶体功能活跃，除了参与肝细胞的自噬和异噬过程外，还参与胆红素的转运，并具有储铁功能。

（6）微体：为圆形小体，大小不等，微体内含有多种氧化酶，其中主要是过氧化氢酶和过氧化物酶，它们能把细胞在代谢过程中产生的过氧化氢还原成水，以消除其对细胞的毒性作用。

（7）包含物：肝细胞有糖原、脂滴、脂褐素和胆色素等多种包含物，其含量随机体的不同生理状况而出现变化。

3. 肝血窦

肝血窦（Hepatic sinusoid）位于肝板之间，互相吻合成网，腔大而不规则。血液经血窦汇入中央静脉。血窦壁主要由内皮细胞构成。窦腔内除流经的血细胞外，还有定居的肝巨噬细胞。

肝巨噬细胞亦称库普弗细胞（Kuppffer cell），由血液中的单核细胞分化而来，具有一般巨噬细胞的形态特点和功能。肝巨噬细胞具有变形运动和活跃的吞噬能力，能吞噬和清除血液中衰老的红细胞和血小板及来自门静脉的细菌和异物，并可监视和抑制肿瘤发生，它是体内的一道重要防线。

4. 窦周隙

窦周隙（Perisinusoidal space），又称迪赛间隙（Disse space），是血窦的内皮细胞与肝细胞之间宽约 0.4 μm 的间隙（图 15-9）。在肝小叶内，窦周隙互相连通成网。窦周隙内充满从血窦内渗出的血浆成分，肝细胞表面的微绒毛浸于其中，是肝细胞与血浆进行物质交换的场所。

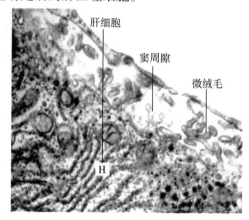

图 15-9　窦周隙电镜结构图

在窦周隙内，尚可见散在的网状纤维，起支持作用；还可见散在的星形细胞，称贮脂细胞（Fat-storing cell）。细胞形状不规则，有突起，HE 染色下不易辨认。电镜下贮脂细胞内含许多大小不等的脂滴，其主要功能是储存维生素 A。此外，胞质内粗面内质网和高尔基复合体较发达。在病理情况下，贮脂细胞分裂增殖，并转化为成纤维细胞，在肝纤维化病变中起重要作用。

5. 胆小管

胆小管（Bile canaliculus）是由相邻肝细胞膜局部凹陷形成的微细管道，在肝板内互相吻合成网，在 HE 染色的标本中不易识别，用银染法或组织化学法可显示。

电镜下，可见胆小管管壁由相邻肝细胞膜局部凹陷形成，此处肝细胞表面有少量微绒毛突入管腔中，肝细胞分泌的胆汁由此排入胆小管。胆小管周围的相邻肝细胞膜彼此间形成紧密连接和桥粒，以封闭胆小管，防止胆汁溢入血窦。当肝细胞发生炎症、坏死或胆道堵塞时，胆小管的正常结构被破坏，使胆汁溢出并可经窦周隙进入血液而出现黄疸。

（三）门管区

在相邻肝小叶的结缔组织内常有三种相伴行的管道，分别是小叶间动脉、小叶间静脉和小叶间胆管，该区域称为门管区（图 15-10）。小叶间动脉是肝动脉的分支，腔小壁厚，有数层平滑肌；小叶间静脉是门静脉的分支，腔大壁薄，可见少量散在的平滑肌；小叶间胆管是肝管的分支，管径细，管壁由单层立方上皮组成。门管区内还有小淋巴管和神经穿行。

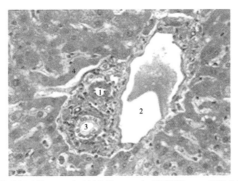

1—小叶间动脉；2—小叶间静脉；3—小叶间胆管；4—库普弗细胞

图 15–10 肝门管区光镜结构图

（四）肝内血液循环

肝脏有两套血管，分别是门静脉和肝动脉。

1. 门静脉

门静脉是肝的功能性血管，主要收集来自消化道的静脉血，血液内含有从胃肠道吸收的营养物质，供肝细胞储存和加工。门静脉的血占肝总血量的 3/4，入肝后分支形成小叶间静脉，小叶间静脉再分支成为终末门微静脉，开口于血窦。

2. 肝动脉

肝动脉是肝的营养性血管，血流量占肝总血量的 1/4，肝动脉入肝后，分支成为小叶间动脉，小叶间动脉分支形成终末肝微动脉，后与血窦相连。

肝血窦的血液与肝细胞进行充分的物质交换后，汇入中央静脉，后者再汇合成小叶下静脉，最后汇入肝静脉出肝。

（五）肝内胆汁形成及排泄途径

肝细胞分泌的胆汁进入胆小管后，从小叶中央向周边部输送。在肝小叶边缘处，胆小管汇合成若干短小的管道，称肝闰管。在横断面上可见肝闰管管壁由 2 ~ 4 个立方上皮细胞围成，肝闰管具有一定的分泌和转运物质的功能。肝闰管与小叶间胆管相连，最后汇集为左、右肝管出肝。

（六）肝的再生

肝的重要特征之一是它具有强大的再生能力。正常成人的肝细胞是一种长寿命细胞，极少见分裂象。但在肝受损害后，尤其在肝部分（2/3）切除后，在残余肝不发生炎症和纤维增生的情况下，肝细胞迅速出现快速活跃的分裂增殖，并能精确地调控自身体积的大小，一般可在半年内恢复到正常肝体积。

四、胆囊和胆管

（一）胆囊

胆囊壁自内而外由黏膜、肌层和外膜组成（图 15–11）。胆囊具有储存和浓缩胆汁的功能，容量为40 ~ 60 mL。

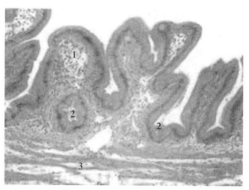

1—黏膜皱襞；2—黏膜窦；3—肌层

图 15–11　胆囊光镜结构图

1. 黏膜

上皮为单层柱状上皮，上皮细胞游离面有微绒毛，胞质有丰富的线粒体。固有层为薄层结缔组织，富含血管、神经。胆囊的黏膜形成很多皱襞，皱襞间上皮向固有层凹陷，称黏膜窦，类似黏液腺，能分泌黏液。

2. 肌层

肌层由内环、外纵两层平滑肌组成。

3. 外膜

外膜较厚，大部分为浆膜。

（二）胆管

胆管包括肝内胆道和肝外胆道，肝外胆道包括肝管、胆囊管和胆总管，它们的组织结构大致相同，也可分为黏膜、肌层和外膜。上皮为单层柱状上皮，胆总管的上皮内可见杯状细胞；固有层为薄层结缔组织；肌层由排列不规则的平滑肌组成。胆总管与胰管汇合后进入十二指肠，局部扩大形成肝胰壶腹，此处的环行平滑肌增厚，形成壶腹括约肌，此括约肌的收缩和舒张，可控制胆汁和胰液的排出。

📖 本章节理论联系具体临床案例

患者，男性，45 岁。急性左上腹痛 3 小时。患者于 3 小时前，因暴饮暴食左上腹刀割针刺样疼痛，呕吐，并向背部放射。入院查体：面黄，体温 38.1 ℃，腹软，上腹压痛，无肌紧张。实验室检查：血、尿淀粉酶增高，CT 检查提示胰腺体积增大。诊断：急性胰腺炎。

问题：

1. 急性胰腺炎是由什么引起的？

2. 急性胰腺炎时胰腺的组织结构会发生什么样的改变？

分析和处理：

1. 急性胰腺炎是常见的急腹症之一，是一种多种病因（如胆道疾病、大量饮酒或暴饮暴食等）均可引起的胰腺组织自身消化的急性炎症，伴或不伴其他器官功能改变。

2. 胰腺炎轻症者胰腺呈现局限或弥漫性水肿、变硬，被膜张力增高，表面充血。显微镜下见腺泡、间质水肿，炎症细胞浸润，出血坏死灶散在。胰腺炎重症者表现为胰腺高度充血、水肿，呈紫黑色。胰腺组织内有大片出血坏死灶、大量的炎症细胞浸润。

处理：一般治疗（禁食、胃肠减压、吸氧、营养支持等）、药物治疗（包括镇痛、质子泵抑制剂、生长抑素及其类似物、蛋白酶抑制剂和抗生素等）、手术治疗（主要在一些严重的情况下，如胰腺坏死或其他并发症。）

本章小结

消化腺由唾液腺、胰腺、肝脏、胆囊和分布于消化管壁内的许多小消化腺组成，参与人体的消化、吸收、代谢等功能。唾液腺起润滑口腔和食物的作用。

胰腺有外分泌部和内分泌部。外分泌部分泌含消化酶的胰液进入十二指肠。胰腺内分泌部，即胰岛。人胰岛主要有 A、B、D、PP、D1 五种细胞。A 细胞分泌胰高血糖素，能促进肝细胞的糖原分解为葡萄糖，并抑制糖原合成，使血糖浓度升高。B 细胞分泌胰岛素，主要促进葡萄糖在肝细胞、脂肪细胞内合成糖原或转化为脂肪贮存，使血糖降低。

肝实质由许多肝小叶和门管区组成。肝小叶为肝的基本结构和功能单位，中央有中央静脉，周围有肝索（或肝板）和肝血窦。胆小管位于肝细胞相邻面，并在肝板内连接成网。窦周隙是肝血窦内皮细胞与肝细胞之间的狭小间隙，又称 Disse 隙，是肝细胞与血液之间进行物质交换的场所。贮脂细胞位于窦周隙，有产生胶原的功能。门管区位于肝小叶周围，有较多的结缔组织，含有小叶间静脉、小叶间动脉和小叶间胆管，还有淋巴管和神经纤维。每个肝小叶的周围一般有 3 ~ 5 个门管区。

思考题

1. 比较浆液性腺泡、黏液性腺泡和混合性腺泡的结构特点。
2. 何谓胰岛？它由哪些细胞组成？有何功能？
3. 试述肝脏的一般组织结构，详述肝小叶的组织结构与功能。
4. 试述肝细胞超微结构和细胞间连接及其与胆小管、窦周隙、血窦的相互关系。
5. 试述窦周隙的定义、结构及其功能。

第十六章 呼吸系统

思维导图

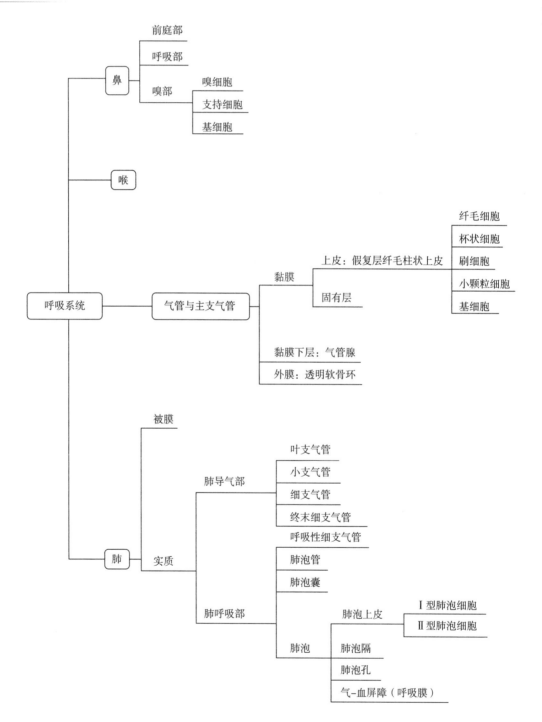

学习目标

1. 掌握：气管和支气管管壁的结构与功能；肺导气部和呼吸部的组成及各部分的结构特点与功能；肺导气部的变化规律；肺泡的超微结构与功能；气–血屏障的结构组成与功能。

2. 熟悉：肺间质、肺泡隔的组成及特点。

3. 了解：鼻黏膜和喉的组成结构。

第一节 概　述

呼吸系统（Respiratory system）由鼻、咽、喉、气管、主支气管和肺组成，可分为导气部和呼吸部（图16-1）。从鼻腔到肺内的终末细支气管为导气部，具有传导气体和净化吸入空气的功能；从肺内的呼吸性细支气管至末端的肺泡为呼吸部，是气体交换的部位，其特征是管壁均与肺泡相连，肺泡是血液与吸入空气进行气体交换的场所。此外，鼻还有嗅觉功能，喉与发音有关。除了呼吸功能之外，肺还有其他功能，统称为非呼吸功能，即参与多种物质的分泌合成与代谢。

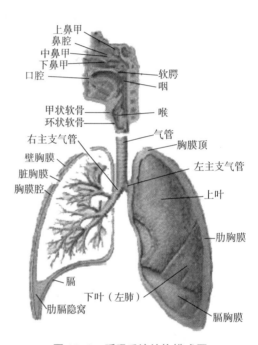

图 16-1　呼吸系统结构模式图

第二节 鼻

鼻既是呼吸器官，又是嗅觉器官。鼻外表面的皮肤较厚，富含皮脂腺和汗腺，是痤疮和疖肿好发部位。鼻腔各部的内表面覆以黏膜，黏膜由上皮和固有层组成，黏膜深部与软骨膜、骨膜或骨骼肌相连。根据结构和功能的不同，鼻黏膜可分为前庭部、呼吸部和嗅部。

一、前庭部

前庭部（Vestibular region）为鼻腔的入口处，是邻近外鼻孔的部分。鼻翼内表面为未角化的复层扁平上皮，近外鼻孔处上皮与皮肤相移行，出现角化，并有鼻毛和皮脂腺等。鼻毛可阻挡吸入气体中的尘埃等异物，是过滤吸入空气的第一道屏障。固有层为致密结缔组织，深部与软骨膜直接相贴，发生疖肿时疼痛剧烈。

二、呼吸部

呼吸部（Respiratory region）是上鼻甲以下的部位，占鼻黏膜的大部分，因血管丰富而呈淡红色。上皮为假复层纤毛柱状上皮，杯状细胞较多，基膜较厚。固有层为疏松结缔组织，内含混合腺，称鼻腺（Nasal gland）。此外，固有层还有丰富的静脉丛和淋巴组织。腺体的分泌物和静脉丛可湿润和温暖吸入的空气。患鼻炎时，静脉丛异常充血，黏膜水肿，分泌物增多，鼻道变窄，通气困难。

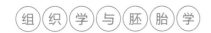

三、嗅部

嗅部（Olfactory region）位于鼻腔后上 1/3，即鼻中隔上部两侧、上鼻甲及鼻腔顶部。活体嗅黏膜呈棕黄色，人嗅黏膜的总面积约为 2 cm^2，有些动物的嗅黏膜面积较大，如狗约为 100 cm^2，故狗的嗅觉特别发达。嗅黏膜由上皮和固有层组成。上皮为假复层柱状上皮，又称嗅上皮，比呼吸部上皮略厚，内有嗅细胞（Olfactory cell）、支持细胞和基细胞。

（一）嗅细胞

嗅细胞呈梭形，夹在支持细胞之间，为双极神经元，是一种感受嗅觉的感觉神经元，其树突细长伸至上皮表面，末端膨大形成嗅泡，其表面伸出 10 ~ 30 根较长的纤毛，称嗅毛。由于嗅毛内的微管缺乏动力臂，故不能摆动，而是倒伏、浸埋于上皮表面的嗅腺分泌物中，能感受不同化学物质的刺激，使嗅细胞产生冲动。嗅细胞基部的轴突穿过基膜进入固有层，其外周由一种称为嗅鞘细胞的神经胶质细胞包裹，构成无髓神经纤维，许多条无髓神经纤维组成嗅神经。嗅细胞产生的冲动经嗅神经传入中枢，产生嗅觉。

（二）支持细胞

支持细胞数目最多，呈高柱状，其顶部宽大，基部较细，细胞游离面有许多微绒毛。核呈卵圆形，位于细胞上部，胞质内线粒体较多，常见黄色色素颗粒。支持细胞具有支持、分隔、营养和保护嗅细胞的功能，相当于神经胶质细胞。

（三）基细胞

基细胞位于上皮基底部，呈圆形或锥体形，可增殖分化为支持细胞和嗅细胞。

固有层为薄层结缔组织，富含血管、淋巴管和神经，并有许多浆液性嗅腺，嗅腺不断分泌浆液，清洗上皮表面并能溶解空气中的化学物质，使嗅细胞保持对物质刺激的敏感性。慢性鼻炎患者嗅腺黏液性化生、分泌浆液的功能下降，因此出现嗅觉障碍。

第三节　喉

喉既是呼吸器官，又是发音器官。喉以软骨为支架，软骨之间借韧带、肌肉或关节相连。会厌表面覆盖黏膜，内部为会厌软骨（弹性软骨）。会厌舌面及喉面上部的黏膜上皮为复层扁平上皮，其舌面上皮内有味蕾，喉面基部上皮为假复层纤毛柱状上皮。固有层为疏松结缔组织，内有较多弹性纤维，还有混合腺和淋巴组织。固有层深部与会厌软骨的软骨膜相连。

喉侧壁黏膜形成上下两对皱襞，即室襞和声襞，二者之间的空腔为喉室。室襞黏膜上皮为假复层纤毛柱状，夹有杯状细胞。固有层和黏膜下层均为疏松结缔组织，有较多混合腺和淋巴组织。喉室的黏膜和黏膜下层的结构与室襞基本相同。声襞又称声带，分膜部和软骨部。膜部在声襞的游离缘，较薄；软骨部在声襞的基部。膜部黏膜上皮为复层扁平上皮；固有层较厚，其浅层疏松，炎症时易发生水肿，深层为致密结缔组织，内含大量平行排列的弹性纤维，形成了致密板状结构，称声韧带。固有层下方的骨骼肌构成声带肌。膜部是声带振动的主要部位，也是声带小结、息肉和水肿的好发部位。软骨部的黏膜结构与室襞基本相同。

第四节 气管与主支气管

气管和主支气管为肺外的气体通道，其管壁结构相似，由内向外依次分为黏膜、黏膜下层和外膜三层（图 16-2）。

一、气管

（一）黏膜

黏膜由上皮和固有层构成。上皮为假复层纤毛柱状上皮，含纤毛细胞、杯状细胞、刷细胞、小颗粒细胞、基细胞（图 16-3）。固有层含较多弹性纤维，并常见许多淋巴细胞、浆细胞和肥大细胞，其中浆细胞分泌的 IgA 能与上皮细胞的分泌物结合成 sIgA，可杀灭细菌和减弱病毒对上皮的感染能力。sIgA 分泌量因人而异，合成 sIgA 低下的人容易发生呼吸道感染。

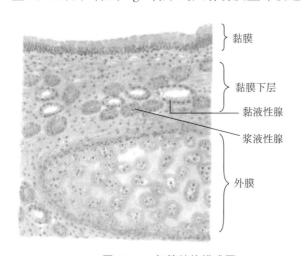

图 16-2 气管结构模式图

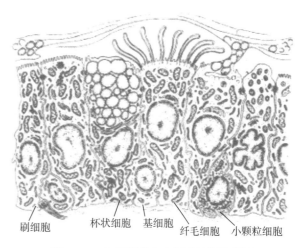

图 16-3 气管黏膜上皮超微结构模式图

1. 纤毛细胞（Ciliated cell）

纤毛细胞数量最多，呈柱状，游离面有密集的纤毛，纤毛能向咽部快速摆动，将黏液及附于其上的尘埃、细菌等异物推向咽部而被咳出，从而净化呼吸道。当吸入有害气体、长期吸烟或有慢性支气管炎时，均能使纤毛减少、变形、膨胀或消失。

2. 杯状细胞（Goblet cell）

杯状细胞位于纤毛细胞之间，数量约为纤毛细胞的 1/5，形态类似于肠道杯状细胞。其分泌的黏液与气管腺的分泌物覆盖在黏膜表面，与纤毛等结构共同构成黏液—纤毛清除系统，可黏附、溶解并清除吸入空气中的尘埃颗粒、细菌和有毒气体等。

3. 刷细胞（Brush cell）

刷细胞呈柱状，游离面有排列整齐的微绒毛，形如刷状。此种细胞的功能尚无定论。有人认为刷细胞可能是未成熟的纤毛细胞，也有人发现刷细胞的基底面与感觉神经末梢形成突触，故推断其可能有感受刺激的功能。

4. 小颗粒细胞（Small granule cell）

小颗粒细胞数量少，呈锥体形，散在于上皮深部，是一种内分泌细胞。HE 染色不易与基细胞区别。电镜下，胞质内有许多膜包被的致密分泌颗粒，内含 5- 羟色胺、蛙皮素等物质，可调节呼吸道和血管壁平滑肌的收缩和腺体的分泌。

5. 基细胞（Basal cell）

基细胞位于上皮的深部，细胞矮小，呈锥形。基细胞是一种未分化的细胞，具有增殖、分化的能力，可分化形成上皮中其他类型的细胞。

（二）黏膜下层

黏膜下层为疏松结缔组织，内含较多的混合性腺，又称气管腺。气管腺中黏液性腺细胞分泌的黏液参与构成表面黏液层；浆液性腺细胞分泌的稀薄浆液位于黏液层下方，有利于纤毛摆动。此外，腺体分泌物中还有溶菌酶，参与机体的免疫防御。慢性支气管炎患者黏膜下层腺体增加，分泌旺盛，可出现大量咳痰症状。

（三）外膜

外膜较厚，气管由 16 ~ 20 个 C 字形透明软骨环和结缔组织构成（左主支气管有 7 ~ 8 个软骨环，右主支气管有 4 ~ 5 个软骨环）。软骨环间以膜状韧带相连，韧带内含较多弹性纤维，使气管可做纵向伸展。软骨环缺口朝向气管背侧，由弹性纤维和平滑肌束连接。咳嗽反射时，平滑肌收缩，气管腔缩小，有助于痰液的清除。

气管的功能：①软骨作支撑，保持管腔通畅；②纤毛和黏液有净化空气的作用；③分泌 sIgA，有免疫防御作用；④小颗粒细胞有内分泌作用。

二、主支气管

主支气管管壁结构随着管腔变小，管壁变薄，三层分界不明显；环状软骨、气管腺相应减少，而平滑肌纤维逐渐增多，呈螺旋形排列。

第五节　肺

肺的表面被覆一层光滑的浆膜，即胸膜脏层。肺组织可分为间质和实质。间质是指肺内结缔组织及其中的神经、血管和淋巴管等。肺实质是指肺内支气管的各级分支及其末端的肺泡。支气管自肺门入肺后，反复分支，以支气管为第 1 级，每一次分支即为 1 级，共有 24 级，支气管依序分支成叶支气管（第 2 级）、段支气管（第 3 ~ 4 级）、小支气管（第 5 ~ 10 级）、细支气管（第 11 ~ 13 级）、终末细支气管（第 14 ~ 16 级）、呼吸性细支气管（第 17 ~ 19 级）、肺泡管（第 20 ~ 22 级）、肺泡囊（第 23 级）和肺泡（第 24 级）。这一系列的分支形如一棵倒置的大树，故称支气管树（图 16-4）。从叶支气管到终末细支气管为肺导气部；由呼吸性细支气管到肺泡为肺呼吸部，其特点是管壁上均有肺泡，是进行气体交换的主要场

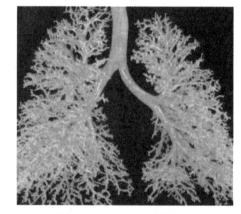

图 16-4　支气管树结构图

所。每一个细支气管及其分支和肺泡构成一个肺小叶（Pulmonary lobule），其尖朝向肺门，底部朝向肺表面，周围有结缔组织包绕。每叶肺有 50 ~ 80 个肺小叶。肺小叶是肺的结构单位，也是肺病理变化的基础。临床上称仅累及若干肺小叶的炎症为小叶性肺炎。

一、肺导气部

肺导气部的各段管道随支气管分支，管径逐渐变小，管壁变薄，结构愈趋简单。

（一）叶支气管至小支气管

管壁结构与主支气管基本相似，但管壁渐薄，管径渐小，三层结构分界不明显。黏膜上皮仍为假复层纤毛柱状，但杯状细胞逐渐减少。固有层变薄，其外侧出现少量环行平滑肌束，但尚未形成完整环行层。黏膜下层气管腺逐渐减少。外膜结缔组织内的软骨由完整的气管软骨变为不规则的软骨片（图16-5）。

（二）细支气管至终末细支气管

管壁更薄，管径更小，细支气管内径约为 1 mm，终末细支气管内径约为 0.5 mm。上皮由细支气管的单层纤毛柱状上皮逐渐变成终末细支管的单层柱状上皮；细支气管的杯状细胞、腺体、软骨片逐

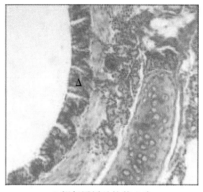

Δ假复层纤毛柱状上皮

图16-5 叶支气管光镜结构图

渐减少甚至消失，至终末细支气管全部消失。细支气管环行平滑肌明显增加，到终末细支气管形成完整环行平滑肌层，黏膜皱襞明显（图16-6、图16-7）。平滑肌可以改变管径大小，调节进入肺小叶的气流量，支气管哮喘发作时，平滑肌收缩痉挛导致气道狭窄。

终末细支气管的上皮由两种细胞组成，即纤毛细胞和分泌细胞。分泌细胞又称克拉拉细胞（Clara cell），游离面略高于纤毛细胞，呈圆顶状凸向管腔，电镜下，顶部胞质内可见发达的滑面内质网和分泌颗粒。滑面内质网有解毒功能，可对吸入的有毒物质（如 NO_2）进行生物转化；分泌颗粒含蛋白水解酶，可分解管腔中的黏液，利于排出。

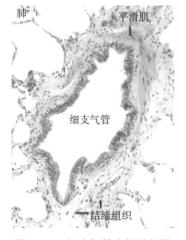

图16-6 细支气管光镜结构图

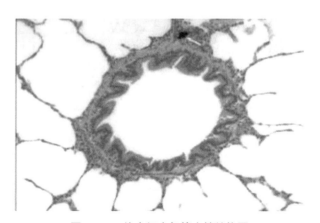

图16-7 终末细支气管光镜结构图

因此，导气部自上而下出现了一系列适应气体交换的变化：①管壁和上皮由厚变薄；②杯状细胞和气管腺由多到少至消失；③透明软骨由半环状到片状、粒状至消失；④平滑肌由少到多至完整一层（表16-1）。

表 16-1　导气部管壁的结构变化规律

	叶支气管—小支气管	细支气管	终末细支气管
上皮	假复层纤毛柱状	单层纤毛柱状	单层柱状
杯状细胞	++	+/-	-
混合腺	++	+/-	-
软骨片	++	+/-	-
平滑肌	+	++	环层

注："+"与"-"分别代表含量增多与减少。

二、肺呼吸部

肺呼吸部是呼吸系统完成气体交换的部分，由呼吸性细支气管、肺泡管、肺泡囊和肺泡组成，其各部的共同特点是都有肺泡（图 16-8）。

（一）呼吸性细支气管（Respiratory bronchiole）

管壁上出现少量肺泡，故具有换气功能。管壁上皮为单层立方，有克拉拉细胞和少许纤毛细胞，上皮下尚有少量弹性纤维和环行平滑肌纤维。在肺泡开口处，单层立方上皮移行为单层扁平上皮（图 16-9）。

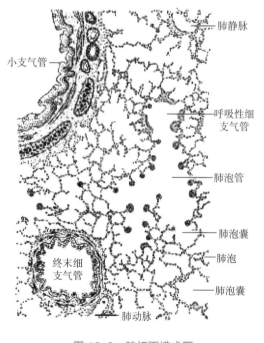

图 16-8　肺切面模式图

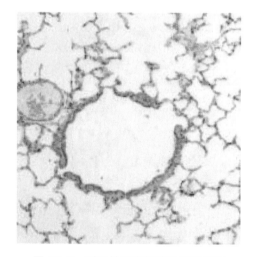

图 16-9　呼吸性细支气管光镜结构图

（二）肺泡管（Alveolar duct）

管壁上有许多肺泡的开口，故其自身的管壁结构很少，仅存在相邻肺泡开口之间，在切片上呈结节状膨大，并凸向管腔（图 16-10）。管壁表面覆有单层立方或单层扁平上皮，上皮下有弹性纤维和少量平滑肌束。

（三）肺泡囊（Alveolar sac）

肺泡囊与肺泡管相连续，每个肺泡管分支形成 2 ～ 3 个肺泡囊。肺泡囊实为许多肺泡共同开口的囊腔，肺泡开口处无平滑肌纤维，故无明显的管壁（图 16-11）。

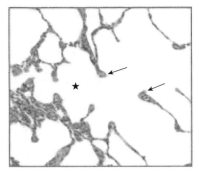

★肺泡管；←结节状膨大

图 16-10　肺泡管光镜结构图

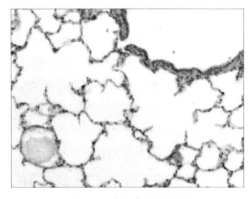

图 16-11　肺泡囊光镜结构图

（四）肺泡（Pulmonary alveolus）

肺泡是支气管树的终末部分，为半球形的小囊，直径约 200 μm，开口于呼吸性细支气管、肺泡管和肺泡囊。成人每侧肺内有 3 亿 ～ 4 亿个肺泡，总表面积可达 140 m²。肺泡壁很薄，由单层肺泡上皮和基膜组成。相邻肺泡之间有少量结缔组织，称肺泡隔（图 16-12）。

1. 肺泡上皮

由 Ⅰ 型肺泡细胞和 Ⅱ 型肺泡细胞组成。

Ⅰ 型肺泡细胞（Type Ⅰ alveolar cell）不规则，宽大而扁平，含核部分略厚，厚约 0.2 μm。Ⅰ 型肺泡细胞数量虽少，但却覆盖了约 95% 的肺泡表面积，参与构成气—血屏障，是进行气体交换的部位。电镜下，胞质内细胞器较少，但吞饮小泡较多，其内含有表面活性物质和吞入的微小尘粒，细胞能将这些物质转运至肺泡间质内清除。相邻细胞之间有紧密连接。Ⅰ 型肺泡细胞无分裂增殖能力，损伤后由 Ⅱ 型肺泡细胞增殖、分化补充。

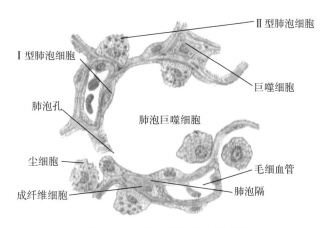

图 16-12　肺泡超微结构模式图

Ⅱ 型肺泡细胞（Type Ⅱ alveolar cell）较小，呈立方形或圆形，稍凸向肺泡腔，细胞核呈圆形，胞质着色浅，呈泡沫状。Ⅱ 型肺泡细胞散在于 Ⅰ 型肺泡细胞之间，数量较 Ⅰ 型肺泡细胞多，但仅覆盖肺泡约 5% 的表面积。电镜下，细胞游离面有许多短小微绒毛，胞质内富含线粒体和溶酶体，有较发达的粗面

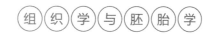

内质网和高尔基复合体。核上方有许多高电子密度的分泌颗粒，大小不等，内含同心圆或平行排列的板层结构，故又称为嗜锇性板层小体，主要成分是二棕榈酰卵磷脂。细胞以胞吐方式将颗粒内容物分泌到肺泡上皮表面，铺展形成一层薄膜，称肺泡表面活性物质（Pulmonary surfactant），具有降低肺泡表面张力，稳定肺泡大小的重要作用。呼吸时防止肺泡塌陷或过度膨胀，保证肺泡大小的稳定。早产儿因Ⅱ型肺泡细胞发育不良，表面活性物质合成和分泌障碍，呼气时肺泡萎缩而导致呼吸窘迫症。

2. 肺泡隔

肺泡隔（Alveolar septum）是相邻肺泡之间的薄层结缔组织，内含密集的连续毛细血管网、大量的肺巨噬细胞和丰富的弹性纤维。弹性纤维与吸气后肺泡的回缩有关。若弹性纤维发生退行性改变，则肺泡的回缩较差，潴留气体增多，久而久之易患肺气肿。此外，肺泡隔内还有成纤维细胞、浆细胞、肥大细胞、淋巴管和神经纤维。

肺巨噬细胞（Pulmonary macrophage）来源于单核细胞，广泛分布于间质内，肺泡隔内最多，有的游走进入肺泡腔。肺巨噬细胞具有吞噬、免疫和分泌生物活性物质的功能，在机体的免疫防御中发挥重要作用。肺巨噬细胞吞噬进入肺内的尘埃颗粒后，称为尘细胞。吞噬异物的巨噬细胞可从肺泡腔经呼吸道随黏液咳出；也可沉积在肺间质内；或进入肺淋巴管，再迁移至肺门淋巴结。

3. 肺泡孔

肺泡孔（Alveolar pore）是相邻肺泡之间气体流通的小孔，直径 10 ~ 15 μm，呈圆形或卵圆形，一个肺泡壁上有 1 个或多个肺泡孔，数量随着年龄增长而增加。肺泡孔的功能是均衡相邻肺泡间气体的含量。当某个终末细支气管或呼吸性细支气管阻塞时，可通过肺泡孔建立侧支通气。但在肺感染时，肺泡孔也是炎症扩散的通道。

4. 气 – 血屏障

气 – 血屏障（Blood-air barrier）又称呼吸膜，是肺泡内气体与血液内气体进行交换所通过的结构，厚 0.2 ~ 0.5 μm，由肺泡表面活性物质、Ⅰ型肺泡细胞及其基膜、薄层结缔组织、毛细血管基膜和内皮构成（图 16-13）。有的部位气 – 血屏障很薄，无结缔组织，两层基膜融合，利于气体迅速交换。某些疾病可发生肺纤维化（如矽肺）或肺水肿（如大叶性肺炎），使气 – 血屏障增厚，影响肺的气体交换功能，机体出现缺氧。

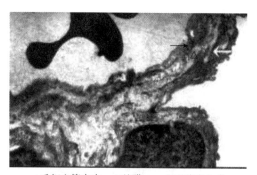

→毛细血管内皮；△基膜；←Ⅰ型肺泡上皮

图 16-13　气 – 血屏障电镜结构图

📖 本章节理论联系具体临床案例

患者，男，64 岁，吸烟史 40 余年，因"长期咳嗽、咳痰，气短乏力、食欲减退住院治疗"，体格检查：呼吸音低，可听到干啰音，心音低远。诊断为老年性肺气肿。请结合肺的结构，说明该疾病的组织学基础。

分析：

肺气肿是各种原因引起的呼吸性细支气管、肺泡管、肺泡囊和肺泡过度充气膨胀而引起的肺组织弹性减弱，肺容积增大的疾病。老年性肺气肿是由肺泡组织弹性减退引起的。终末细支气管远端的气道弹性减退，过度膨胀、充气和肺容积增大或同时伴有气道壁破坏的病变。

本章小结

呼吸系统由鼻、咽、喉、气管、主支气管和肺组成。气管壁由内向外包括黏膜、黏膜下层和外膜。黏膜由假复层纤毛柱状上皮和固有层结缔组织构成，黏膜下层为疏松的结缔组织，内含气管腺，外膜结缔组织中有 C 形透明软骨环。肺实质由肺导气部和呼吸部组成。前者包括叶支气管至小支气管、细支气管和终末细支气管；后者包括呼吸性细支气管、肺泡管、肺泡囊和肺泡。导气部管壁结构与主支气管相似，但管径逐渐变小，管壁变薄，上皮由假复层纤毛柱状逐渐变为单层柱状，杯状细胞、腺体和软骨片逐渐减少乃至消失；固有层平滑肌束渐增多，至终末细支气管形成完整环行平滑肌。肺呼吸部的各级结构均与肺泡相通，可进行气体交换。肺泡壁由单层肺泡上皮组成，包括Ⅰ型肺泡细胞和Ⅱ型肺泡细胞。Ⅰ型肺泡细胞最多，形态扁平，是进行气体交换的部位。Ⅱ型肺泡细胞呈圆形，散在于Ⅰ型肺泡细胞之间，分泌表面活性物质，具有降低肺泡表面张力、稳定肺泡大小的作用。肺泡隔是相邻肺泡间的薄层结缔组织，其内含毛细血管、弹性纤维和肺巨噬细胞。肺泡与血液间进行气体交换所通过的结构称气－血屏障，由肺泡表面活性物质层、Ⅰ型肺泡细胞与基膜、薄层结缔组织和连续毛细血管的基膜与内皮组成。

思考题

1. 名词解释：①肺小叶；②气－血屏障。
2. 简述肺导气部的组成及组成部分的管壁结构变化规律。
3. 试述肺泡的结构。

第十七章　泌尿系统

📑 **思维导图**

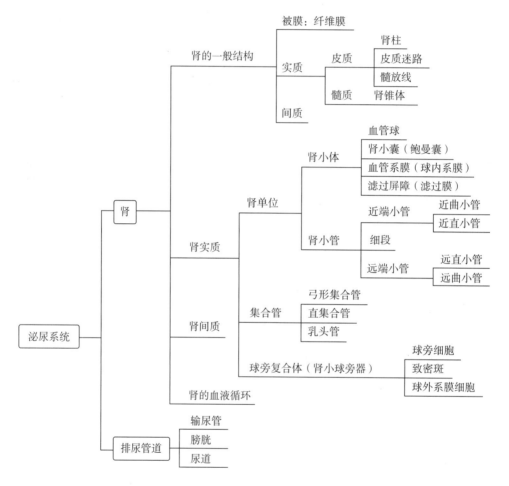

🔱 **学习目标**

1. 掌握：肾单位的组成、分布、结构和功能；滤过屏障的概念、组成和功能。
2. 熟悉：集合管的结构；球旁复合体的组成、结构和功能；肾血液循环的特点。
3. 了解：肾的一般结构；输尿管和膀胱的结构。

思政入课堂

第一节　概　述

　　泌尿系统（Urinary system）由肾脏、输尿管、膀胱及尿道组成。肾是具有排泄作用的主要器官。机体在新陈代谢过程中产生的废物和多余的水，主要凭借血液循环运至肾，通过滤过、重吸收和分泌等复杂的生理过程，形成尿液，经输尿管、膀胱和尿道排出体外。

第二节 肾

肾是人体主要的排泄器官，以尿液的形式排出体内的代谢废物，对人体的水盐代谢和离子平衡起调节作用，参与维持机体内环境的相对稳定。此外，肾还可以分泌多种生物活性物质，如肾素、前列腺素和促红细胞生成素等。

一、肾的一般结构

肾为实质性器官，形似蚕豆，内缘中部凹陷为肾门，输尿管、血管、神经和淋巴管经此出入。肾的表面包有被膜，主要由薄层致密结缔组织构成，又称肾纤维膜。肾实质分为皮质和髓质。在肾的冠状切面上（图17-1），外周红褐色部分为皮质，深部有10余个色浅的肾锥体（Renal pyramid）构成髓质。肾锥体之间的皮质称肾柱。肾锥体底部朝向皮质，并向皮质发出辐射状条纹，称髓放线（Medullary ray），髓放线间的皮质称皮质迷路（Cortical labyrinth），呈颗粒状。每个髓放线及其周围的皮质迷路组成一个肾小叶。每个肾锥体与其相连的皮质组成一个肾叶。肾锥体尖端钝圆，突入肾小盏称肾乳头，每个肾乳头有10～25个乳头管开口，尿液经此处流入肾小盏。

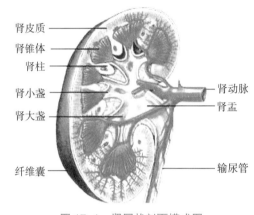

图 17-1　肾冠状剖面模式图

（图中标注：肾皮质、肾锥体、肾柱、肾小盏、肾大盏、纤维囊、肾动脉、肾盂、输尿管）

二、肾实质

肾由实质和间质两部分组成。肾实质由大量肾单位和集合管组成，其间的少量结缔组织、血管和神经等为肾间质。肾单位的主要作用是滤过血液、形成原尿，并对原尿中的水和可利用的代谢产物进行重吸收。集合管主要运输尿液，具有一定的重吸收作用。肾小管和集合管都是由单层上皮构成的管道，且与尿液形成有关，故统称泌尿小管（Uriniferous tubule）。

（一）肾单位

肾单位（Nephron）是肾的结构和功能单位，由肾小体和与其相连的肾小管两部分组成，每侧肾有100万～140万个肾单位，约50岁以后，肾小体的数目随年龄增长而逐渐减少。肾单位和集合管的分布是有规律的，肾小体和肾小管曲行部分位于皮质迷路和肾柱内，肾小管的直行部分与集合管位于髓放线和肾锥体内（图17-2）。根据肾小体在皮质内的分布部位，可将肾单位分为两种，即浅表肾单位和髓旁肾单位（图17-3）。浅表肾单位，又称皮质肾单位，数量多，约占肾单位总数的85%，肾小体位于皮质浅部和中部，体积较小，髓襻较短，主要参与尿液的形成。髓旁肾单位，或称近髓肾单位，数量较少，约占肾单位总数的15%，肾小体位于皮质深部，体积较大，髓襻较长并深入髓质深部，主要参与尿液的浓缩。

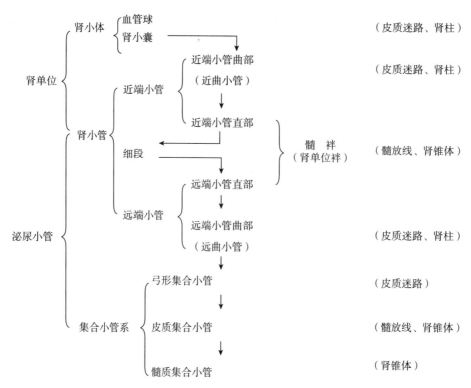

图 17-2 肾实质的组成与分布示意图

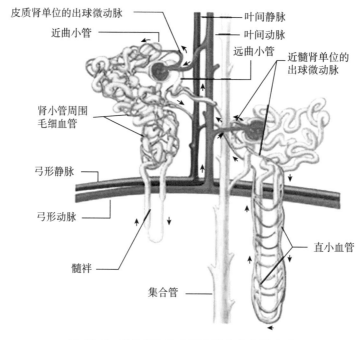

图 17-3 肾单位和集合管在肾内分布模式图

1. 肾小体

肾小体（Renal corpuscle）呈球形，故又称肾小球，直径约 200 μm，由血管球及肾小囊两个部分构成（图 17-4、图 17-5）。肾小体有两个极，血管出入端为血管极，此处有两条微动脉，一条为入球微动脉，短而粗；一条为出球微动脉，细而长，与血管极相对的一端为尿极，与肾小管相连。

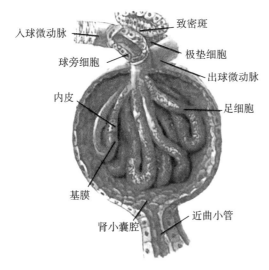

致密斑
极垫细胞
出球微动脉
足细胞

入球微动脉
球旁细胞
内皮
基膜
肾小囊腔
近曲小管

图 17-4　肾小体立体模式图

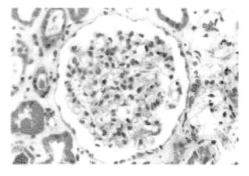

图 17-5　肾皮质迷路光镜结构图

（1）血管球（Glomerulus，又译为肾小球）：是肾小囊中一团盘曲的毛细血管，来自入球微动脉。入球微动脉经血管极进入肾小囊后，反复分支，形成网状毛细血管袢，构成血管球。相邻毛细血管袢之间有血管系膜支持。毛细血管袢逐级汇聚为一条出球微动脉，经血管极离开肾小囊（图 17-6）。因此，血管球是一种特殊的动脉性毛细血管网。由于入球微动脉管径较出球微动脉粗，故血管球内的压力较一般毛细血管内的压力高。在电镜下，血管球的毛细血管为有孔型，孔径 50 ~ 100 nm，孔上多无隔膜覆盖，有利于血液滤过。此外，内皮细胞的腔面覆有一层带负电荷的细胞衣，富含唾液酸，对血液中的物质有选择性通透作用。内皮外有基膜，在血管系膜侧基膜缺如，内皮细胞与系膜直接接触。

（2）血管系膜（Mesangium）：又称为球内系膜（Intraglomerular mesangium），位于血管球毛细血管之间，主要由球内系膜细胞和系膜基质组成。球内系膜细胞（Intraglomerular mesangial cell），光镜下不易与内皮细胞鉴别。电镜下，细胞呈星形，多突起，其突起可伸入内皮与基膜之间，或经内皮细胞间伸入毛细血管腔内；细胞核小而圆，染色深，胞质内含发达的粗面内质网、高尔基复合体、溶酶体和吞噬泡等，还有少量分泌颗粒和吞噬体；胞体和突起内有微管、微丝和中间丝。系膜细胞具有多方面的功能，依靠其收缩活动影响毛细血管管径，调节血流量；吞噬、降解沉积在基膜上的免疫复合物，以维持基膜的通透性；能合成和分泌系膜基质的成分，参与基膜更新和修复；此外，还能合成、分泌肾素和中性蛋白酶等生物活性物质。正常情况下，血管系膜细胞更新缓慢，但在病理情况下（如肾炎），系膜细胞增生活跃，吞噬和清除作用也增强。系膜基质（Mesangial matrix）填充在系膜细胞之间，在血管球内起支持和通透作用。血管系膜内还有少量巨噬细胞。

（3）肾小囊（Renal capsule）：又称鲍曼囊（Bowman's capsule），是肾小管起始部膨大凹陷而成的杯状双层囊（图 17-6）。内层或称脏层，外层或称壁层，两层之间的窄腔为肾小囊腔。壁层是单层扁平上皮，在尿极处与近曲小管上皮相移行，因而肾小囊腔与肾小管相通。壁层在血管极处折返为脏层，脏层上皮细胞形态特殊，称足细胞（Podocyte），胞体大，凸向肾小囊腔，核浅染，胞质内细胞器丰富。扫描电镜下，可见从胞体发出几个大的初级突起，初级突起再发出许多指状的次级突起，相邻足细胞的次级突起相互交叉嵌合成栅栏状，紧贴在毛细血管基膜外面。相邻次级突起间有 25 nm 宽的裂隙，称裂孔（Slit pore），孔上覆盖一层厚 4 ~ 6 nm 的裂孔膜（Slit membrane）（图 17-7、图 17-8）。足细胞有多种重要功能，如合成血管球基膜的Ⅳ型胶原蛋白、层粘连蛋白等所有蛋白成分，参与基膜的形成和更新；有活跃的胞吞活动，参与降解基膜上的沉淀物；对血管球毛细血管起支持作用；足细胞突起内有微丝，其收缩可调节裂孔的宽度。

　　血管球基膜较厚，位于足细胞次级突起与毛细血管内皮细胞或血管系膜之间，成人约为 330 nm。电镜下，基膜分三层，中层厚而致密，内、外侧薄而稀疏。基膜是以Ⅳ型胶原蛋白为骨架构成的孔径为 4 ~ 8 nm 的分子筛，骨架上结合着蛋白多糖（其糖胺多糖以带负电荷的硫酸肝素为主），对某些大分子物质有选择性滤过作用，防止血浆蛋白滤出，在血液物质滤过中起关键作用。

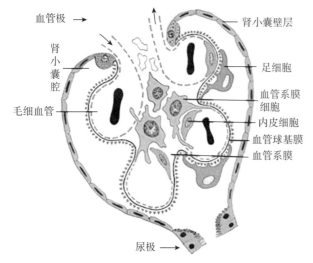

图 17-6　肾小球的超微结构模式图

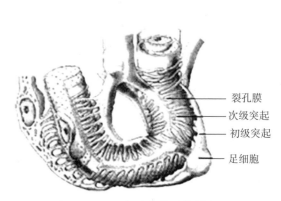

图 17-7　足细胞超微结构模式图

　　（4）滤过屏障（Filtration barrier）：肾小体血管球内的血浆经滤过进入肾小囊腔，其间所通过的结构称为滤过屏障或滤过膜（Filtration membrane）。滤过屏障由有孔内皮、基膜和足细胞裂孔膜三层结构组成（图 17-8、图 17-9）。血浆物质能否通过滤过屏障取决于被滤过物质的分子大小及其所带的电荷。一般情况下，有效半径小于 4.2 nm（分子量 7 万以下）的物质可通过滤过膜，其中又以带正电荷的物质易于通过，如多肽、葡萄糖、尿素、电解质和水。滤过膜各层均含有许多带负电荷的物质，如毛细血管内皮表面和足细胞表面的唾液酸糖蛋白，基膜内含有硫酸肝素的蛋白聚糖，这些带负电荷的物质能排斥带负电荷的血浆蛋白，限制它们的滤过。

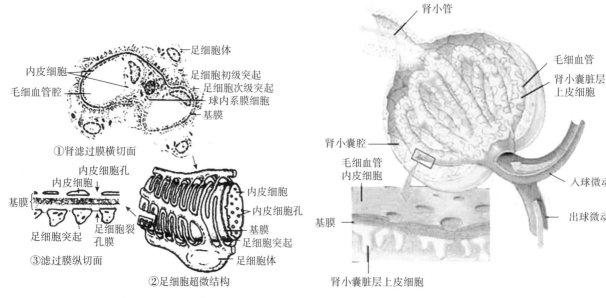

图 17-8　滤过膜超微结构模式图

图 17-9　肾小球滤过膜模式图

血液经过滤过膜滤入肾小囊腔的滤液称原尿。原尿除不含大分子的蛋白质外，其成分与血浆基本相似。在病理情况下，如急性肾小球肾炎或肾病综合征，滤过膜受损，带负电荷的糖蛋白减少或消失，导致带负电荷的血浆蛋白质滤出，甚至红细胞漏出，形成蛋白尿或血尿。在成人，每24小时双肾可产生原尿约180 L（每分钟约125 mL）。

2. 肾小管

肾小管（Renal tubule）由单层上皮构成，外覆基膜，具有重吸收原尿中某些物质及分泌或排泄等作用。肾小管长而弯曲，依次分为近端小管、细段和远端小管三部分（图17-10）。

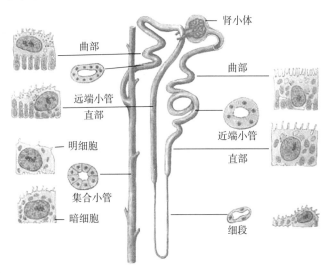

图 17-10 泌尿小管各段上皮细胞结构模式图

（1）近端小管（Proximal tubule）：近端小管是肾小管中最粗、最长的一段，管径50～60 μm，长约14 mm，约为肾小管总长度的一半，可分为曲部和直部，分别称为近曲小管和近直小管。

①近曲小管（Proximal convoluted tubule）：起于肾小体尿极，盘曲于肾小体周围。管径较粗，管壁较厚，腔小不规则。在生理状况下，当原尿充盈时管腔扩张，上皮细胞受牵拉而稍呈扁平状；通常上皮细胞呈立方或锥体形，界限不清，细胞游离面有刷状缘（Brush border），基部可见纵纹。细胞核大而圆，位于近基底部，染色浅，核仁明显，胞质呈嗜酸性（图17-11）。

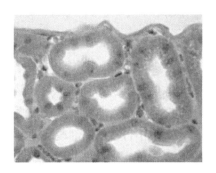

图 17-11 近曲小管光镜结构图

电镜下，可见腔面的刷状缘为大量密集排列的微绒毛（图17-10），极大地增加了细胞的表面积（双肾近曲小管表面积总计达50～60 m²），有利于重吸收。微绒毛根部的质膜内陷形成顶小管和顶小泡，是细胞吞饮原尿中小分子蛋白质后形成的结构。顶小泡与溶酶体结合后，吞饮物被降解。细胞基部有许多质膜内褶，褶间有纵向排列的线粒体，形成光镜下的基底纵纹。细胞侧面还有许多侧突，相邻细胞的侧突相互嵌合，或伸入质膜内褶的凹陷内（图17-10），故光镜下细胞分界不清。侧突及质膜内褶使细胞侧面及基底面面积扩大，有利于细胞与间质之间进行物质交换。细胞基部质膜上具有丰富的 Na^+、K^+-ATP 酶（钠钾泵），可将细胞内钠离子泵入细胞间质。

②近直小管：由皮质走向髓质，其结构与近曲小管基本相似，但上皮细胞较矮，微绒毛、侧突和质膜内褶等不如近曲小管发达。

综上所述，近端小管具有良好的重吸收结构基础，是原尿中有用成分重吸收的重要场所。原尿中几乎全部的葡萄糖、氨基酸、多肽和小分子的蛋白质以及大部分水、钠离子和尿素等均在此重吸收。此外，近端小管还向腔内分泌代谢产物，如氢离子、氨、肌酐和马尿酸等；还能转运和排出血液中的酚红、青霉素等药物。临床上常利用马尿酸或酚红排泄试验来检测近端小管的功能状态。

（2）细段（Thin segment）：位于肾锥体内，是髓袢的组成部分。管径细，直径 10 ~ 15 μm，由单层扁平上皮构成。上皮细胞含核的部分突向管腔，胞质染色浅，无刷状缘（图 17-12）。电镜下，腔面可见少量排列不规则的微绒毛。细段上皮薄，利于水和离子通透（图 17-10）。

（3）远端小管（Distal tubule）：可分直部和曲部，分别称为远直小管和远曲小管。远端小管比近端小管细，但管腔相对较大而规则。上皮细胞呈立方形，胞质染色较浅，细胞界限较清楚，核位于近腔侧，游离面无刷状缘，但基部纵纹明显（图 17-12）。

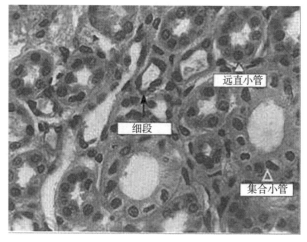

图 17-12　肾髓质光镜结构图

①远直小管（Distal straight tubule）：由髓质上行至皮质，管径约 30 μm。电镜下，上皮细胞腔面仅有少量短而少的微绒毛，基底部质膜内褶发达，长的内褶可伸达细胞顶部，褶间胞质内有纵行排列的大而长的线粒体（图 17-10）。基底部质膜上有丰富的 Na^+、K^+-ATP 酶，能主动向间质内转运钠离子，使间质内保持很高的 Na^+ 浓度。细胞膜的腔面和侧面有凝胶状的酸性糖蛋白，对水有屏障作用，因而从肾锥体底部到肾乳头的间质内渗透压逐步增高。这种渗透压梯度有利于集合管重吸收水分，对浓缩尿液有重要意义。

②远曲小管（Distal convoluted tubule）：管径 35 ~ 45 μm，其超微结构与直部相似，但质膜内褶和线粒体不如直部发达（图 17-10）。远曲小管是离子交换的重要部位，具有重吸收 Na^+ 和向管腔排出 K^+ 的作用，此过程受醛固酮调节；还能分泌 H^+ 和 NH_4^+，对维持体液的酸碱平衡起重要作用。此外，抗利尿激素能够促进远曲小管重吸收滤液中的水分，使尿液浓缩，尿量减少。

近端小管直部、细段和远端小管直部三者构成 U 形的袢，称为髓袢（Medullary loop），又称肾单位袢（图 17-3）。髓袢由皮质向髓质下行的一段称降支；而由髓质向皮质方向上行的一段称升支。

（二）集合管

集合管（Collecting tubule）全长 20 ~ 38 mm，可分为三段：①弓形集合管，很短，位于皮质迷路内，起始部与远曲小管末端相接，呈弓形，进入髓放线后则为直集合管。②直集合管，在髓放线和肾锥体内向下直行。③乳头管，集合管末端进入肾乳头后称乳头管。集合管下行时，有许多远曲小管相继汇入，管径由细（直径 40 μm）逐渐变粗（直径 200 ~ 300 μm），管腔逐渐变大，管壁变厚，上皮细胞由单层立方增高为单层柱状，至乳头管处为高柱状上皮。集合管上皮细胞胞质清亮，界限清楚，核圆居中，染色深（图 17-13）。电镜下，细胞器少，游离面仅有少量短微绒毛，也有少量侧突和短小的质膜内褶。集合管受醛固酮和抗利尿激素的调节，从而进一步重吸收水分并交换离子，使原尿进一步浓缩。此外，集合管还受心房

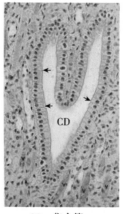

CD—集合管；
→上皮细胞

图 17-13　集合管光镜结构图

钠尿肽的调节，减少对水的重吸收，导致尿量增多。

综上所述，肾单位各部分和集合管在肾实质的分布和走向有一定的规律。尿的生成需要通过肾小体的滤过作用形成原尿，再经过肾小管和集合管的重吸收以及分泌作用完成。原尿经肾小管各段及集合管后，其中99%左右的水分、营养物质和无机盐等对机体有用的物质重新吸收入血；同时肾小管和集合管上皮还分泌 H^+、NH_4^+ 和 K^+ 以及对机体无用或有害的代谢产物，最后形成终尿；经乳头管排入肾小盏。终尿仅为原尿的1%左右，每天为 1 ~ 2 L。肾在泌尿过程中不仅排出了机体的代谢废物，而且对于维持机体水盐平衡和内环境的稳定起了重要作用。临床上尿液检查是三大常规检查内容之一。

（三）球旁复合体

球旁复合体（Juxtaglomerular complex）又称肾小球旁器（Juxtaglomerular apparatus），由球旁细胞、致密斑和球外系膜细胞组成，主要位于浅表肾单位的肾小体血管极处，该区域呈三角形。致密斑为三角形的底，入球微动脉和出球微动脉为三角形的两边，球外系膜细胞位于三角形中心。

1. 球旁细胞

球旁细胞（Juxtaglomerular cell）位于入球微动脉管壁上，由靠近肾小体血管极处的入球微动脉中膜的平滑肌细胞转变而成。细胞体积较大，呈立方形，核大而圆，胞质呈弱嗜碱性。电镜下，细胞内粗面内质网丰富，高尔基复合体发达，最重要的结构特征是充满大量的分泌颗粒，有膜包被，内含肾素（Renin）。在球旁细胞和血管内皮细胞之间无内弹性膜和基膜，故其分泌的肾素易释放入血。

肾素是一种蛋白水解酶，可将血浆中血管紧张素原转变成血管紧张素 I，后者在血管内皮细胞分泌的转换酶的作用下转变为血管紧张素 II。血管紧张素 I、II 均可使血管平滑肌收缩而升高血压，从而增强滤过作用。另外，肾素还促使肾上腺皮质分泌醛固酮，作用于远曲小管和集合管，促进 Na^+ 的重吸收和排出 K^+，同时伴有水的进一步重吸收，导致血容量增大，血压升高。肾素—血管紧张素系统是机体维持血压的重要机制之一。

2. 致密斑

远端小管行至肾小体血管极处时，靠近肾小体一侧的上皮细胞由立方形变成高柱状，形成一个椭圆形的斑块状隆起，称致密斑（Macula densa）。

致密斑与球外系膜细胞和球旁细胞紧密相贴，细胞间排列紧密，核呈椭圆形，着色深，位于细胞顶部，胞质染色浅。基膜薄，常不完整，侧面有细胞间隙，相邻细胞顶部有紧密连接，基部有细小分支突起呈指状相嵌，也可伸至球旁细胞和球外系膜细胞。致密斑是一种离子感受器，能感受肾小管滤液中 Na^+ 浓度的变化，并将信息传递给球旁细胞，调节球旁细胞分泌肾素，从而调节肾小管和集合管对 Na^+ 的重吸收，使 Na^+ 浓度恢复平衡。

3. 球外系膜细胞

球外系膜细胞（Extraglomerular mesangial cell）又称极垫细胞（Polar cushion cell），其形态结构与球内系膜细胞相似，并与其相延续。球外系膜细胞位于球旁复合体的中心，并与球旁细胞、球内系膜细胞之间有缝隙连接，因此认为球外系膜细胞在球旁复合体功能活动中可能有传递信息的作用。

三、肾间质

泌尿小管之间的少量结缔组织、血管和神经等称为肾间质（Renal interstitium）。肾皮质的结缔组织极少，越接近肾乳头结缔组织越多。肾间质中有一种特殊的细胞，称间质细胞（Interstitial cell）。细胞呈星形或不规则形，其长轴与泌尿小管垂直。间质细胞有许多可收缩的长突起，胞质内细胞器丰富，含有

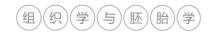

许多脂滴和嗜铬性颗粒。间质细胞有多方面功能：①产生间质内的纤维和基质；②细胞突起收缩能促进血管内血液流动，有利于重吸收；③分泌前列腺素，可舒张血管，促进周围血管内的血液流动，加快重吸收水分的转运，从而促进尿液的浓缩。此外，肾小管周围的血管内皮细胞能产生红细胞生成素，刺激骨髓中红细胞的生成。肾病晚期，红细胞生成素显著减少，因而出现肾性贫血。

四、肾的血液循环

肾脏的血液供应来自腹主动脉，从腹主动脉直接分出左、右肾动脉。肾动脉入肾门后分成数支叶间动脉在肾柱内行至皮质与髓质交界处，再横向分出弓形动脉，弓形动脉再发出若干小叶间动脉，呈放射状行走于皮质迷路内。小叶间动脉沿途向两侧发出许多入球微动脉进入肾小体，形成血管球，再汇集成出球微动脉。浅表肾单位的出球微动脉离开肾小体后又分支形成球后毛细血管网，分布在肾小管周围。毛细血管依次汇合成小叶间静脉、弓形静脉和叶间静脉，与相应动脉伴行，最后由肾静脉经肾门出肾。髓旁肾单位的出球微动脉分两支，一支形成近曲和远曲小管周围的球后毛细血管网；另一分支形成直小动脉直行于髓质，并返折为直小静脉，与直小动脉共同形成 U 形血管袢与髓袢伴行，直小静脉汇入弓形静脉。

肾的血液循环与尿生成和浓缩密切相关，具有以下特点：①肾动脉直接由腹主动脉发出，短而粗，故血流量大，流速快，每 4～5 分钟，人体血液全部流经肾内而被滤过一遍。②肾皮质血流量大，占肾总血液量的 90%，进入肾小体后被滤过。③浅表肾单位出球微动脉管径较入球微动脉细，故血管球内压力较高，有利于滤过。④肾内微动脉两次形成毛细血管网，一次是入球微动脉分支形成血管球毛细血管网，为动脉型毛细血管，起滤过作用，一次是出球微动脉分支形成球后毛细血管网，分布于肾小管周围。由于血液经过血管球时大量水分和无机离子被滤出，因此球后毛细血管网内血液的胶体渗透压高，有利于肾小管上皮细胞重吸收的物质进入血液。⑤髓质内直小血管袢与髓袢伴行，有利于髓袢及集合管重吸收和尿液浓缩。

第三节　排尿管道

排尿管道包括输尿管、膀胱和尿道。其组织结构基本相似，均由黏膜、肌层和外膜组成，其中黏膜上皮为变移上皮。

一、输尿管

1. 黏膜

黏膜有许多纵行皱襞，使管腔呈星形。变移上皮较厚，有 4～5 层细胞，扩张时可变为 2～3 层，固有层为结缔组织。

2. 肌层

肌层上 2/3 段的肌层为内纵行、外环行两层平滑肌，下 1/3 段肌层增厚，为内纵行、中环行和外纵行三层。

3. 外膜

外膜为疏松结缔组织。

二、膀胱

1. 黏膜

黏膜有许多皱襞，皱襞在膀胱充盈时减少或消失。黏膜上皮为变移上皮，其细胞层数及形态随膀胱的功能状态而发生变化。当膀胱空虚时，上皮细胞厚 8 ~ 10 层，表层盖细胞大，呈立方形；膀胱充盈时上皮变薄，仅为 3 ~ 4 层细胞，盖细胞变扁。电镜下，盖细胞游离面有内褶及囊泡，膀胱充盈时内褶可拉平；细胞近游离面的胞质浓密，可防止尿液的侵蚀；细胞之间有广泛的紧密连接和桥粒，可防止尿液中各种离子进入组织及组织中的水分进入尿液。固有层内含较多弹性纤维。

2. 肌层

肌层由内纵行、中环行和外纵行三层平滑肌组成，中层环行平滑肌在尿道内口处增厚为括约肌。

3. 外膜

除膀胱顶部为浆膜外，其余均为纤维膜。

本章节理论联系具体临床案例

患者，男，48 岁，患慢性肾炎多年，发展为肾功能衰竭，全身浮肿。临床表现为尿量：200 mL/d；血 Na^+：100 mmol/L（正常值：135 ~ 145 mmol/L）；血压：190/130 mmHg（正常值：<140/90 mmHg）。请结合肾脏的相关结构，说明该患者临床表现的组织学基础。

分析：

该患者所患疾病为肾炎（肾功能衰竭期）。

肾炎多见于链球菌感染，主要病变部位在肾小体。血管球毛细血管内皮细胞增生，球内系膜细胞增生，免疫复合物沉积，滤过膜受损破坏，红细胞和血浆内的蛋白质等大分子物质通过滤过膜过滤到肾小囊腔，出现蛋白尿和血尿。肾功能不全是多种病因引起的肾功能下降的临床综合征。肾脏外形肿大、水肿；皮质肿胀、色苍白；髓质色深充血。常见于肾小球疾病、肾小管间质疾病以及肾血管性疾病。

本章小结

泌尿系统由肾、输尿管、膀胱和尿道组成。肾是机体最主要的排泄器官，以过滤血浆的方式形成尿液，排出体内的代谢产物，调节机体水盐代谢和电解质平衡，维持机体内环境稳定。肾实质由浅层的皮质和深层的髓质组成，髓质为 10 ~ 18 个肾锥体。肾实质含大量肾单位和集合管。肾单位是尿液形成的结构和功能单位，由肾小体及相连的肾小管组成，肾小体由血管球和肾小囊构成。肾小管与集合管均为单层上皮性管道，统称泌尿小管。血液流经血管球时经滤过屏障滤入肾小囊腔形成原尿，通过肾小管和集合管对原尿选择性重吸收及分泌和排泄，最终形成终尿经乳头管排入肾小盏，再经肾盂、输尿管排入膀胱暂存，经尿道排出体外。输尿管、膀胱属排尿器官，其管壁由内向外分为黏膜、肌层和外膜。

思考题

1. 名词解释：①肾单位；②滤过膜。
2. 试述肾小体的结构及其与原尿形成的关系。
3. 比较近端小管和远端小管结构的异同及其与重吸收的关系。
4. 试述球旁复合体的组成、结构和功能。

第十八章　男性生殖系统

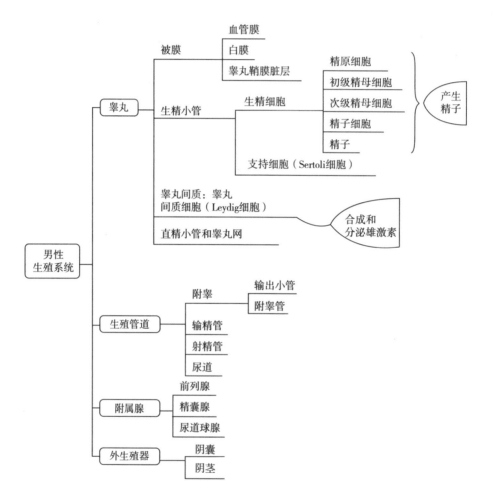

学习目标

1. 掌握：生精小管的结构、精子发生的过程、血—睾屏障、间质细胞的结构及功能。
2. 熟悉：前列腺的结构与功能。
3. 了解：附睾与输精管的结构。

思政入课堂

　　男性生殖系统（Male reproductive system）由睾丸、生殖管道、附属腺和外生殖器组成。睾丸能产生精子和分泌雄激素。生殖管道包括附睾、输精管、射精管和尿道，具有促进精子成熟、营养、贮存和运输精子的作用。附属腺包括前列腺、精囊腺和尿道球腺。外生殖器包括阴囊和阴茎。

一、睾丸

睾丸（Testis）位于阴囊内，表面覆有被膜，被膜由浅入深包括睾丸鞘膜脏层、白膜和血管膜三部分。睾丸鞘膜脏层为浆膜，白膜为致密结缔组织，在睾丸后缘增厚形成睾丸纵隔。纵隔的结缔组织呈放射状伸入睾丸实质，将睾丸实质分隔成约 250 个锥形小叶，每个小叶内有 1 ～ 4 条弯曲细长的生精小管。生精小管在近睾丸纵隔处变为短而直的直精小管，直精小管进入睾丸纵隔后相互吻合，形成睾丸网（图 18-1）。血管膜为睾丸被膜的最内层，薄而疏松，富含血管，与睾丸间质紧密相连。

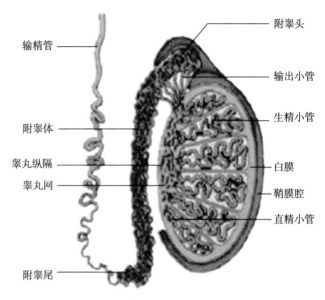

图 18-1　睾丸和附睾的结构模式图

（一）生精小管

生精小管（Seminiferous tubule）为高度弯曲的上皮性管道，是产生精子的场所。成人的生精小管长 30 ～ 70 cm，直径 150 ～ 250 μm，管壁厚 60 ～ 80 μm，由生精上皮构成。生精上皮由 5 ～ 8 层不同发育阶段的生精细胞和少量支持细胞组成（图 18-2），基膜较厚。基膜外侧有胶原纤维和梭形的肌样细胞，收缩时有助于精子排出。

1. 生精细胞

生精细胞（Spermatogenic cell）：在青春期前，生精小管管腔很小或缺如，管

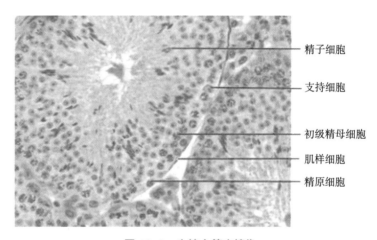

图 18-2　生精小管光镜像

壁中只有精原细胞和支持细胞。进入青春期后，在垂体分泌的促性腺激素的作用下，精原细胞不断增殖分化形成精子，自生精小管基膜至腔面，依次有精原细胞、初级精母细胞、次级精母细胞、精子细胞和精子。

精原细胞发育成为精子的过程称精子发生（Spermatogenesis），人类的精子发生需 60 ～ 70 天方可完成，此过程经历了精原细胞的增殖分化、精母细胞的减数分裂（图 18-3）和精子形成三个阶段。

（1）精原细胞（Spermatogonium）：紧贴基膜，体积较小，呈圆形或卵圆形，直径约 12 μm。精原细胞分为 A、B 两型。A 型精原细胞核呈卵圆形，染色质细小深染，核中央常见淡染区，或染色质细密浅染。A 型精原细胞是生精细胞中的干细胞，经过不断的分裂增殖，一部分子细胞继续作为干细胞，另一部分分化为 B 型精原细胞。B 型精原细胞核呈圆形，核膜上附有较粗的染色质颗粒，经过数次分裂后，分化为初级精母细胞。

（2）初级精母细胞（Primary spermatocyte）：位于精原细胞近腔面，体积较大，直径约 18 μm，圆形。初级精母细胞已完成 DNA 复制，核大而圆，呈丝球状，核型为 46，XY，为 4 倍体细胞（4n DNA）。初

级精母细胞进行第一次成熟分裂，同源染色体分离，形成两个次级精母细胞。由于第一次成熟分裂的分裂前期历时较长（约22天），所以在生精小管的切面中可见到处于不同分裂时期的初级精母细胞。

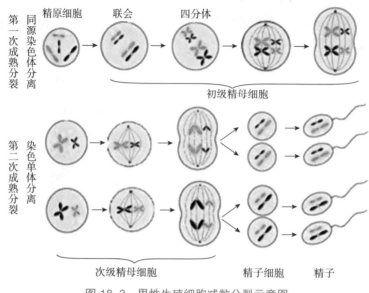

图 18-3　男性生殖细胞减数分裂示意图

（3）次级精母细胞（Secondary spermatocyte）：位置更靠近管腔，体积较小，直径约12 μm，核呈圆形，染色较深，核型为23，X或23，Y，为2倍体细胞（2n DNA）。次级精母细胞不进行DNA复制，迅速进入第二次成熟分裂，染色体的着丝粒分裂，染色单体分离，产生两个单倍体（1n DNA）的精子细胞，核型为23，X或23，Y。由于次级精母细胞存在时间短（6~8小时），故在生精小管的切面中不易见到。

（4）精子细胞（Spermatid）：位于近腔面，体积小，直径约8 μm，核圆，染色质细密。精子细胞不再进行分裂，经过复杂的形态变化，由圆形逐渐转变为蝌蚪形的精子，这一过程称精子形成（Spermiogenesis）。精子形成的主要变化包括：①核染色质高度浓缩，细胞核变长，形成精子头部的主要结构；②高尔基复合体形成顶体，位于核的头端；③中心体迁移到顶体对侧，其中一个中心粒的微管延长，形成轴丝，成为精子尾部的主要结构；④线粒体聚集，缠绕在轴丝近段周围，形成线粒体鞘；⑤多余的细胞质汇聚于尾侧，形成残余体，最后脱落（图18-4）。

（5）精子（Spermatozoon）：位于管腔面，人的精子形似蝌蚪，长约60 μm，分头、尾两部分。头部嵌入支持细胞的顶部胞质中，尾部游离于生精小管管腔。头部正面观呈卵圆形，侧面观呈梨形，长4~5 μm，头部内有高度浓缩的细胞核，核前2/3有顶体覆盖。顶体内含多种水解酶，如顶体酶、透明质酸酶、磷酸酯酶等。尾部又称鞭毛，是精子的运动装置，分为颈段、中段、主段和末段四部分。构成尾部全长的轴心是轴丝，由9+2排列的微管组成，是精子运动的主要装置，轴丝外有9根纵行外周致密纤维。颈段短，其内主要是中心粒；在中段，轴丝外侧包有一层线粒体鞘，为精子运动提供能量；主段最长，外周无线粒体鞘，代之以致密纤维形成的纤维鞘；末段短，仅有轴丝（图18-5）。

在精子发生过程中，由一个精原细胞增殖分化所产生的各级生精细胞，细胞质并未完全分开，细胞之间有胞质桥（Cytoplasmic bridge）相连，形成一个同步发育的同源细胞群。胞质桥的存在有利于细胞间信息传递，保证同源生精细胞能够同步发育。但在生精上皮的不同区域内，精原细胞生成精子的过程是不同步的，因此在睾丸组织切片上，可见生精小管不同断面具有不同发育阶段的生精细胞组合，故生精上皮可以持续不断地产生精子。在人类，精原细胞发育为成熟的精子需要64±4.5天，成年人每天双侧睾丸可产生上亿个精子。

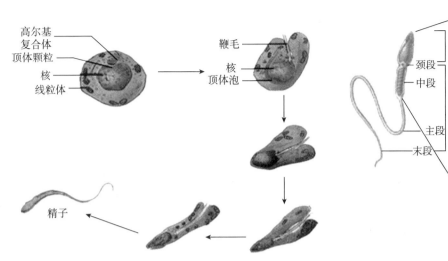

图 18-4　精子形成模式图

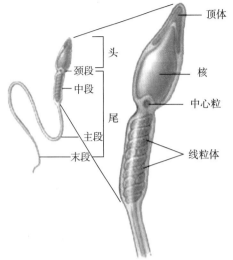

图 18-5　精子超微结构模式图

2. 支持细胞

支持细胞（Sustentacular cell）又称 Sertoli 细胞，数量少，每个生精小管的横断面上有 8 ~ 11 个支持细胞。支持细胞呈不规则长锥形，从生精上皮基底一直伸达腔面，由于其侧面镶嵌着各级生精细胞，故光镜下细胞轮廓不清，细胞核呈三角形或不规则形，染色浅，核仁明显（图 18-6）。电镜下，细胞质内有丰富的滑面内质网、发达的高尔基复合体和粗面内质网，线粒体、溶酶体较多，并有许多脂滴、糖原、微丝和微管。相邻支持细胞侧面近基底部的细胞膜形成紧密连接，将生精上皮分为基底室（Basal compartment）和近腔室（Adluminal compartment）两部分。基底室位于生精上皮基膜和支持细胞紧密连接之间，内有精原细胞；近腔室位于紧密连接上方，与生精小管管腔相通，内有初级精母细胞、次级精母细胞、精子细胞和精子。生精小管与血液之间有血 – 睾屏障（Blood–testis barrier），由毛细血管内皮及基膜、结缔组织、生精上皮基膜和支持细胞的紧密连接组成。血 – 睾屏障可阻止血液中某些物质进出生精上皮，形成并维持有利于精子发生的微环境，还能防止精子抗原物质逸出到生精小管外而引发自身免疫反应。

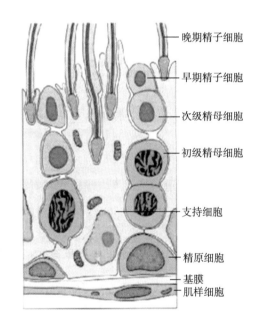

图 18-6　睾丸支持细胞与生精细胞模式图

支持细胞除参与构成血 – 睾屏障外，还有多种重要功能：支持和营养各级生精细胞；吞噬精子形成过程中脱落的残余胞质；分泌雄激素结合蛋白（Androgen binding protein，ABP），这种蛋白可与雄激素结合，以保持生精小管内有较高的雄激素水平，促进精子发生；还分泌睾丸液进入生精小管管腔，有助于精子的运送。

（二）睾丸间质

生精小管之间的疏松结缔组织为睾丸间质，除富含血管和淋巴管外，还可见睾丸间质细胞（Testicular interstitial cell），又称 Leydig 细胞。间质细胞成群分布，体积较大，呈圆形或多边形，核圆居中，胞质呈嗜酸性，有丰富的线粒体和滑面内质网（图18-7）。从青春期开始，在黄体生成素（LH）的作用下，间质细胞合成和分泌雄激素，从而促进精子发生和男性生殖器官发育，并维持男性第二性征和正常性功能。

（三）直精小管和睾丸网

生精小管在近睾丸纵隔处变为短而直的直精小管（Tubulus rectus）。直精小管管径较细，管壁上皮为单层立方或矮柱状上皮，无生精细胞。直精小管进入睾丸纵隔后相互吻合，形成睾丸网（Rete testis）。睾丸网管腔大而不规则，管壁内衬单层立方上皮。生精小管产生的精子经直精小管和睾丸网运出睾丸，进入附睾。

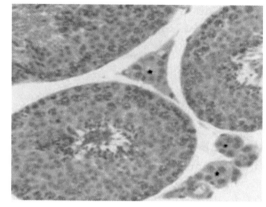

图18-7　睾丸间质细胞光镜图

（四）睾丸功能的内分泌调节

下丘脑分泌的促性腺激素释放激素（GnRH）刺激腺垂体远侧部的促性腺激素细胞分泌卵泡刺激素（FSH）和LH。在男性，LH又称为间质细胞刺激素（ICSH），可刺激间质细胞合成和分泌雄激素；FSH促进支持细胞合成雄激素结合蛋白，并与雄激素结合，因此能够保持生精小管内高浓度的雄激素环境，促进精子发生。同时，支持细胞分泌的抑制素和间质细胞分泌的雄激素又可反馈抑制下丘脑GnRH和腺垂体FSH和LH的分泌。在生理状态下，各种激素的分泌保持相对恒定，激素的分泌量或受体发生改变，会影响正常精子发生甚至导致性功能障碍。

二、生殖管道

生殖管道包括附睾、输精管、射精管和尿道，为精子的成熟、贮存和输送提供有利的环境。

（一）附睾

附睾（Epididymis）位于睾丸的后外侧，分头、体、尾三部分，头部主要由输出小管组成，体部和尾部由附睾管组成。

1. 输出小管

输出小管（Efferent duct）是与睾丸网相连的8～12根弯曲小管。输出小管上皮由高柱状纤毛细胞和低柱状无纤毛细胞相间排列构成，因而管腔不规则，呈波浪状起伏不平（图18-8）。高柱状细胞游离面有大量纤毛，纤毛摆动有助于推动精子向附睾管运行，无纤毛细胞含有大量溶酶体及吞饮小泡，具有吸收和消化管腔内液体的作用。上皮下的基膜周围有薄层环行平滑肌和少量结缔组织。

2. 附睾管

附睾管（Epididymal duct）为一条长4～6米且极度弯曲的管道，近端与输出小管相连，远端与输精管相通。附睾管管腔规则，充满精子和分泌物（图18-9）。附睾管上皮为假复层纤毛柱状上皮，由主细胞和基细胞组成。主细胞从高柱状逐渐变低为立方形，表面有大量静纤毛，胞质中富含线粒体、粗面内质网、高尔基复合体、致密颗粒及泡样结构，细胞有分泌和吸收功能。基细胞矮小，呈锥形，位于上皮深层。上皮基膜外有薄层平滑肌围绕。

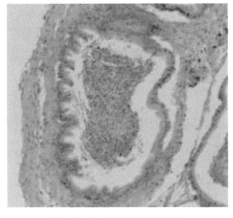

图 18-8　输出小管光镜图

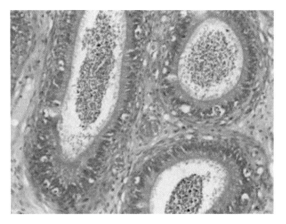

图 18-9　附睾管光镜图

生精小管产生的精子经直精小管和睾丸网进入附睾。精子在附睾内停留约 2 周，在雄激素以及附睾上皮细胞分泌的肉毒碱、甘油磷酸胆碱和唾液酸等物质的作用下，获得运动能力，达到功能上的成熟。

（二）输精管

输精管是输送精子的肌性管道，腔小壁厚，管壁由黏膜、肌层和外膜三层组成。黏膜上皮为假复层柱状上皮，固有层内弹性纤维丰富。肌层厚，由内纵行、中环行、外纵行平滑肌组成。外膜为疏松结缔组织。

三、附属腺

附属腺有前列腺、精囊腺和尿道球腺。附属腺和生殖管道的分泌物以及精子共同组成精液（Semen）。正常成年男性每次射精量为 2 ~ 6 mL，每毫升精液含 2000 万 ~ 2 亿个精子；若精液量少于 1 mL，或每毫升的精子数低于 1500 万个，可导致男性不育。

（一）前列腺

前列腺（Prostate）呈栗形，环绕于尿道起始部。前列腺的被膜与支架组织均由富含弹性纤维和平滑肌的结缔组织组成。腺实质主要由 10 ~ 30 个复管泡状腺组成，导管开口于尿道精阜的两侧。腺实质可分三个带：尿道周带（又称黏膜腺），最小，位于尿道黏膜内；内带（又称黏膜下腺），位于黏膜下层；外带（又称主腺），构成前列腺的大部。腺分泌部由单层立方、

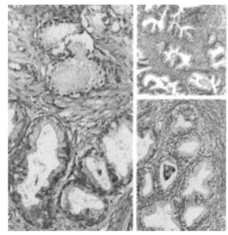

图 18-10　前列腺光镜图

单层柱状及假复层柱状上皮交错排列构成，故腺腔很不规则（图 18-10）。腔内可见分泌物浓缩形成的圆形嗜酸性板层状小体，称前列腺凝固体，可钙化成前列腺结石。从青春期开始，前列腺在雄激素的刺激下，分泌活动增强，分泌稀薄的乳白色液体，富含酸性磷酸酶、纤维蛋白溶酶、柠檬酸和锌等物质。老年人易患前列腺肥大，主要是黏膜腺和黏膜下腺增生所致。前列腺癌主要发生在前列腺主腺。

（二）精囊腺

精囊腺（Seminal vesicle gland）为一对高度弯曲的囊状腺。黏膜向腔内突起形成高大的皱襞，表面

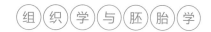

为假复层柱状上皮，细胞质内含有许多分泌颗粒和黄色的脂色素。黏膜外有薄的平滑肌和结缔组织外膜。精囊腺在雄激素的刺激下，能分泌弱碱性的淡黄色液体，内含果糖、前列腺素等成分，为精子的运动提供能量。

（三）尿道球腺

尿道球腺（Bulbourethral gland）是一对豌豆状的复管泡状腺。腺泡由单层立方或单层柱状上皮围成，上皮细胞内含有黏原颗粒。腺的间质中有平滑肌和骨骼肌纤维。腺体分泌的黏液于射精前排出，具有润滑尿道的作用。

四、外生殖器

外生殖器包括阴囊和阴茎。

（一）阴囊

阴囊（Scrotum）为阴茎根部下方容纳和保护睾丸和附睾的囊袋状结构，主要由皮肤和肉膜构成。皮肤薄而柔软，富含汗腺、皮脂腺及色素，表面长有少量阴毛。阴囊皮下组织为肉膜，主要由平滑肌组成，并含有致密结缔组织和弹性纤维。阴囊通过收缩和伸展调节阴囊内温度，以保证精子发生的最适温度。

（二）阴茎

阴茎（Penis）为长圆柱形，主要由两个阴茎海绵体、一个尿道海绵体、白膜、阴茎筋膜和皮肤组成。海绵体外面包有一层厚而致密的结缔组织，即白膜。海绵体内部由富含平滑肌的结缔组织小梁和大量不规则的血窦构成。阴茎深动脉的分支螺旋动脉穿行于小梁中，并与血窦相通。静脉则多位于海绵体周边部白膜下方。一般情况下，流入血窦内的血液很少，血窦呈裂隙状，海绵体柔软。当大量血液流入血窦时，血窦充血而胀大，白膜下的静脉受压，血液回流一时受阻，海绵体变硬，阴茎勃起。海绵体外面包有活动度较大的阴茎筋膜和皮肤。

✍ 本章节理论联系具体临床案例

前列腺增生

前列腺肥大又称前列腺增生，主要表现为两种症状，一种是膀胱刺激症状，另一种是因增生前列腺阻塞尿路产生的梗阻性症状。膀胱刺激症状主要表现为尿频、尿急、夜尿增多及急迫性尿失禁。尿频是前列腺增生的早期信号，尤其夜尿次数增多更有临床意义。前列腺增生有三个主要特征：前列腺体积增大；膀胱出口阻塞；有排尿困难、尿频、尿急等下尿路症状。如果发现症状，建议及时去医院进行检查、治疗，以免耽误病情，影响健康。

🎯 本章小结

男性生殖系统由睾丸、生殖管道、附属腺及外生殖器组成。睾丸能产生精子和分泌雄激素，表面覆有浆膜，浆膜下方为致密结缔组织构成的白膜，白膜在睾丸后缘增厚形成睾丸纵隔，将睾丸实质分隔成锥形的睾丸小叶，小叶内有极度弯曲的生精小管，生精小管在近睾丸纵隔处变为短而直的直精小管，直精小管进入睾丸纵隔后相互吻合，形成睾丸网。血管膜富含血管，薄而疏松，位于白膜深面。生精小管内生精上皮由生精细胞和支持细胞构成。自青春期开始，生精细胞自上皮基底部至管腔面，依次为精原细胞、初级精母细胞、次级精母细胞、精子细胞和精子。精原细胞发育成为精子的过程称精子发生，此过程经历了精原细胞的增殖分化、精母细胞的减数分裂和精子形成三个阶段。支持细胞是位于生精细胞之间的柱状细胞，在精子的发生过程中起重要作用。相邻生精小管之间为睾丸间质，含有睾丸间质细胞，可分泌雄激素。生殖管道包括附睾、输精管、射精管和尿道，为精子的成熟、贮存和输送提供有利的环境，精子在附睾管内获得运动能力，并达到功能上的成熟。附属腺有前列腺、精囊腺和尿道球腺，其分泌物参与精液的组成。

思考题

1. 名词解释：①精子形成；②精子发生；③血－睾屏障。
2. 简述精子发生经历的几个阶段。
3. 简述生精小管内支持细胞的结构和功能。

第十九章　女性生殖系统

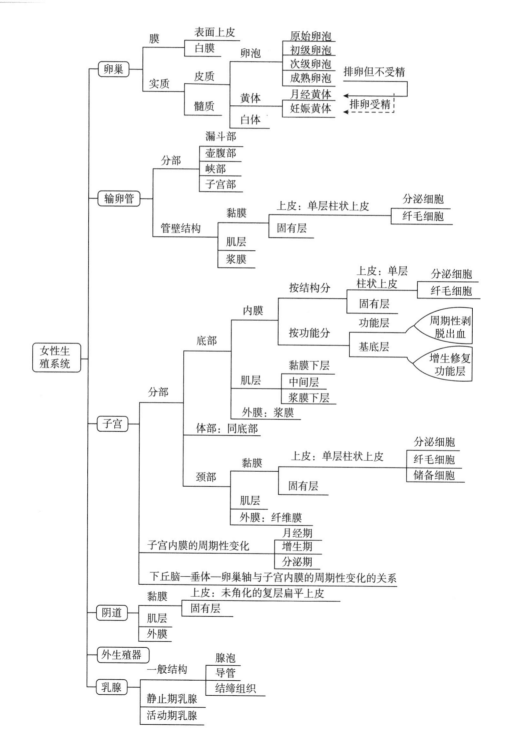

✦ 学习目标

1. 掌握：卵巢的结构；卵泡的生长发育及其转归；排卵；黄体的形成；子宫壁的结构；子宫内膜周期性变化及其与卵巢激素的关系。

2. 熟悉：输卵管的结构。

3. 了解：阴道和乳腺的结构。

女性生殖系统（Female reproductive system）由卵巢、输卵管、子宫、阴道和外生殖器组成。卵巢具有产生卵子和分泌性激素的功能；输卵管是运输生殖细胞和受精的部位；子宫是产生月经和孕育胎儿的器官。此外，乳腺分泌乳汁哺育婴儿，且其形态结构变化与女性激素密切相关，故也在本章叙述。

女性生殖器官在青春期（13～18岁）前生长缓慢，青春期开始后，在垂体促性腺激素的作用下，迅速发育成熟，卵巢开始排卵和分泌性激素，子宫内膜出现周期性变化，乳房增大，第二性征出现。更年期（45～55岁）后生殖器官逐渐萎缩，功能减退，月经渐停，进入绝经期后，排卵停止。

一、卵巢

卵巢（Ovary）为扁平的椭圆形实质性器官。表面被覆单层立方或扁平上皮，称表面上皮，上皮下方为薄层致密结缔组织构成的白膜。卵巢实质分为外周的皮质和中央的髓质，二者分界不明显。皮质较厚，由富含梭形基质细胞和网状纤维的结缔组织和不同发育阶段的卵泡、黄体和白体等组成（图19-1）。髓质较薄，位于卵巢中央，为疏松结缔组织，含有较多弹性纤维和血管等。近卵巢门处的基质内有少量平滑肌和门细胞。

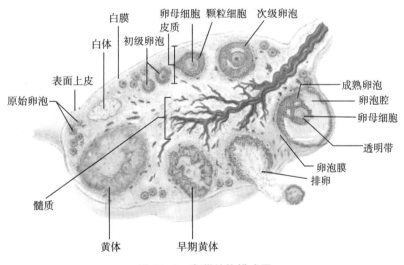

图 19-1　卵巢结构模式图

卵巢组织结构有明显的年龄性变化，主要是皮质中卵泡的发育呈周期性改变。卵泡的发育从胚胎时期已经开始，新生儿两侧卵巢有70万～200万个原始卵泡，以后逐渐减少，青春期时约有4万个，至40～50岁时仅剩几百个。从青春期到绝经期，卵巢在垂体分泌的促性腺激素的作用下，每隔28天左右有一批卵泡生长发育，但通常只有一个卵泡发育成熟并排卵。正常女性一生中约排卵400～500个，其余卵泡均于发育的不同阶段退化为闭锁卵泡。绝经后的卵巢不再排卵，卵巢内结缔组织增生，表面常凹凸不平。

（一）卵泡的发育与成熟

卵泡由一个卵母细胞（Oocyte）和周围的单层或多层卵泡细胞组成。卵泡的发育是个连续的生长过程，一般经过原始卵泡、初级卵泡、次级卵泡和成熟卵泡四个阶段，其中初级卵泡和次级卵泡又合称为生长卵泡（Growing follicle）。

1. 原始卵泡

原始卵泡（Primordial follicle）是处于静止状态的卵泡，位于皮质浅层，数量多，体积小，由中央一个初级卵母细胞（Primary oocyte）和周围一层单层扁平的卵泡细胞（Follicular cell）组成（图19-2）。

（1）初级卵母细胞呈圆形，体积大，直径为 30 ～ 40 μm，核大而圆，染色浅，核仁大而明显，胞质丰富，呈嗜酸性。电镜下可见细胞质内细胞器丰富，除含一般的细胞器外，细胞核周围还有层状排列的滑面内质网，称为环层板，可能与细胞核和细胞质间的物质转运有关。初级卵母细胞是在胚胎时期由卵原细胞分裂分化而来，随即进入第一次成熟分裂，并长期停滞在第一次成熟分裂前期，直至排卵前才完成第一次成熟分裂。

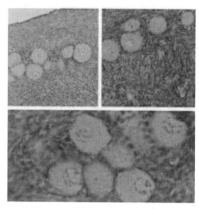

图 19-2　原始卵泡光镜图

（2）卵泡细胞体积小，呈扁平形，核扁圆，着色深，细胞与周围结缔组织之间有较薄的基膜，与卵母细胞之间有较多的缝隙连接，具有支持和营养卵母细胞的作用。

2. 初级卵泡

从青春期开始，在卵泡刺激素（FSH）的作用下，原始卵泡陆续发育成初级卵泡（Primary follicle），并移向皮质深部。原始卵泡转变为初级卵泡的形态学标志是卵泡细胞由单层扁平形变为单层立方或柱状（图19-3）。其主要的结构变化是：

（1）初级卵母细胞体积增大，核变大，呈泡状，核仁染色深，胞质内游离核糖体、粗面内质网和高尔基复合体等细胞器增多，浅层胞质中还出现电子致密的溶酶体，称皮质颗粒（Cortical granules），在受精时发挥重要作用。

（2）卵泡细胞增生，由扁平形变为立方形或柱状，进而增殖，由单层变为多层（5 ～ 6 层）。电镜下细胞质内的粗面内质网、游离核糖体和线粒体均随卵泡的发育而增多，高尔基复合体也更加发达。

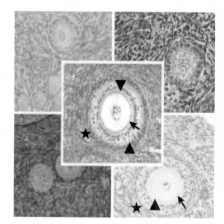

↑透明带；▲卵泡细胞；★卵泡膜

图 19-3　初级卵泡光镜图

（3）在初级卵母细胞与卵泡细胞之间出现一层均质状、折光性强的、富含糖蛋白的嗜酸性膜，称透明带（Zona pellucida）。它是由初级卵母细胞与卵泡细胞共同分泌形成。构成透明带的蛋白有四种：ZP1、ZP2、ZP3 和 ZP4，其中 ZP3 为精子受体，对精子和卵细胞的相互识别和特异性结合具有重要作用。电镜下可见初级卵母细胞的微绒毛和卵泡细胞的突起均伸入透明带内，卵泡细胞的长突起还穿越透明带，与卵母细胞膜相接触，且二者之间有较多缝隙连接，这些结构有利于卵泡细胞将营养物质输送给卵母细胞以及相互间的信息沟通和功能的协调（图19-4）。

（4）初级卵泡逐渐增大，其周围结缔组织内的基质细胞增殖分化，逐渐形成梭形细胞密集的卵泡膜（Follicular theca），与卵泡细胞之间隔以基膜。

3. 次级卵泡

次级卵泡（Secondary follicle）由初级卵泡继续发育而成。初级卵泡转变为次级卵泡的形态学标志是卵泡细胞间出现含液体的腔隙（图19-5）。次级卵泡的主要结构特点是：

（1）卵泡体积不断增大，当卵泡细胞增至6～12层时，在卵泡细胞间出现一些不规则腔隙，并逐渐合并成一个半月形的大腔，称卵泡腔（Follicular cavity），腔内充满由卵泡细胞分泌物和卵泡膜血管渗出液组成的卵泡液（Follicular fluid）。卵泡液内含有营养成分、类固醇激素和多种生物活性物质，对卵泡的发育和成熟有重要影响。具有卵泡腔的卵泡（包括成熟卵泡）又称囊状卵泡。

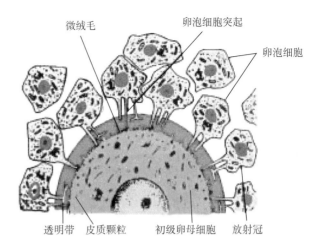

图 19-4　透明带模式图

（2）初级卵母细胞达到最大体积，直径125～150 μm，其周围包裹一层约5 μm厚的透明带，紧靠透明带的一层高柱状卵泡细胞呈放射状排列，称放射冠（Corona radiata）。

（3）随着卵泡液的增多和卵泡腔的扩大，初级卵母细胞、透明带、放射冠及部分卵泡细胞形成一个圆形隆起居于卵泡腔一侧，并突入卵泡腔内，形成卵丘（Cumulus oophorus）。

（4）分布于卵泡腔周围的数层卵泡细胞形成卵泡壁，由于此处卵泡细胞排列密集呈颗粒状，故又称颗粒层（Granulosa layer），颗粒层的细胞称为颗粒细胞（Granulosa cell）。

（5）卵泡膜分化为内、外两层，分别称为内膜层（Theca interna）和外膜层（Theca externa）。内膜层有较多的多边形或梭形的膜细胞（Theca cell）和丰富的毛细血管，膜细胞内含有丰富的滑面内质网、线粒体、脂滴和与类固醇激素合成有关的酶等，能产生和分泌类固醇激素；外膜层内细胞和血管较少，胶原纤维较多，并有少量平滑肌纤维。

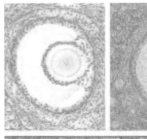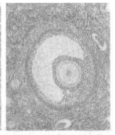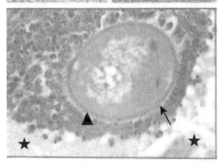

↑透明带；▲放射冠；★卵泡腔

图 19-5　次级卵泡光镜图

4. 成熟卵泡

成熟卵泡（Mature follicle）是卵泡发育的最后阶段。此时的卵泡体积显著增大，直径可超过2 cm，占据皮质全层并向卵巢表面突出，卵泡腔很大，卵泡液急剧增多，而颗粒细胞不再增殖，颗粒层相应变薄。在排卵前36～48小时，初级卵母细胞完成第一次成熟分裂，形成一个次级卵母细胞（Secondary oocyte）和第一极体（First polar body）。第一极体是个很小的球形细胞，含极少量胞质，位于次级卵母细胞和透明带之间的卵周间隙内。次级卵母细胞迅速进入第二次成熟分裂，并停滞在分裂中期。在人类，每个月经周期有若干个原始卵泡生长发育，卵泡从初级卵泡发育至成熟卵泡约需85天，因此一个卵泡发育成熟需要跨越几个月经周期。

次级卵泡和成熟卵泡具有内分泌功能，主要是膜细胞和颗粒细胞在垂体分泌的促性腺激素的作用下协同合成分泌雌激素。膜细胞合成的雄激素穿过基膜，进入颗粒细胞，在芳香化酶系的作用下，转化为雌激素，故雌激素是由膜细胞和颗粒细胞联合生成，这种合成方式被称为"两细胞学说"。合成的雌激素小部分进入卵泡腔，大部分进入血液循环，调节子宫内膜等靶器官的生理活动。

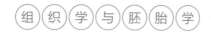

（二）排卵

成熟卵泡破裂，次级卵母细胞排出卵巢的过程称排卵（Ovulation），排卵一般发生在月经周期的第14天左右，一般一次只排一个卵，偶见排两个或两个以上者，双侧卵巢交替排卵。

成熟卵泡内的卵泡液剧增，卵泡进一步向卵巢表面突出，卵泡壁、白膜和表面上皮变得更薄，局部缺血形成透明的卵泡小斑（Follicular stigma），继而小斑处的结缔组织被胶原酶、透明质酸酶等解聚和消化，在黄体生成素（LH）的作用下，颗粒细胞合成的前列腺素使卵泡膜外层的平滑肌收缩，最终导致卵泡小斑破裂，次级卵母细胞及其周围的透明带和放射冠随同卵泡液一同从卵巢排出，经腹膜腔进入输卵管。排出的卵若24小时内未受精，次级卵母细胞则退化并被吸收；若受精，次级卵母细胞则完成第二次成熟分裂，形成一个成熟的单倍体（23，X）的卵细胞（Ovum）和一个小的第二极体（Secondary polar body）。

（三）黄体的形成和退化

成熟卵泡排卵后，残留在卵巢内的卵泡壁连同卵泡膜的结缔组织和血管一同向卵泡腔塌陷，在LH的作用下，逐渐发育成一个体积较大、富含血管的内分泌细胞团，新鲜时呈黄色，故称黄体（Corpus luteum）。颗粒细胞和膜细胞体积均增大，颗粒细胞分化为颗粒黄体细胞（Granulosa lutein cell），膜细胞分化为膜黄体细胞（Theca lutein cell），两种细胞均具有分泌类固醇激素细胞的电镜结构特征。其中，颗粒黄体细胞的数量多、体积大，呈多边形，染色浅，位于黄体中央，分泌孕激素。膜黄体细胞数量少、体积小，胞质和核染色较深，主要位于黄体周边，与颗粒黄体细胞协同作用分泌雌激素。

黄体的大小和持续时间取决于排出的卵细胞是否受精。若排出的卵细胞没有受精，则黄体仅维持2周左右即退化，称月经黄体（Corpus luteum of menstruation）。若受精，则黄体可维持4～6个月，称妊娠黄体（Corpus luteum of pregnancy），除分泌大量的孕激素和雌激素外，还分泌松弛素，促使子宫内膜增生，子宫平滑肌松弛，以维持妊娠。两种黄体最终都会退化消失，逐渐被致密结缔组织所取代，形成白色瘢痕，称为白体（Corpus albicans）（图19-6）。

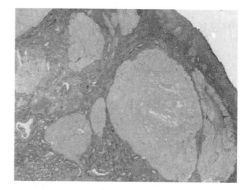

图19-6　卵巢白体光镜图

（四）闭锁卵泡与间质腺

卵巢内绝大多数卵泡不能发育成熟，它们在发育的各个阶段停止生长并退化，退化的卵泡称闭锁卵泡（Atretic follicle）。卵泡闭锁可以发生在卵泡发育的各个时期，故其形态结构各不相同。原始卵泡和初级卵泡退化时，卵母细胞首先出现核固缩，细胞形态不规则，卵泡细胞变小且分散。次级卵泡和成熟卵泡闭锁时，卵母细胞退化，细胞膜皱缩，核偏位且固缩解体；透明带先皱缩为不规则形的嗜酸性环状物，后退化消失；颗粒细胞松散，脱落入卵泡腔，被巨噬细胞和中性粒细胞吞噬清除。光镜下可见闭锁卵泡内常残留有透明带，卵泡腔内常见巨噬细胞和中性粒细胞。晚期次级卵泡闭锁时变化较复杂，卵泡塌陷，卵泡膜的血管和结缔组织伸入颗粒层和卵丘，膜细胞增大，形成多边形上皮样细胞，胞质中含大量脂滴，形似黄体细胞，并被结缔组织分隔成分散的细胞团索，称为间质腺（Interstitial gland），间质腺比黄体小，能分泌雌激素。人卵巢间质腺不发达，猫和啮齿类动物间质腺较多。

（五）门细胞

门细胞（Hilus cell）位于卵巢门近系膜处，是卵巢基质内一些较大的上皮样细胞，细胞结构与睾丸间质细胞类似，为多边形或卵圆形，细胞核呈圆形，染色浅淡，核仁清楚，细胞质呈嗜酸性，富含胆固醇和脂褐素等。在妊娠期和绝经期时，门细胞较明显。门细胞具有分泌雄激素的功能，若门细胞增生或发生肿瘤，患者常伴有男性化症状。

二、输卵管

输卵管分漏斗部、壶腹部、峡部和子宫部，管壁由内向外分为黏膜、肌层和浆膜三层。

（一）黏膜

黏膜向管腔突出形成纵行、有分支的皱襞，壶腹部皱襞最发达，高大而多分支，横切面上管腔不规则。至子宫部，皱襞逐渐减少。黏膜由单层柱状上皮和固有层构成。

上皮由纤毛细胞和分泌细胞构成。纤毛细胞在漏斗部和壶腹部最多，至峡部和子宫部逐渐减少，细胞核呈圆形或卵圆形，染色浅，细胞游离面有纤毛。纤毛向子宫方向摆动，有助于卵细胞和受精卵向子宫运送，并阻止病菌进入腹膜腔。分泌细胞位于纤毛细胞之间，细胞核呈长椭圆形，染色较深，细胞表面有微绒毛，顶部胞质内有分泌颗粒，其分泌物构成输卵管液，含有氨基酸、葡萄糖、果糖和少量乳酸等，可营养卵细胞，并有助于卵细胞的运送（图 19-7）。在卵巢激素的影响下，输卵管黏膜上皮的形态随月经周期而发生周期性变化。

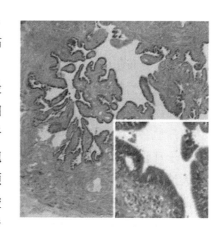

图 19-7　输卵管光镜图

黏膜固有层为薄层结缔组织，内有丰富的血管和少量散在的平滑肌。

（二）肌层

肌层由内环、外纵两层平滑肌构成。各段肌层厚薄不均，峡部最厚；壶腹部肌层较薄，环行肌明显，纵行肌散在分布；漏斗部肌层最薄，无纵行肌。

（三）浆膜

浆膜由间皮和富含血管的疏松结缔组织组成。

三、子宫

子宫是腔小壁厚的肌性器官，呈前后略扁的倒置梨形，分底部、体部和颈部三部分。子宫壁由内向外分为内膜、肌层和外膜三层（图 19-8）。

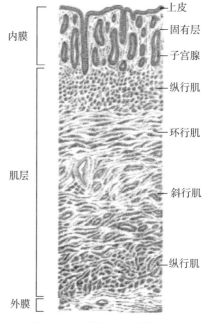

图 19-8　子宫壁结构模式图

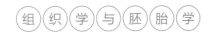

（一）子宫壁的一般结构

1. 内膜

子宫内膜（Endometrium）由单层柱状上皮和固有层构成。上皮与输卵管上皮相似，也由纤毛细胞和分泌细胞构成。固有层较厚，由结缔组织和血管等组成，并有大量低分化的梭形或星形的基质细胞（Stroma cell）和子宫腺（Uterine gland）。基质细胞核大而圆，胞质较少，可合成和分泌胶原蛋白，并随月经周期变化而增生和分化，妊娠时可转变为蜕膜细胞。子宫腺为内膜上皮向固有层内凹陷形成的单管状腺，开口于子宫腔，腺体末端近肌层处有分支，腺上皮主要是分泌细胞，纤毛细胞较少。

子宫内膜可分为浅表的功能层（Functional layer）和深部的基底层（Basal layer）。功能层较厚，为靠近子宫腔的部分，自青春期开始，在卵巢激素的作用下，发生周期性剥脱出血，即月经。妊娠时，功能层则继续增厚以适应受精卵的植入和发育。基底层较薄，紧靠肌层，内含较多的细胞和纤维，该层不参与月经形成，在月经期后能增生修复功能层。

子宫内膜的血管来自子宫动脉的分支。其向子宫内膜发出两分支：短而直的分支进入基底层，称基底动脉，分布于内膜基底层并对其进行营养，不受卵巢激素的影响；主支称为螺旋动脉（Coiled artery），进入功能层后螺旋走行，至内膜浅层形成毛细血管网，然后汇入小静脉，穿过肌层，汇合成子宫静脉。螺旋动脉对卵巢激素的周期性变化极为敏感。

2. 肌层

子宫肌层（Myometrium）很厚，由成束或成片的平滑肌和结缔组织构成。肌层分界不明显，从内向外大致可分为三层：黏膜下层、中间层和浆膜下层。黏膜下层和浆膜下层主要由纵行的平滑肌束组成，较薄。中间层较厚，由内环行和外斜行平滑肌束组成，并含有大量的血管。肌层的收缩活动有助于精子向输卵管运行、经血排出和胎儿娩出。成年女性子宫平滑肌纤维长 30～50 μm，妊娠时受卵巢激素的影响，肌纤维显著增长，可达 500～600 μm，并且分裂增殖，结缔组织中未分化间充质细胞也可分化为新的肌纤维，致使肌纤维的数量增加，使肌层明显增厚。分娩后子宫平滑肌逐渐恢复至正常大小，有些肌纤维自溶而被吸收，增大的子宫又恢复原状。

3. 外膜

子宫外膜（Perimetrium）在子宫底和体部为浆膜，在宫颈处为纤维膜。

（二）子宫内膜的周期性变化

自青春期开始，在卵巢分泌的雌激素和孕激素的周期性作用下，子宫底部和体部的内膜功能层发生周期性变化，即每 28 天左右发生一次内膜剥脱、出血、增生和修复，称月经周期（Menstrual cycle）。每个月经周期是从月经的第一天起至下次月经来潮的前一天止，可分为月经期、增生期和分泌期。

1. 月经期

月经期（Menstrual phase）为月经周期的第 1～4 天。因排出的卵未受精，月经黄体退化，雌激素和孕激素的分泌量减少，血液中这两种激素的含量骤然下降，子宫内膜功能层的螺旋动脉持续性收缩，内膜缺血，子宫腺停止分泌，组织液减少，导致内膜的功能层发生萎缩坏死。继而螺旋动脉又突然短暂地扩张，致使血管破裂，血液流出并积聚在内膜的浅部，最后与坏死剥脱的功能层内膜一起进入子宫腔，从阴道排出，即为月经。在月经期末，基底层的子宫腺底部细胞迅速分裂增生，子宫内膜表面上皮逐渐修复而进入增生期。

2. 增生期

增生期（Proliferative phase）为月经周期的第 5 ~ 14 天，此时期卵巢内有一批卵泡在生长发育，并分泌雌激素，故又称卵泡期（Follicular phase）。在雌激素的作用下，剥脱的子宫内膜由基底层增生修复，表现为上皮细胞与基质细胞不断增殖，产生大量的纤维和基质，内膜逐渐增厚达 2 ~ 4 mm。在增生早期，子宫腺短而直，数量较少；增生中期，子宫腺增多、增长并逐渐弯曲，螺旋动脉也不断增长弯曲（图 19-9）。增生晚期，子宫腺数量增多，腺细胞顶部有分泌颗粒，核下方可见糖原明显集聚；增生末期，子宫腺增生弯曲，腺腔扩大，螺旋动脉也更加长和弯曲。在月经周期的第 14 天时，卵巢内的成熟卵泡排卵，子宫内膜随之进入分泌期。

3. 分泌期

分泌期（Secretory phase）为月经周期的第 15 ~ 28 天，此时期卵巢内黄体形成，故又称黄体期。在黄体分泌的雌激素和孕激素的作用下，子宫内膜继续增厚，至分泌晚期可厚达 5 ~ 7 mm。子宫腺进一步增长并极度弯曲，腺腔扩大，糖原由腺细胞核下区转移到核上区，并以顶浆分泌方式排入腺腔，故腺腔内充满含有糖原等营养物质的嗜酸性分泌物（图 19-10）。螺旋动脉更长、更弯曲并深达内膜浅层。固有层基质中含大量组织液而呈现水肿状，基质细胞继续分裂增生、肥大，部分细胞变圆，胞质内充满糖原和脂滴，称为前蜕膜细胞（Predecidual cell）。卵细胞若受精，内膜增厚并发育为蜕膜，内膜基质细胞发育增大为蜕膜细胞（Decidual cell）；卵细胞若未受精，卵巢内月经黄体退化，孕激素和雌激素水平突然下降，内膜功能层剥脱出血，从而进入月经期。

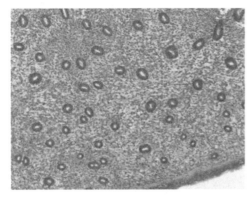

图 19-9　增生期子宫内膜光镜图

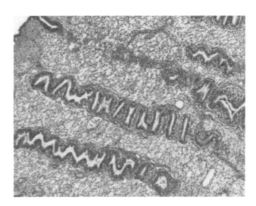

图 19-10　分泌期子宫内膜光镜图

更年期的卵巢功能趋于衰退，月经周期不规律，子宫腺可出现不规则增生。绝经后，子宫内膜周期性变化停止，子宫内膜因失去卵巢激素的作用而逐渐萎缩变薄，腺体变小、变少，分泌物也逐渐减少。

（三）子宫颈

子宫颈壁由内向外分为黏膜、肌层和外膜。

子宫颈黏膜由上皮和固有层组成，形成许多大而分支的皱襞，皱襞间裂隙为腺样隐窝，形似分支管状腺，又称子宫颈腺。黏膜上皮为单层柱状上皮，由分泌细胞、纤毛细胞和储备细胞（Reserve cell）组成。分泌细胞最多，呈柱状，其分泌黏液的功能受卵巢激素的影响而发生周期性变化：排卵时，雌激素促进细胞分泌，分泌物为清亮透明的黏液，有利于精子的穿过；黄体形成时，孕激素抑制细胞分泌，分泌量减少，分泌物黏稠度增加，精子难以通过；妊娠时，分泌物黏稠度更高，可阻止精子和微生物进入子宫。纤毛细胞较少，纤毛朝阴道方向摆动，有利于分泌物的排出。储备细胞较小，散在于柱状细胞和基膜之间，呈圆形或椭圆形，有增殖修复柱状上皮的功能，慢性炎症时可增殖化生为复层扁平上皮，甚

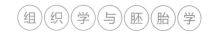

至可发生癌变。在宫颈外口处，单层柱状上皮移行为子宫颈阴道部的复层扁平上皮，此处是宫颈癌的好发部位。

肌层由少量分散的平滑肌和含丰富弹性纤维的结缔组织组成。

外膜为纤维性结缔组织，即纤维膜。

（四）卵巢和子宫内膜周期性变化的神经内分泌调节

子宫内膜的周期性变化受下丘脑—垂体—卵巢轴调控。子宫内膜在卵巢雌激素、孕激素的作用下，发生周期性的变化。卵巢产生的雌、孕激素，又反馈作用于下丘脑和垂体，影响促性腺激素释放激素（GnRH）、FSH 和 LH 的释放。

在黄体退化后，雌激素和孕激素的分泌量随之下降，解除了对下丘脑及垂体的抑制。下丘脑弓状核的神经内分泌细胞产生 GnRH，促使垂体 FSH 和 LH 的分泌及释放。在 FSH 的作用下，卵巢中卵泡生长和产生雌激素，雌激素可使子宫内膜从月经期转入增生期。卵泡发育成熟后，卵泡分泌的雌激素水平达最高峰并对下丘脑、垂体产生反馈作用，抑制腺垂体分泌 FSH，同时促进 LH 的分泌。在排卵前 24 小时左右，LH 释放达高峰，在 FSH 和 LH 的协同作用下，卵泡成熟、排卵并形成黄体。排卵后，雌激素水平暂时降低。黄体形成后分泌雌激素和孕激素，在它们的共同作用下，子宫内膜发生分泌期改变。

黄体分泌的大量孕激素，通过反馈作用于下丘脑和垂体，使 LH 分泌减少，血液中 LH 水平降低，黄体开始退化，雌激素和孕激素分泌量随之下降，子宫内膜得不到性激素的支持，发生坏死、脱落，子宫内膜进入月经期。血中雌、孕激素减少，又反馈作用于下丘脑及腺垂体，促进 GnRH 和 FSH 分泌，卵泡又开始生长发育，子宫内膜随之开始下一轮的月经周期。

四、阴道

阴道壁由黏膜、肌层和外膜组成。

黏膜向阴道腔内突起形成许多横行皱襞，由上皮和固有层构成。黏膜上皮为未角化的复层扁平上皮，在卵巢分泌的雌激素的作用下，上皮细胞内合成和聚集大量糖原，浅层细胞脱落后，糖原被阴道的乳酸杆菌分解为乳酸，使阴道保持酸性，有一定的抗菌作用。绝经期后或因其他原因导致雌激素水平下降时，阴道上皮内糖原减少，阴道环境变为碱性，细菌易于生长繁殖，故易发生阴道感染。阴道上皮细胞的脱落和更新也受卵巢激素的影响而呈现周期性变化，因此可根据脱落上皮细胞的类型来推测卵巢的内分泌功能状态。固有层为富含弹性纤维和血管的结缔组织。

肌层由内环行、外纵行的平滑肌组成，两层分界不明显。在阴道外口有环行骨骼肌构成的括约肌。

外膜为致密结缔组织，含较多弹性纤维。

五、乳腺

乳腺的主要功能是分泌乳汁、哺育婴儿。乳腺的结构因年龄和生理状况变化而异。受卵巢激素的影响，乳腺于青春期开始发育。妊娠期和哺乳期的乳腺处于分泌状态，称活动期乳腺。无分泌活动的乳腺，称静止期乳腺（图 19-11）。

（一）乳腺的一般结构

乳腺主要由腺泡、导管和结缔组织构成。结缔组织将乳腺分隔为 15 ~ 25 个叶，每个叶又分为若干小叶，每个小叶是一个复管泡状腺。腺泡上皮为单层立方或柱状，在上皮细胞和基膜间有肌上皮细胞。

导管包括小叶内导管、小叶间导管和总导管。小叶内导管管壁多为单层柱状或立方上皮，小叶间导管则为复层柱状上皮，总导管又称输乳管，开口于乳头，管壁为复层扁平上皮，并与乳头表皮相续。

（二）静止期乳腺

静止期乳腺是指性成熟未孕女性的乳腺，其结构特点是导管和腺体均不发达，仅见少量导管和少而小的腺泡，脂肪组织丰富。在每个月经周期的分泌期，腺泡和导管略有增生，乳腺可稍增大。

（三）活动期乳腺

妊娠期和哺乳期的乳腺分泌乳汁，称为活动期乳腺。妊娠期在雌激素和孕激素的作用下，乳腺的导管和腺体迅速增生，腺泡增大，上皮为单层柱状或立方细胞，结缔组织和脂肪组织相对减少。妊娠后期，在垂体分泌的催乳素的影响下，腺泡开始分泌。乳腺为顶浆分泌腺，分泌物中含有脂滴、乳蛋白、乳糖和抗体等，称为初乳。初乳内还有吞噬脂肪的巨噬细胞，称初乳小体。

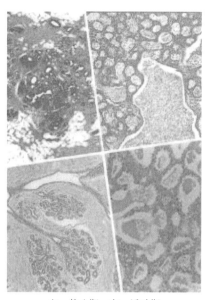

左：静止期；右：活动期

图 19-11　乳腺组织光镜图

哺乳期乳腺结构与妊娠期乳腺相似，但结缔组织更少，腺体更加发达，腺泡腔增大，腺泡处于不同的分泌时期。分泌前的腺泡腺细胞呈高柱状，分泌后的腺泡腺细胞呈立方形或扁平形，腺腔内充满乳汁。电镜下，腺细胞内富含粗面内质网和线粒体等，呈分泌状态的腺细胞内有许多分泌颗粒和脂滴。

断乳后，催乳素水平下降，乳腺停止分泌，腺组织逐渐萎缩，结缔组织和脂肪组织增多，乳腺又转入静止期状态。绝经后，体内雌激素和孕激素水平下降，乳腺萎缩退化，脂肪组织也随年龄增大而减少，乳腺体积减小。

📖 本章节理论联系具体临床案例

患者张某，女，32岁，因婚后4年未孕前来就诊。自述月经不规律，有时三四个月来一次，每次持续时间不稳定，少则1周，多则半月。查体：患者痤疮明显，阴毛浓密，身体肥胖。血液检查：血清总睾酮、游离睾酮高于正常值。B超：患者双侧卵巢可见10余个直径介于2～9 mm的卵泡。思考：该患者为何导致不孕？患者所患何种疾病？

分析：

该患者所患疾病"多囊卵巢综合征"。

多囊卵巢综合征

多囊卵巢综合征（Polycystic ovary syndrome，PCOS）是生育年龄妇女常见的一种复杂的内分泌及代谢异常所致的疾病，以慢性无排卵（排卵功能紊乱或丧失）和高雄激素血症为特征，主要临床表现为月经周期不规律、不孕、多毛和／或痤疮，是最常见的女性内分泌疾病。

1935年Stein和Leventhal归纳为闭经、多毛、肥胖及不孕四大病症，称之为Stein-Leventhal综合征（S-L综合征）。PCOS患者的卵巢增大、白膜增厚、多个不同发育阶段的卵泡，并伴有颗粒细胞黄素化。PCOS是Ⅱ型糖尿病、心血管疾病、妊娠期糖尿病、妊娠高血压综合征以及子宫内膜癌的重要危险因素。PCOS的临床表型多样，病因不清，PCOS常表现家族群聚现象，提示受遗传因素的影响。高雄激素血

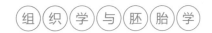

症和 / 或高胰岛素血症可能是 PCOS 患者家系成员同样患病的遗传特征；在不同诊断标准下作的家系分析研究经常提示 PCOS 遗传方式为常染色体显性遗传；而应用"单基因—变异表达模型"的研究却显示 PCOS 是由主基因变异并 50% 可遗传给后代。

本章小结

女性生殖系统由卵巢、输卵管、子宫、阴道和外生殖器组成。卵巢表面被覆有表面上皮，上皮下方是白膜，实质分皮质和髓质，皮质主要含不同发育阶段的卵泡和黄体，髓质为疏松结缔组织。卵泡由卵母细胞和卵泡细胞组成。卵泡的发育经历了四个阶段：原始卵泡、初级卵泡、次级卵泡和成熟卵泡，卵母细胞在排卵前 36 ~ 48 小时完成第一次成熟分裂。成熟卵泡在黄体生成素和卵泡刺激素的作用下发生排卵。排卵后卵巢内形成黄体，黄体由颗粒黄体细胞和膜黄体细胞组成，可分泌雌激素和孕激素。黄体发育取决于排出的卵是否受精，分别形成妊娠黄体（卵子受精）和月经黄体（卵子未受精），最终都将退化形成白体。卵泡可在发育的不同阶段退化为闭锁卵泡。

子宫壁由内向外分为内膜、肌层和外膜。内膜由单层柱状上皮和固有层构成，固有层中含基质细胞、子宫腺、螺旋动脉。内膜在功能上可分为表浅的功能层和深部的基底层；肌层为很厚的平滑肌；外膜大部分为浆膜。自青春期开始，子宫内膜功能层呈周期性改变，称月经周期，分为月经期、增生期和分泌期，各期内膜在厚度、子宫腺、螺旋动脉、基质细胞、组织液等方面均发生变化。子宫内膜的周期性变化受下丘脑—垂体—卵巢轴的调节。

思考题

1. 名词解释：①排卵；②黄体；③月经周期；④间质腺。
2. 简述卵泡的发育及其结构特点。
3. 试述卵巢和子宫内膜周期性变化的神经内分泌调节。

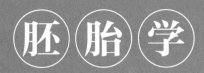

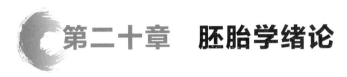

思维导图

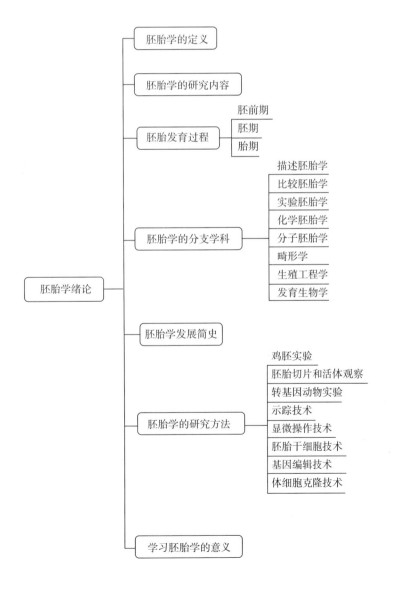

学习目标

1. 掌握：胚胎学的概念和研究内容；胚胎发育分期及各期的特点。
2. 熟悉：学习胚胎学的意义及其在医学中的地位；胚胎学分支学科。
3. 了解：胚胎学的发展史。

一、胚胎学概述

人体胚胎学（Human Embryology）是研究从人受精卵发育为成熟胎儿至出生前的全过程，或者说，是研究个体出生前发生、发育过程及其机制的科学。研究内容包括生殖细胞的发生、受精、胚胎发育、胚胎与母体的关系、先天畸形等。

人胚胎在母体子宫中发育经历 38 周（约 266 天），可分为三个时期：①胚前期，从受精卵形成至第 2 周末二胚层胚盘出现，此期为胚前期；②胚期，第 3~8 周，此期三胚层形成、分化，并形成器官原基，至第 8 周末，胚体已经初具人形（雏形）；③胎期，第 9 周至出生，此期内的胎儿逐渐长大，各器官、系统继续发育成形，部分器官出现一定的功能活动。

胚前期和胚期以质变为主，胎期以量变为主。

此外，在临床上，从第 26 周胎儿至出生后 4 周的新生儿发育阶段，称为围生期，此时期的母体与胎儿及新生儿的保健医学称围生医学。

出生后，许多器官的结构和功能还远未发育完善，还要经历相当长时期的生长发育才能成熟，然后逐渐衰老退化。这一过程可分为婴儿期、儿童期、少年期、青年期、成年期和老年期。研究出生前和出生后生命全过程的科学则称人体发育学（Development of Human）。

胚胎学包括以下分支学科：描述胚胎学（Descriptive Embryology）、比较胚胎学（Comparative Embryology）、实验胚胎学（Experimental Embryology）、化学胚胎学（Chemical Embryology）、分子胚胎学（Molecular Embryology）、畸形学（Teratology）、生殖工程学（Reproductive Engineering）以及研究胚胎发生发育机制的发育生物学（Developmental Biology）。

本书以描述胚胎学内容为主，即应用形态学观察方法（如光镜、电镜、超声及各种胚胎摄影技术等）观察胚胎发育的形态演变过程，包括胚体外形的演变，各器官、系统的形成，细胞的增殖、迁移和凋亡等，是胚胎学的基础内容。

二、胚胎学发展简史

有关胚胎研究的书籍最早可推至公元前 5 世纪，被称为医学之父的希波克拉底（Hippocrates，公元前 460—公元前 377）首次观察并描述了鸡蛋在孵化成鸡的全过程中的形态变化。古希腊学者亚里士多德（Aristotle，公元前 384—公元前 322）推测人胚胎来源于月经血与精液的混合。1651 年，英国学者哈维（Harvey，1578—1657）发表《论动物的生殖》，其中提出假设"一切生命皆来自卵"。

到 17 世纪中叶，随着显微镜的问世，荷兰学者列文虎克（Leeuwenhoek，1632—1723）用自制的显微镜发现了精子，他的好友荷兰医生、解剖学家格拉夫（R. de Graaf，1641—1673）发现了哺乳动物卵巢中的卵泡，因此卵泡被命名为格拉夫卵泡。意大利生物学家、组织学家马尔比基（Malpighi，1628—1694）被称为"显微镜学之父"，他用显微镜广泛观察并比较了动、植物结构的相似之处。马尔比基对胚胎学的重要贡献是发现了鸡胚的体节、神经管与卵黄血管，推动了胚胎学的发展。1855 年，德国学者雷马克（Remark，1815—1865）提出胚胎发育的三胚层学说，这是描述胚胎学起始的重要标志。19 世纪末，德国生物学家斯佩曼（Spemann，1869—1941）应用显微操作技术对两栖动物胚胎进行了分离、切割、移植、重组等实验，被誉为实验胚胎学领域的先驱，他因提出了胚胎诱导学说及发现了胚胎的发育过程而获得了 1935 年的诺贝尔生理学或医学奖。

到了 20 世纪 50 年代，随着 DNA 结构的阐明和中心法则的确立，分子生物学诞生。人们开始用分子生物学的观点和方法研究胚胎发生过程中遗传基因表达的时空顺序和调控机制，遂形成分子胚胎学。分子胚胎学与实验胚胎学、细胞生物学、分子遗传学等学科互相渗透，发展建立了发育生物学，它主要研究胚胎发育的遗传物质基础，胚胎细胞和组织的分子构成和生理生化，形态表形如何以遗传为基础进行演变，来源于亲代的基因库如何在发育过程中按一定时空顺序予以表达，基因型和表型间的因果关系，等等。发育生物学已成为现代生命科学的重要基础学科。

生殖工程学是某些实验胚胎学技术向应用方面发展而形成的分支学科。例如，把体外受精、胚胎移植等技术用于治疗女性不孕症，以至于 1978 年在英国诞生了第一例"试管婴儿"，我国的"试管婴儿"研究始于 20 世纪 80 年代，1988 年大陆第一例"试管婴儿"在北京医科大学第三医院出生。1997 年轰动世界的克隆羊"多莉"便是把研究两栖类动物体细胞核的再分化能力所用的核移植技术用于哺乳动物后产生的。

我国的胚胎学研究始于 20 世纪 20 年代，朱洗（1900—1962）、童第周（1902—1979）、张汇泉（1899—1986）等学者在胚胎学的研究与教学中均有卓越贡献。朱洗对受精的研究，童第周对卵质与核的关系、胚胎轴性、胚层间相互作用的研究，张汇泉对畸形学的研究，都推动了我国胚胎学的发展。

三、胚胎学的研究方法

科学研究的进展，总是离不开实验方法的改良和技术的创新。胚胎学的研究方法，从简单的肉眼观察、显微镜观察到分子生物学技术的应用，极大地推动了胚胎学研究的进展。

（一）鸡胚实验

将鸡胚孵化至特定的发育阶段，应用鸡胚作为胚胎发育的研究模型，进行显微镜观察和描述，还可以在胚胎早期进行显微操作。随着分子生物学技术的发展，如 RNA 干扰、基因转染、基因组测序等技术应用，以及鸡胚的实验周期短，容易操作，为研究胚胎发育的相关基因的功能奠定了良好的实验基础。

（二）胚胎切片和活体观察

应用切片技术，制作胚胎的连续切片，将每张切片的图像，用图像分析技术进行计算机处理，可以获得胚胎立体结构图像。用肉眼和显微镜对活体胚胎的局部和整体发育进行观察，获得活体胚胎的动态活动状态。

（三）转基因动物实验

把改建后的目的基因用显微注射等方法注入实验动物的受精卵，将此受精卵植入受体动物的输卵管或子宫，使转基因动物携带有外源基因。该实验方法被广泛应用在基因功能分析、遗传病研究、疾病模式动物建立等。

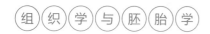

（四）示踪技术

把带有绿色荧光蛋白（GFP）报告基因的逆转录病毒导入胚胎细胞，观察胚胎发育过程中表达绿色荧光蛋白细胞的迁移、定居和分化，研究胚胎发育过程中特定细胞的动态分化过程。示踪技术也常用无细胞毒性的活体染料，如台盼蓝、辣根过氧化物酶等。

（五）显微操作技术

应用显微手术进行组织移植或组织切除，可以自体组织移植，也可以同种异体组织移植或异种组织移植，在临床上，也常应用显微操作技术分离切割卵裂球，进行植入前遗传学检测。在宫内手术时，应用显微操作技术治疗先天性膈疝、梗阻性脑积水等。

（六）胚胎干细胞技术

1981 年，英国科学家马丁·约翰·埃文斯爵士建立首株小鼠胚胎干细胞系，并获得 2007 年诺贝尔生理学或医学奖。胚胎干细胞（Embryonic stem cell）是一类未分化的二倍体多能干细胞，具有无限增殖、自我更新和多项分化潜能，可以分化出神经细胞、心肌细胞、血细胞等，为细胞治疗奠定了基础。

（七）基因编辑技术

基因编辑（Gene editing）指根据科研或临床实际需要对目的基因进行插入、移除或替换等遗传操作，以引入预定 DNA 片段或修复突变基因等，从而达到控制生物性状和行为的目的。基因编辑技术在科研工作中作为实验工具在基因重组、模式生物制备、物种改良等方面发挥了重要的作用。第一代基因编辑技术采用核酸内切酶对 DNA 进行切割，DNA 断裂后利用自身的同源重组完成修复过程；第二代基因编辑则采用引导核酸加核酸内切酶技术，如成簇规律性间隔短回文重复—相关蛋白（Clustered regularly interspaced short palindromic repeat–CRISPR–associated 9，CRISPR–Cas9）技术；单链 DNA–Argonaute 蛋白（Single stranded DNA–Argonaute，DNA–Ago）技术，实现基于碱基配对原理修复或重组 DNA，提升了基因编辑的精确性。

（八）体细胞克隆技术

体细胞克隆技术（Somatic cell clone technology）又称为体细胞核移植技术，是指将动物体细胞进行抑制培养，使细胞处于休眠状态。采用核移植的方法，利用细胞拆合或细胞重组技术，将卵母细胞去核作为核受体，以体细胞或含少量细胞质的细胞核即核质体作为核供体，将后者移入前者中，构建重组胚，核供体在去核卵母细胞的胞质中重新编程，并启动卵裂，开始胚胎发育过程，妊娠产仔。应用该技术，2017 年 11 月 27 日和 12 月 5 日世界上首次体细胞克隆猴"中中"和"华华"在我国诞生，开启了以体细胞克隆猴作为实验动物模型的新时代。

四、学习胚胎学的意义

胚胎学是一门重要的医学基础课。学好这门课，首先可以使我们了解人体是怎样从一个受精卵发育为新生个体的，胚胎从一个细胞（受精卵）发育为足月胎儿的过程中，每一部分都在发生复杂的动态变化。对于医学生来说，只有在学习了胚胎学之后，掌握人体外形、体内各系统、器官、组织、细胞是如何发生演化的，才能了解生命个体的发生和发育，理解解剖学、组织学、病理学、遗传学等学科中的某些内容，如组织学中干细胞的概念、病理学中按细胞的胚层来源对恶性肿瘤进行的分类。胚胎学还讲述了胎儿与母体的关系，如胎膜的变化、胎盘的形成及功能等，为妇产科学提供了必要的基础知识，使妇产科医生能够对孕妇进行正确的妊娠跟踪和保健指导。胚胎学还研究受精和植入的条件，如果人为地干扰或改变这些条件，则可达到避孕的目的，因此胚胎学与计划生育关系密切。此外，掌握胚胎的发育规律，可减少胎儿先天畸形的发生概率，生殖工程更是为不孕症患者带来福音。

胚胎学与组织学一样也属于形态学范畴，因而在学习时既要直接观察胚胎标本、模型、切片、图谱，更要结合教材上的描述，启动形象思维进行观察和学习。

本章节理论联系具体临床案例

患者 25 岁，女，孕 1 产 0，停经 23 周到医院做产前常规检查。二维超声检查：双顶径 5.8 cm，头围 20.7 cm，腹围 19.3 cm，股骨长 4.1 cm，羊水指数 22.9 cm，胎心率 146 次 /min，胎动正常，脊柱排列整齐，胎儿颜面部见上唇两侧连续性中断，各显示一缺损区，左侧宽约 0.4 mm，右侧宽约 0.5 mm，直通鼻腔，下唇完好。三维超声成像检查：胎儿鼻结构紊乱，塌陷，可清晰显示上唇两侧唇裂处，可见断裂后中央翻出的上颌骨牙槽突。

超声提示：①孕 23 周，胎儿双侧完全性唇腭裂；②羊水多。

解决方式：住院引产，终止妊娠，去除畸形妊娠对母亲身体的进一步不利影响。

在问及患者在怀孕早期（2 个月至 3 个月期间）的病史时，患者自述有服用抗癫痫药物史。在排除家族遗传畸形史及环境因素后，根据患者自述初步判断可能是抗癫痫药物导致胎儿双侧完全性唇腭裂畸形。

此病例结合本章节理论分析：人胚胎在母体子宫中发育经历 38 周（约 266 天），前 8 周内，胚胎发育经历三胚层形成、分化，形成器官原基，到第 8 周末，胚体已经初具人形（雏形），这段时间以器官发生质变为主，也是一个对周围环境因素及药物影响非常敏感的时期，是最容易发生胚胎畸形的时期。因为这个时期胚胎的各个器官系统快速分化、发育，比如胎儿的心血管系统、泌尿生殖系统、消化系统、神经系统等各器官系统进行快速分化、发育，很容易受到外来不良因素的影响，从而导致畸形发生。所以，胚胎早期（怀孕早期 8 周至 12 周）应注意不可盲目服用一些药物，以防影响胎儿正常发育或者导致胎儿发育畸形。同时远离放射线、电磁辐射等环境因素，定期进行产检，孕妇健康状况检查如血常规、血压、血糖、尿常规及甲状腺功能等，胎儿方面如胎心监测、胎儿 B 超检查等，及早发现问题，保护母体和胎儿安全。

本章小结

胚胎学研究受精卵发育为新生个体的过程和机制，包括生殖细胞形成、受精、胚胎发育、胚胎与母体的关系、先天畸形等。人胚胎在母体子宫中发育 38 周（约 266 天），分为三个时期：①从受精到第 2 周末二胚层胚盘出现为胚前期；②从第 3 周至第 8 周末为胚期；③从第 9 周至出生为胎期。

胚胎学是一门重要的基础课，学习这门课可以使我们了解人体的外形、体内各系统、器官、组织、细胞是如何发生演化的，掌握解剖学、组织学、病理学、遗传学等学科中的相关内容。在学习中，结合胚胎标本、模型、切片和图谱的观察，全面了解胚胎发生过程中的各种形态结构、位置方位的不断变化，以及遗传因素或环境有害因素导致的异常发育和先天畸形。

人胚胎从一个细胞（受精卵）发育为由（5 ~ 7）× 10^{12} 个细胞构成的足月胎儿的过程中，每一部分都在发生着复杂的动态变化，前 8 周的变化尤为剧烈。因此，在学习中既要了解某一时期胚胎的形态结

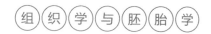

构，也要掌握在不同时期这些结构的来源与演变过程，另外，胚胎学的研究方法从简单的肉眼观察、显微镜观察到分子生物学技术的推广使用，尤其是胚胎发育的基因调控、胚胎干细胞治疗、遗传学诊断和辅助生殖技术等，都使这门科学得到了迅速的发展。

胚胎学相关知识

学习胚胎学，能帮助我们用科学唯物主义的观点理解生命个体的发生和发育。胚胎学知识可以使医学生更好地掌握正常胚胎的发生发育过程以及遗传和环境有害因素所导致的发育异常和先天畸形。胚胎发育过程中，胎盘作为母体与胎儿之间胎儿的重要防御屏障，对胎儿的发育起着重要的保护作用。在众多的外界影响因素中，有些病毒可以通过其具有优势的分子结构通过胎盘感染胎儿，例如风疹病毒、乙肝病毒和艾滋病毒等，能够造成胎儿的先天性畸形。

近两三年肆虐全球的新型冠状病毒，被认为是通过空气或者黏膜接触进行传播，临床数据显示，感染该病毒的孕妇，其胎儿并没有出现感染的情况。因此，母婴传播不被认为是新型冠状病毒传播的方式，如果孕妇的新型冠状病毒感染是轻型、普通型的，经过针对性的治疗，大多数对胎儿影响非常小。但是重型、危重型的新型冠状病毒感染患者，可能对胎儿的影响会比较大。尤其出现呼吸困难和低氧血症，以及急性呼吸窘迫综合征、脓毒症休克、难以纠正的代谢性酸中毒和出凝血功能障碍及多器官功能衰竭的孕妇，往往危及胎儿，甚至会引起死胎。因此，掌握医学科学知识对母婴的救治尤为重要。

思考题

1. 简述人体胚胎学的定义和研究内容。
2. 简述胚胎发育的分期。

第二十一章　胚胎发生总论

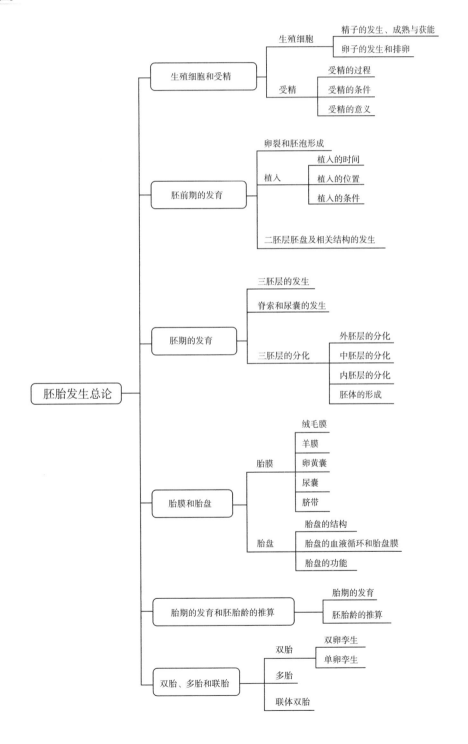

思政入课堂

学习目标

1. 掌握：配子发生；受精的主要环节；胚泡的结构；内细胞群演化为三胚层的一般过程；胎盘的一般结构和作用。

2. 熟悉：受精卵的早期发育；植入的概念和正常部位，蜕膜反应，异位妊娠和前置胎盘；神经管、神经嵴的形成和演变；胎膜的一般结构和作用。

3. 了解：三胚层主要的分化结果；双胎和联体的成因。

人体的胚胎发生和发育过程始于受精卵的形成，终止于胎儿出生，历时约 38 周。1 ~ 2 周为胚前期，3 ~ 8 周称胚期，后 30 周称胎期。两性生殖细胞的正常发生和受精是胚胎发生的前提，从受精卵发育为初具人形的胎儿，形态演变剧烈，是整个胚胎发育的关键时期，极易受母体内、外环境因素的影响，造成流产或引起胎儿发育异常，是胚胎学研究和学习的重点。

一、生殖细胞和受精

（一）生殖细胞

生殖细胞（Germ cell）又称配子（Gamete），由原始生殖细胞（Primordial germ cell）经过两次减数分裂后形成，包括男性的精子和女性的卵子。配子为单倍体细胞，只有 23 条染色体，其中一条为性染色体。

精子的染色体核型为 23，X 或 23，Y，产生于睾丸的生精小管，经附睾的贮存和孵育后成熟。离开附睾的精子已经具有了运动的能力，但此时尚无受精能力。由于精液内有一种糖蛋白覆盖于精子头部，阻止了顶体酶释放，故精子无穿越放射冠和透明带的能力。当精子进入女性生殖管道后，这层糖蛋白可以被子宫和输卵管分泌的酶降解，从而获得受精能力，此过程称为获能（Capacitation）。精子在女性生殖管道内一般可以存活 2 ~ 3 天，但其受精有效时间仅为 24 小时左右。

卵子的染色体核型均为 23，X，产生于卵巢，体积约为精子的 85000 倍。排卵时包绕卵细胞的透明带和放射冠与卵细胞一同排出，停留在输卵管壶腹部。此时的卵细胞为处于第二次减数分裂中期的次级卵母细胞，只有在精子进入后才能完成第二次减数分裂，形成成熟的单倍体卵子，并排出第二极体。排出的卵子在女性输卵管内可以存活 24 小时，但其受精能力仅能维持 12 小时左右（图 21-1）。

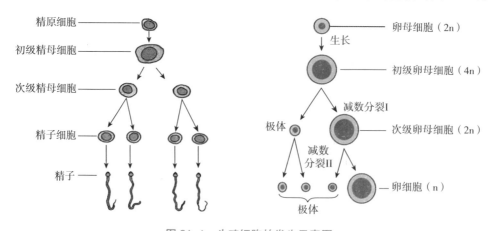

图 21-1　生殖细胞的发生示意图

（二）受精

精子与卵子结合形成受精卵的过程，称受精（Fertilization），多于排卵后 24 小时内发生在输卵管壶腹部。正常成年男性一次排出的精子数为 3 亿～5 亿个，但仅有 300～500 个精子能通过鞭毛运动到达输卵管壶腹部。精子接近停留在输卵管壶腹部的卵细胞时即开始受精（图 21-2）。

受精是一个连续的过程，可分为三个阶段。①获能的精子接触到卵细胞周围的放射冠时，精子顶体的前膜与精子头部的细胞膜局部融合形成许多小孔，逐渐释放顶体酶，溶解放射冠颗粒细胞之间的基质，穿越放射冠。在透明带蛋白 -3（Zona protein 3，ZP3）与精子细胞膜上相应受体的介导下，精子与透明带黏附并释放顶体酶，在透明带中溶蚀出一条孔道，精子头部即可接触到卵细胞。整个精子释放顶体酶，溶蚀放射冠和透明带的过程称顶体反应（Acrosome reaction）。②精

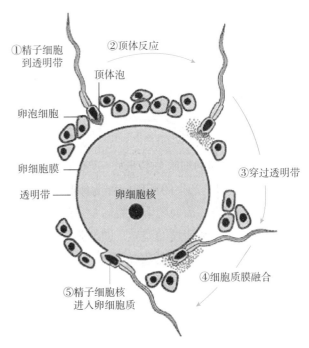

图 21-2　精子顶体反应与受精示意图

子头部的细胞膜与卵细胞膜接触并融合，精子头部的细胞核及少量细胞质进入卵细胞质，精子的细胞膜变成卵细胞膜的一部分。精子与卵细胞膜的接触和融合引发了近卵细胞膜浅层胞质中皮质颗粒（Cortical granule）的释放。皮质颗粒可释放酶类，使透明带结构发生改变，尤其是使 ZP3 变性，不能再与其他精子结合，阻止其他精子穿越透明带，保证了人类正常的单精受精，此过程称为透明带反应（Zona reaction）。精子的进入不仅引发了透明带反应，而且启动了静息的次级卵母细胞，很快完成第二次减数分裂，形成一个成熟的卵细胞并排出第二极体。③卵子的细胞核膨大形成雌原核（Female pronucleus），精子的细胞核也膨大形成雄原核（Male pronucleus）。随即雌原核与雄原核互相靠近，核膜消失，两原核融合，形成一个二倍体的受精卵（Fertilized ovum），又称为合子（Zygote）。此时，染色体的数目恢复为 46 条，在合子进行第一次有丝分裂的中期，雌原核和雄原核的染色体相混，受精过程完成。

精子与卵子的正常发育成熟是受精成功的重要保证。精子的数量、形态与活动能力需正常，如果每毫升精液中的精子数目少于 500 万个，或者畸形精子数超过 20%，或者精子活动太弱，均会影响受精，造成男性不育症。次级卵母细胞必须要发育到第二次减数分裂的中期，并在排卵后到达输卵管壶腹部。精子在进入女性生殖管道后必须获能，并在排卵后 12～24 小时内到达输卵管壶腹部，与次级卵母细胞相遇，否则次级卵母细胞会自行退化，并失去受精能力。通畅的生殖管道是精、卵相遇的必要条件，如果女性或男性的生殖管道由于炎症等因素堵塞，则精、卵不能相遇，受精不能完成。临床上可应用避孕套、子宫帽、输卵管或输精管结扎术等措施，阻止精子与卵子相遇，从而阻止受精，达到避孕的目的。

受精是生殖过程中的一个关键环节，是新个体的开端。精子与卵子结合形成的受精卵恢复为二倍体，维持了物种的稳定和延续性。受精卵的染色体分别来自精子和卵子，开始有丝分裂后曾发生染色体联会及基因片段交换，来自双亲的遗传物质经过重新组合，形成了一个崭新的个体，使其既具有父母双方的遗传特性，又具有自身独立的性状。受精的瞬间还决定了新个体的遗传性别。成熟卵子染色体均为 23，X，精子染色体为 23，X 或 23，Y。带有 Y 染色体的精子与卵子结合，胚胎将发育为男性；带有 X

染色体的精子与卵子结合，胚胎将发育成女性。受精激活了次级卵母细胞，使之完成第二次减数分裂，由相对静止的状态转入旺盛的能量代谢与生化合成，促使受精卵进行快速的细胞分裂，胚胎发育的进程正式开启。

二、胚前期的发育

受精完成后，受精卵发生连续的有丝分裂，14 天后形成二胚层胚盘，这 2 周的发育称胚前期。

（一）卵裂和胚泡形成

受精卵早期的细胞分裂形式虽然属于有丝分裂，但与通常的有丝分裂相比有所不同，故称为卵裂（Cleavage）。卵裂产生的子细胞称为卵裂球（Blastomere）。卵裂与其他有丝分裂的不同在于，卵裂始终在透明带内进行，因而随着卵裂球数目的增加，每个卵裂球的体积逐渐减小；随着卵裂的进行，卵裂球之间出现了越来越明显的差异，即细胞分化。受精卵进行卵裂的同时，开始借助输卵管黏膜上皮细胞纤毛的定向摆动和平滑肌的收缩蠕动，逐渐向子宫腔方向移动。人胚大约在受精后 30 小时完成第一次卵裂，进入 2 细胞期；72 小时已分裂为 12 ~ 16 个卵裂球，形成一个实心细胞团，形似桑椹，称为桑椹胚（Morula）。

约在受精后第 4 天，桑椹胚进入子宫腔，进一步分裂、增生，卵裂球数量达到 100 个左右时，细胞之间出现许多小腔隙，随后又逐渐融合成一个大腔，形成囊泡状的胚，称为囊胚或胚泡（Blastocyst）。胚泡的细胞已分化为两个部分，胚泡壁为扁平细胞，可吸收营养物质，称为滋养层（Trophoblast）；胚泡中央的腔称为胚泡腔（Blastocoele）。聚集在胚泡一侧的细胞团称为内细胞群（Inner cell mass），是未来形成胚体的原基。紧贴内细胞群侧的滋养层称为极端滋养层（Polar trophoblast）。内细胞群细胞具有分化成人体全身所有细胞的潜能，可用于制备胚胎干细胞（Embryonic stem cells，ESCs）。胚泡逐渐长大，第 4 天末，胚泡进入子宫腔，准备开始植入（图 21-3、图 21-4）。

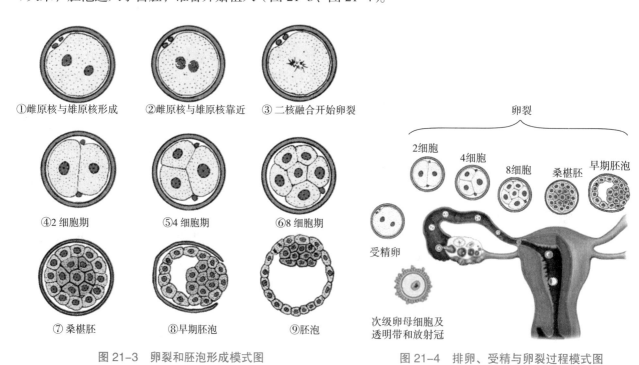

①雌原核与雄原核形成　②雌原核与雄原核靠近　③二核融合开始卵裂

④2 细胞期　⑤4 细胞期　⑥8 细胞期

⑦桑椹胚　⑧早期胚泡　⑨胚泡

图 21-3　卵裂和胚泡形成模式图

卵裂

2细胞　4细胞　8细胞　桑椹胚　早期胚泡

受精卵

次级卵母细胞及透明带和放射冠

图 21-4　排卵、受精与卵裂过程模式图

（二）植入

胚泡逐渐埋入子宫内膜的过程称为植入（Implantation），又称为着床（Imbed）。植入在受精后第5～6天开始，第11～12天完成。胚泡进入子宫腔后，透明带消失，极端滋养层接触并黏附于子宫内膜，开始分泌蛋白质水解酶溶蚀子宫内膜，子宫内膜在局部形成一个缺口，胚泡沿缺口侵入子宫内膜功能层中。胚泡全部埋入子宫内膜后，子宫内膜上皮增生，缺口修复，植入完成（图21-5）。

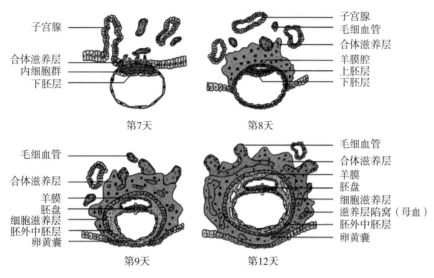

图 21-5　植入过程模式图

胚泡的植入部位通常是在子宫体部或底部，多见于后壁。在内分泌失调，输卵管炎症、粘连、狭窄等因素的影响下，胚泡可能植入在子宫以外的其他部位，称为异位妊娠（Ectopic pregnancy）（图21-6），常发生在输卵管，偶见于卵巢表面、子宫阔韧带、腹膜、肠系膜，也有在肝植入的报道。异位妊娠胚胎常因营养供应不足，早期死亡，被吸收；少数植入输卵管的胚胎发育到较大后，可引起输卵管破裂和大出血。若植入部位接近子宫颈处，在此形成的胎盘，称为前置胎盘（Placenta previa），自然分娩时可堵塞产道，导致胎儿娩出困难和出血。

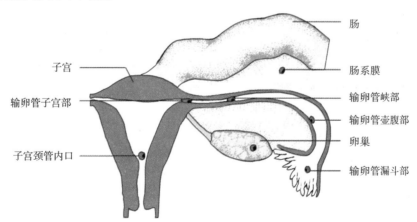

图 21-6　异常植入示意图

植入的过程是在母体神经内分泌系统调节下完成的，母体雌激素与孕激素水平是正常植入的基础。发育良好的胚泡；适时进入子宫腔，透明带及时脱落；极端滋养层与处于分泌期的子宫内膜接触，这些都是植入的必要条件。若母体内分泌紊乱或受药物干扰，导致胚泡发育与子宫内膜周期性变化不同步，或者子宫内膜炎症及宫内节育器等，均可干扰胚泡的植入。

植入时的子宫内膜正处于分泌期，植入后，子宫内膜进一步增厚，血液供应更加丰富，腺体分泌更加旺盛，基质水肿。基质细胞肥大，细胞质内富含糖原和脂滴，分化成蜕膜细胞（Decidua cell）。子宫内膜的这种变化称为蜕膜反应（Decidua reaction），此时的子宫内膜改称蜕膜（Decidua），将在分娩时脱落。根据蜕膜与胚的位置关系，可将蜕膜分为3部分：①胚深面的蜕膜，称为基蜕膜（Decidua basalis），它将随着胚胎的发育不断扩大、增厚，参与胎盘的形成；②覆盖在胚子宫腔侧的蜕膜，称为包蜕膜（Decidua capsularis）；③子宫壁其余部分的蜕膜，称为壁蜕膜（Decidua parietalis）。包蜕膜因血供减少逐渐退化而变薄，随胚的生长向壁蜕膜靠近，最终融为一体（图21-7）。

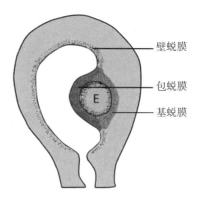

图21-7　胚胎与子宫蜕膜关系示意图

（三）二胚层胚盘及相关结构的发生

人胚发育第2周，在胚泡植入与滋养层细胞增殖、分化的同时，内细胞群细胞不断分裂增殖，靠近胚泡腔一侧的细胞逐渐形成一层整齐的立方形细胞，称为下胚层（Hypoblast）；下胚层邻近滋养层一侧的细胞分化形成一层柱状细胞，称为上胚层（Epiblast）。上、下胚层紧密相贴，其间有基膜相隔，外形呈圆形的盘状，故称为二胚层胚盘（Bilaminar germ disc）（图21-8）。

二胚层胚盘形成的同时，在上胚层邻近极端滋养层一侧逐渐形成一个充满液体的小腔，称为羊膜腔（Amniotic cavity），由上胚层周边细胞分化形成的成羊膜细胞（Amnioblast）沿羊膜腔扩展，形成围绕羊膜腔的羊膜上皮，也称为羊膜（Amnion），构成羊膜腔的壁，上胚层构成羊膜腔的底。羊膜腔内的液体称羊水。羊膜的近滋养层侧与极端滋养层相贴。同时，下胚层周边的细胞向胚泡腔侧增生、分化，并向下迁移逐渐愈合形成一个囊，称为卵黄囊（Yolk sac），下胚层即构成卵黄囊的顶。羊膜腔面为胚盘的背侧，卵黄囊面为胚盘的腹侧。

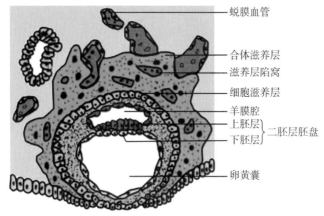

图21-8　人胚二胚层胚盘的形成示意图

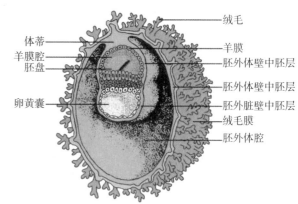

图21-9　第3周初人胚剖面模式图

随着二胚层胚盘以及羊膜腔、卵黄囊的形成，胚泡腔内出现了一些星形细胞和细胞外基质，弥散分布在胚泡腔内，称为胚外中胚层（Extraembryonic mesoderm）。随着胚的发育，胚外中胚层细胞之间出现腔隙，逐渐汇合为一个大腔，称为胚外体腔（Extraembryonic coelom）。胚外体腔出现后，胚外中胚层附着在细胞滋养层的内面、羊膜腔和卵黄囊的外表面。至人胚发育第 2 周末，随着胚外体腔不断扩大，仅在羊膜腔顶壁尾侧与滋养层之间存有一束密集的胚外中胚层，称为体蒂（Body stalk），连接胚体和滋养层，将发育为脐带的主要成分（图 21-9）。

三、胚期的发育

从受精后的第 3 周至第 8 周末为胚期，此期结束时，胚胎已初具人形，各种组织和器官结构从无到有，明显可见。这一时期胚胎的发育最复杂，对环境有害因素最敏感，接触致畸因素发生先天畸形的概率最大。

（一）三胚层的发生

人胚发育第 3 周初，部分上胚层细胞增殖较快，向上胚层正中线迁移，从中心向一侧形成一条纵行的细胞索，称为原条（Primitive streak）。原条的背侧中央出现一条浅沟，称为原沟（Primitive groove）。靠近胚盘中央侧为原条的头端，细胞迅速增生，略膨大，称为原结（Primitive node）。原结的背侧中央出现一个凹陷，称为原凹（Primitive pit）。原条所在的一端即为胚体的尾端，此时的胚盘即可区分头、尾和左、右两侧。原条可诱导三胚层胚盘的形成，随着胚体的生长，相对缩短，最终将退化消失。如果原条细胞残留，在未来人体骶尾部可增殖分化，形成由多种组织构成的畸胎瘤（Teratoma）。

由于原条细胞增殖迅速，一部分细胞沿原沟深部，在上、下胚层之间向周边迁移、铺展，形成一新的细胞层，即胚内中胚层，简称为中胚层（Mesoderm）。另一部分从原沟处迁出的细胞，进入下胚层，在下胚层中增殖、扩展，并逐渐全部置换了下胚层的细胞，称为内胚层（Endoderm）。在内胚层和中胚层形成后，上胚层改称为外胚层（Ectoderm）（图 21-10）。在胚盘的周缘，胚内中胚层与胚外中胚层相延续。

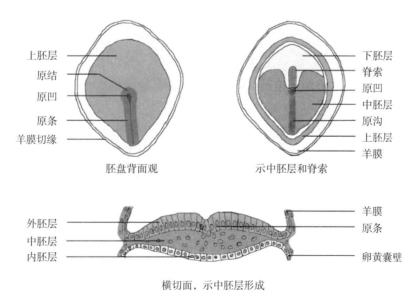

胚盘背面观　示中胚层和脊索

横切面，示中胚层形成

图 21-10　第 16 天的胚盘示意图

至此，圆形的二胚层胚盘演变成头端大、尾端小、呈椭圆形的三胚层胚盘，三个胚层均源于上胚层细胞，是胚胎所有组织和器官的原基。在三胚层胚盘头端和尾端各有一个无中胚层的小区，内、外胚层相贴，呈薄膜状，分别称为口咽膜（Oropharyngeal membrane）和泄殖腔膜（Cloacal membrane）

（图 21-11）。

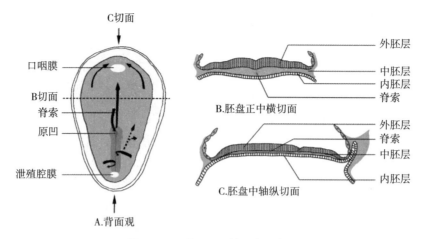

图 21-11　第 18 天的胚盘示意图

（二）脊索和尿囊的发生

在中胚层形成的同时，原结的细胞增殖，并从原凹处向下、向头端迁移，在上、下胚层之间形成一条单独的细胞管，称为脊索管（Notochordal tube）。受精后第 20 天左右，脊索管腹侧壁与其下方的内胚层融合并破裂，至受精后的第 22 ~ 24 天，原脊索管的背侧壁愈合形成一条细胞索，称脊索（Notochord）。脊索具有诱导三胚层胚盘分化的作用，随后大部分退化消失，残存部分演化为成人椎间盘髓核。

人胚发育第 3 周，在三胚层发育形成的同时，卵黄囊尾侧壁与胚盘交界处向体蒂内突出的一个盲囊，称为尿囊（Allantois）。卵生动物胚胎的尿囊很发达，有气体交换和贮存代谢产物的功能；人胚的尿囊很不发达，仅存在数周便退化，且没有气体交换和排泄功能。

（三）三胚层的分化

在胚 3 周末 ~ 8 周，三胚层逐渐分化形成各种组织和器官的原基。

1. 外胚层的分化

脊索形成后，诱导其背侧外胚层中轴的细胞增殖形成一个细胞板，称为神经板（Neural plate）。构成神经板的这部分外胚层，也称神经外胚层，其余部分称为表面外胚层。神经板随脊索的生长而增长，由于细胞增殖速度不均，神经板中央沿胚体纵轴向脊索方向凹陷形成神经沟（Neural groove），神经沟两侧的边缘隆起称为神经褶（Neural fold）。人胚发育第 3 周末，神经沟加深，神经褶由中部逐渐愈合并向头尾延伸形成管状，称为神经管（Neural tube）（图 21-12）。神经管的头端和尾端各有一开口，分别称为前神经孔（Anterior neuropore）和后神经孔（Posterior neuropore），大约在人胚发育第 4 周闭合（图 21-13）。闭合后神经管是中枢神经系统发生的原基，将分化为脑和脊髓以及松果体、神经垂体和视网膜等。如前神经孔未闭合，则可导致无脑畸形；如后神经孔未闭合，则导致脊柱裂或脊髓裂。

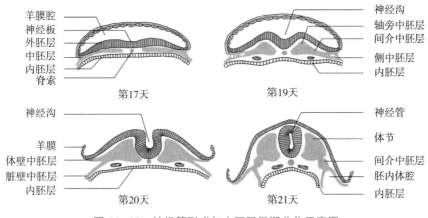

图 21-12　神经管形成与中胚层早期分化示意图

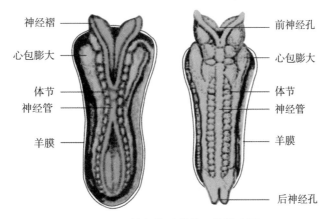

图 21-13　神经管形成的立体模式图

在神经管形成的同时，神经褶与外胚层相连处的细胞与神经管分离，在神经管的背外侧形成两条纵行的细胞索，称神经嵴（图 21-14）。

神经沟闭合后，神经管及神经嵴脱离外胚层，并被表面外胚层覆盖。表面外胚层将分化为皮肤的表皮及其附属器，以及牙釉质、角膜上皮、晶状体、内耳膜迷路、腺垂体、唾液腺、口腔、鼻腔及肛管下段的上皮等。

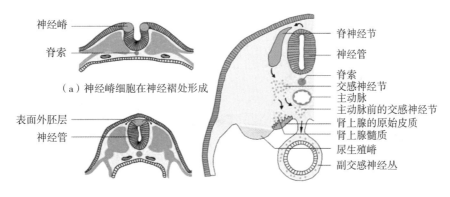

（a）神经嵴细胞在神经褶处形成

（b）神经管闭合后神经嵴细胞开始迁移　　（c）神经嵴分化为不同的结构

图 21-14　神经嵴的演变和分化示意图

2. 中胚层的分化

由于脊索两旁的中胚层细胞增殖较快，中胚层首先分化为三部分，从脊索两侧由内向外依次为：轴旁中胚层、间介中胚层和侧中胚层。中胚层的细胞通常先形成间充质，然后分化为各种结缔组织、肌组织和血管。

（1）轴旁中胚层（Paraxial mesoderm）：紧邻脊索两侧的中胚层细胞迅速增殖，形成一对纵行的细胞索，即轴旁中胚层。它随后断裂成块状细胞团，左、右成对，称为体节（Somite）。人胚发育第3周末，体节从颈部开始向尾部依次形成，每天形成3～4对，至第5周末全部形成，共42～44对。体节将主要分化成为皮肤的真皮和皮下组织、骨骼肌、中轴骨和纤维性结缔组织等。

（2）间介中胚层（Intermediate mesoderm）：位于轴旁中胚层与侧中胚层之间的中胚层称为间介中胚层（图21-12），将分化为泌尿系统和生殖系统的主要器官。

（3）侧中胚层（Lateral mesoderm）：位于中胚层最外侧，其内部先出现一些小的腔隙，随后融合为一个较大的胚内体腔（Intraembryonic coelom），其与胚外体腔相通，将侧中胚层分隔为两层（图21-12）。与外胚层相贴的为体壁中胚层（Parietal mesoderm），与羊膜表面的胚外中胚层延续，将分化为胸腹部和四肢的皮肤真皮、肌组织、骨骼和血管。与内胚层相贴的为脏壁中胚层（Visceral mesoderm），与卵黄囊表面的胚外中胚层延续，覆盖在内胚层形成的原始消化管外，将分化为消化系统和呼吸系统的肌组织、血管、结缔组织和间皮等。随胚体的形成，胚内体腔与胚外体腔分离，从头端至尾端分化为心包腔、胸膜腔和腹膜腔。胚盘头端的侧中胚层与两侧的侧中胚层在口咽膜的头侧汇合为生心区，随着胚体向腹侧包卷，生心区移至原始消化管腹侧，将分化形成心脏。

3. 内胚层的分化

内胚层早期分化速度较慢，在胚盘卷折过程中卷入胚体内，形成原始消化管（Primitive gut）。原始消化管将分化为咽喉及其以下的消化道、消化腺、呼吸道和肺的上皮组织，以及中耳鼓室、甲状腺、甲状旁腺、胸腺、膀胱等器官的上皮组织。

4. 胚体的形成

胚盘中轴部神经管和体节向背侧隆起，同时外胚层的生长速度快于内胚层，导致出现了侧褶，使外胚层包于胚体外表，内胚层被卷到胚体内部。胚体头尾方向的生长速度快于两侧，而且头端由于脑和颜面器官的发生，生长速度又快于尾端，出现了头褶和尾褶。因此，伴随三胚层的分化，胚盘边缘逐渐向腹侧卷折形成头大尾小的圆柱形胚体，最终在成脐处汇聚（图21-15）。圆柱形胚体形成后，凸入羊膜腔，浸泡于羊水中；体蒂和卵黄囊于胚体腹侧中心合并，外包羊膜，形成脐带；外胚层包于胚体表面；卷折到胚体内部的内胚层形成头尾方向的原始消化管，头端由转到胚体腹侧的口咽膜封闭，尾端由泄殖腔膜封闭。至第8周末，胚体外表已初具人形。

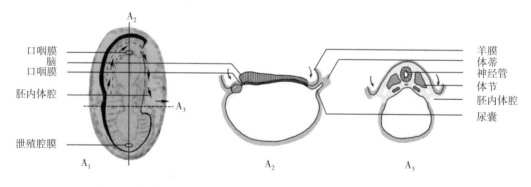

A₁. 第20天人胚背面观；A₂. 第20天人胚相应纵切面；A₃. 第20天人胚相应横切面

图21-15 胚体外形和内部结构的演变模式图

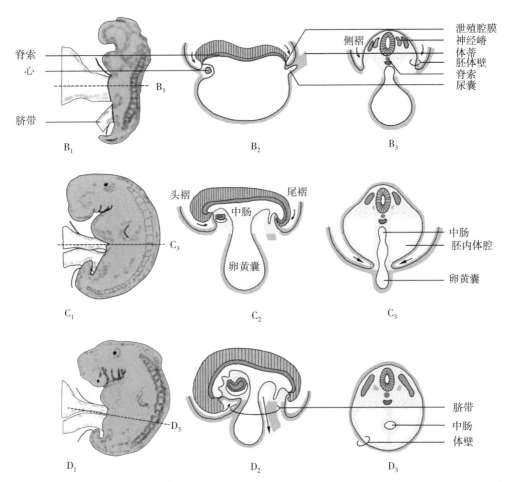

B₁. 第 23 天人胚侧面观；B₂. B₁ 的相应纵切面；B₃. B₁ 的相应横切面；C₁. 第 26 天人胚侧面观；C₂. C₁ 的相应纵切面；C₃. C₁ 的相应横切面；
D₁. 第 28 天人胚侧面观；D₂. D₁ 的相应纵切面；D₃. D₁ 的相应横切面

图 21-15　胚体外形和内部结构的演变模式图（续）

四、胎膜和胎盘

胎膜和胎盘是对胚胎起保护、营养、呼吸、排泄等作用的附属结构，不参与胚胎本体的形成。胎儿娩出后，胎膜、胎盘即与子宫壁分离，并被排出体外，总称衣胞（Afterbirth）。

（一）胎膜

胎膜（Fetal membrane）包括绒毛膜、羊膜、卵黄囊、尿囊和脐带（图 21-16）。

（1）绒毛膜：随胚泡的植入，滋养层细胞获得大量营养逐渐增生，并分化为两层。外层细胞间的细胞膜消失，称为合体滋养层（Syncytiotrophoblast）；内层细胞界限清楚，呈立方形，排列整齐，称为细胞滋养层（Cytotrophoblast）。后者可不断进行细胞分裂，补充合体滋养层的数量。逐渐增厚的合体滋养层内出现一些腔隙，称滋养层陷窝，随着胚泡深入子宫内膜功能层而逐渐与母体血管接通，母体血液进入滋养层陷窝，与胚建立物质交换关系。受精后第 2 周末，合体滋养层及其下方的细胞滋养层向蜕膜内突出，形成一些绒毛样突起，称初级绒毛（Primary villus）或初级绒毛干（Primary stem villus），其轴心为细胞滋养层，外周为合体滋养层。

由细胞滋养层和合体滋养层突向蜕膜形成的初级绒毛干发育至第 3 周时，胚外中胚层伸入初级绒毛干中轴，改称为次级绒毛干（Secondary stem villus）。滋养层与其内面的胚外中胚层构成包绕整个胚胎并长出次级绒毛干的板状结构，称为绒毛膜板（Chorionic plate）。绒毛膜板及由此发出的绒毛，统称为绒毛膜（Chorion）。此时，次级绒毛干末端的细胞滋养层细胞增殖，穿出合体滋养层，伸抵蜕膜组织，将绒毛干固着于蜕膜上。这些穿出的细胞滋养层细胞还沿蜕膜扩展，彼此连接，在蜕膜表面形成一层细胞滋养层壳，使绒毛膜与子宫蜕膜牢固连接。第3周末，绒毛干的表面发出分支，形成许多细小的游离绒毛，绒毛干中轴胚外中胚层的间充质分化为结缔组织和血管，并与胚体内的血管连通，此时改称三级绒毛干（Tertiary stem villus）（图21-17）。

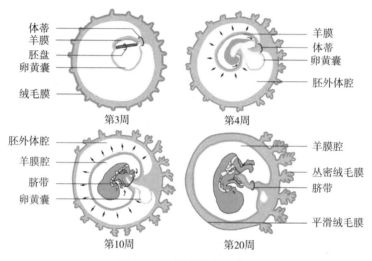

图 21-16　胎膜演变示意图

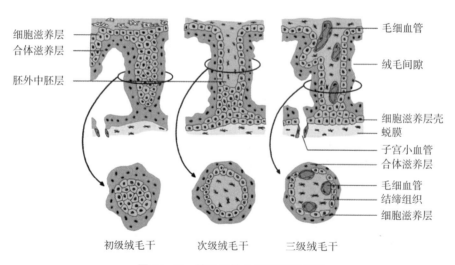

图 21-17　绒毛干的分化发育示意图

　　原滋养层陷窝演变为绒毛干之间的绒毛间隙，其内充满来自子宫螺旋动脉的母体血，游离绒毛浸浴其中，胚胎可通过绒毛汲取母血中的营养物质并排出代谢产物。

　　胚胎早期，整个绒毛膜表面的绒毛均匀分布。6周后，由于基蜕膜的血供充足，该处绒毛反复分支，生长茂密，称丛密绒毛膜（Villous chorion），其将与基蜕膜一起组成胎盘。包蜕膜侧的血供匮乏，绒毛逐渐退化、消失，形成表面无绒毛的平滑绒毛膜（Smooth chorion）（图21-18）。丛密绒毛膜内的血管通过脐带与胚体内的血管连通。此后，随着胚胎的发育增长及羊膜腔的不断扩大，羊膜、平滑绒毛膜和包蜕膜进一步凸向子宫腔，最终与壁蜕膜融合，子宫腔消失。

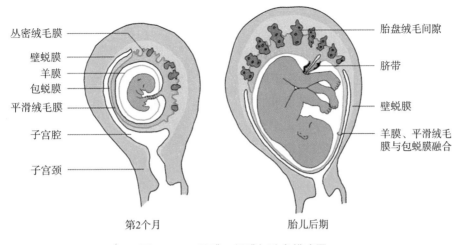

图 21-18　胎膜、蜕膜与胎盘模式图

胚胎发育早期，绒毛膜可通过游离绒毛浸浴在绒毛间隙中的母血中，与母体进行物质交换，为胚体提供营养物质和氧气。在绒毛膜发育过程中，若血管发育不良或未与胚胎血管连通，可导致胚胎缺乏营养而发育迟缓或死亡。若滋养层细胞过度增生，绒毛内结缔组织变性水肿，血管消失，胚胎发育受阻，绒毛可呈葡萄或水泡状，称葡萄胎或水泡状胎块。若滋养层细胞癌变，则称绒毛膜癌。绒毛膜还有重要的内分泌功能，可分泌多种激素，其中最早分泌的是人绒毛膜促性腺激素（Human chorionic gonadotropin，HCG），可维持母体卵巢黄体继续存在并分泌黄体激素，从而维持妊娠的正常进行。临床上正是利用这一激素设计出了妊娠试验。

（2）羊膜：羊膜为半透明薄膜，由一层羊膜上皮和少量胚外中胚层构成，质地坚韧，内无血管。羊膜最初附着于胚盘的边缘，与外胚层相延续。随着胚体形成、羊膜腔扩大和胚体凸入羊膜腔内，羊膜在胚胎的腹侧包裹在体蒂、卵黄囊及尿囊表面，形成原始脐带。羊膜腔的扩大逐渐使羊膜与绒毛膜相贴，胚外体腔消失。

羊膜腔内充满羊水（Amniotic fluid），妊娠早期的羊水呈无色透明状，由羊膜不断分泌和吸收维持平衡。妊娠中期以后，胎儿开始吞咽羊水，其消化系统和泌尿系统的排泄物及脱落的上皮细胞也进入羊水，羊水变得混浊。

羊膜和羊水在胚胎发育中对胚胎起着重要的保护作用，胚胎可在羊水中较自由地活动，有利于骨骼和肌肉发育，并防止局部粘连或受外力的压迫与振荡。临产时，羊水还具有扩张子宫颈与冲洗产道的作用，有利于胎儿的娩出。随着胚胎长大，羊水也相应增多，足月分娩时为 1000 ~ 1500 mL。足月时羊水量少于 500 mL，称为羊水过少，易发生羊膜与胎儿粘连，影响正常发育；羊水量多于 2000 mL，称为羊水过多，也可影响胎儿正常发育。羊水与胚胎关系密切，含量异常，常提示临床胎儿可能有某些先天畸形，如胎儿无肾或尿道闭锁可致羊水过少；无脑畸形或消化管闭锁可致羊水过多。穿刺抽取羊水，进行细胞染色体检查、DNA 分析或测定羊水中某些物质的含量，可以早期诊断某些先天性异常。

（3）卵黄囊：卵黄囊随着圆柱状胚体的形成，成为连于原始消化管腹侧的囊状结构，由卵黄囊上皮和胚外中胚层组成。鸟类等卵生动物胚胎的卵黄囊贮有大量卵黄，为胚胎发育提供营养。胎生动物（包括人）胚胎的卵黄囊内没有卵黄，其出现也是种系发生和进化过程的重演。卵黄囊壁上的胚外中胚层将分化产生造血干细胞；原始生殖细胞也来源于卵黄囊尾侧的内胚层。人胚胎卵黄囊被包入脐带后，其与原始消化管相连的部分相对狭窄，称卵黄蒂。卵黄蒂于第 6 周闭锁，卵黄囊逐渐退化。

（4）尿囊：尿囊在人胚发育第 3 周形成后，随着胚体尾褶的发生而开口于原始消化管尾段的腹侧，也被羊膜包卷入脐带，存在数周后退化。尿囊的根部演化为膀胱的一部分，其余大部分成为从膀胱顶部至脐内的一条细管，称脐尿管，随后闭锁，成为脐中韧带。尿囊壁的胚外中胚层中形成的两条尿囊动脉和一条尿囊静脉，以后演变为脐带内的脐动脉和脐静脉。

（5）脐带：脐带（Umbilical cord）是连于胎儿脐部与胎盘间的索状结构。脐带外覆羊膜，内含黏液性结缔组织。结缔组织内除有闭锁的卵黄囊和脐尿管外，还有两条脐动脉和一条脐静脉。脐血管连接胚胎血管和胎盘绒毛血管。脐动脉长于脐带，呈螺旋状走行，将胚胎血液运送至胎盘绒毛血管，与绒毛间隙内的母体血进行物质交换。脐静脉将吸纳了丰富营养物质和氧的血液送回胚胎。正常足月胎儿脐带长40 ~ 60 cm，粗 1.5 ~ 2 cm。若脐带短于 35 cm，称脐带过短，胎儿娩出时易引起胎盘过早剥离，造成出血过多；脐带长于 80 cm，称脐带过长，易缠绕胎儿四肢或颈部，可致局部发育不良。

（二）胎盘

1. 胎盘的结构

胎盘（Placenta）是由胎儿的丛密绒毛膜与母体的基蜕膜共同组成的圆盘状结构。足月胎儿的胎盘重约 500 g，直径15 ~ 20 cm，中央厚，周边薄，平均厚约 2.5 cm。胎盘的胎儿面光滑，覆有羊膜，脐带附于中央或稍偏，透过羊膜可见呈放射状走行的脐血管分支。胎盘的母体面粗糙，为剥脱后的基蜕膜（图 21-19）。

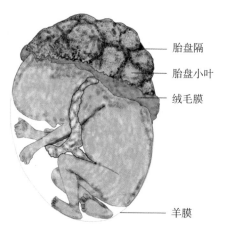

图 21-19　人胎盘外形模式图

在胎盘垂直切面上，可见羊膜下方为绒毛膜的结缔组织，脐血管的分支走行其中。绒毛膜板发出 40 ~ 60 根绒毛干，绒毛干又发出许多细小绒毛，绒毛干末端以细胞滋养层壳固着于基蜕膜。脐血管的分支沿绒毛干进入绒毛内，形成毛细血管。绒毛干之间为绒毛间隙，有基蜕膜构成的短隔伸入其内，称胎盘隔（Placental septum）。胎盘隔将胎盘分隔为 15 ~ 30 个胎盘小叶，每个小叶含 1 ~ 4 根绒毛干及其分支。子宫螺旋动脉与子宫静脉的分支开口于绒毛间隙，故绒毛间隙内充满母体血液，绒毛浸泡其中（图 21-20）。

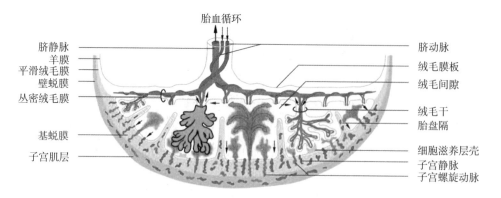

图 21-20　胎盘的结构与血液循环模式图

2. 胎盘的血液循环和胎盘膜

胎盘内有母体和胎儿两套相互独立的血液循环系统。母体动脉血从子宫螺旋动脉流入绒毛间隙，在此与绒毛内毛细血管的胎儿血进行物质交换后，再经子宫静脉回流到母体。胎儿静脉性质的血经脐动脉及其分支，流入绒毛内毛细血管，与绒毛间隙内的母体血进行物质交换后，成为动脉性质的血，后经脐静脉回流到胎儿体内。母体和胎儿的血液在各自的封闭管道内循环，互不相混，但可进行物质交换。胎儿血与母体血在胎盘内进行物质交换所通过的结构，称胎盘膜（Placental membrane）或胎盘屏障（Placental barrier）。早期胎盘膜由合体滋养层和基膜、薄层绒毛结缔组织及毛细血管基膜和内皮组成。发育后期，由于细胞滋养层在许多部位消失，以及合体滋养层在一些部位仅为一薄层胞质，故胎盘膜变薄，胎儿血与母体血之间仅隔以绒毛毛细血管内皮层和薄层合体滋养层及两者的基膜，更有利于物质交换。

3. 胎盘的功能

（1）物质交换：胎儿通过胎盘从母体中获得营养物质和 O_2，排出代谢产物和 CO_2。因此，胎盘具有相当于成体的小肠、肺和肾的功能。母血中的免疫球蛋白 G 可通过胎盘膜进入胎儿，使胎儿及新生儿具备一定的免疫力。由于某些药物、病毒和激素可以通过胎盘膜，影响胎儿发育，故孕妇用药需慎重，并应预防感染。

（2）内分泌功能：胎盘的合体滋养层能分泌数种激素，对维持妊娠起重要的作用。主要为：①人绒毛膜促性腺激素（HCG），于妊娠第 2 周开始分泌，第 8 周达高峰，以后逐渐下降。其作用类似黄体生成素，能促进母体黄体的生长发育，以维持妊娠。HCG 可经孕妇尿液检出，因此可用来检测早孕。②人胎盘催乳素（Human placental lactogen，HPL），于妊娠第 2 月开始分泌，第 8 月达高峰，直到分娩。人胎盘催乳素既能促使母体乳腺生长发育，又可促进胎儿的生长发育。③孕激素和雌激素，于妊娠第 4 月开始分泌，以后逐渐增多。母体的卵巢黄体退化后，胎盘的这两种激素起着继续维持妊娠的作用。高水平的雌激素和孕激素具有免疫抑制作用，这可能是母体免疫系统不会排斥具有抗原性的胚胎的重要原因。

五、胎期的发育和胚胎龄的推算

胎期始于第 9 周，止于胎儿出生，此期的胚胎发育主要是组织和器官的成熟及胎儿的快速生长。第 3～5 个月，胎儿的身长增长特别显著；妊娠的最后 2 个月，胎儿的体重增长特别明显。在胎期，胎儿头部的生长逐渐减缓，而躯体的生长则逐渐加快。

（一）胎期的发育

胚胎发育至第 3 个月，眼从头部两侧移至面部近中，眼睑闭合。耳从胎头下部上移至眼鼻平面。四肢长度与躯体长度的比例变小，上肢发育快于下肢。长骨和颅骨已出现初级骨化中心。外生殖器官性别分化明显，可通过超声扫描辨认性别。肠袢已退回腹腔，脐疝消失。胎儿逐渐出现反射活动，能引发肌肉收缩，出现协调性动作。胎头长几乎是胎儿顶臀长的一半。

胎儿发育的第 4～5 个月，是胎儿身长增长最快的时期，但体重增加缓慢。此时胎头的生长相对减缓，胎体的生长相对加快，至第 5 个月末，胎头只是胎儿顶臀长的 1/3。胎儿全身覆盖胎毛，眉毛和头发也明显可见。

发育至第 6～7 个月，胎儿由于缺少皮下组织，皮肤多褶皱，体瘦色红。此时多数器官系统已具有功能，但呼吸系统尚无功能。

妊娠最后 2 个月，胎儿体重增长最快，出生体重近半数是在此期增加的。胎头增长趋势进一步减缓，躯体生长相对加快，出生时胎头仅是顶臀长的 1/4。皮下脂肪大量沉积，致使胎儿外观丰满圆滑。皮肤表面覆盖一层胎脂，是由皮脂腺分泌旺盛所致。一般情况下，胎儿出生时的体重约为 3200 g，顶臀长为 36 cm 左右，顶跟长约为 50 cm。

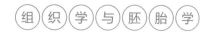

（二）胚胎龄的推算

胚胎龄的推算通常有两种方式：一是通过月经龄，二是通过受精龄。临床上常以月经龄推算胚胎龄，即从孕妇末次月经的第1天算起，至胎儿娩出共约40周。但由于妇女的月经周期常受环境变化的影响，故胚胎龄的推算难免有误差。

胚胎学者则常用受精龄，即以受精之日为起点推算胚胎龄。受精一般发生在末次月经第1天之后2周左右，故从受精到胎儿娩出约经38周。但是获得的人胚胎标本大多缺乏产妇月经时间的准确记录，造成胚胎龄推算的困难。因此，胚胎学者根据对大量胚胎标本的观察研究，总结归纳出各期胚胎的外形特征和平均长度，以此作为推算胚胎龄的依据。胎龄的推算，主要根据颜面、皮肤、毛发、四肢、外生殖器等的发育状况，并参照身长、足长和体重等（表21-1、表21-2）。

胚胎长度的测量标准有3种：①最长值（Greatest length，GL）多用于测量第1～3周的胚；②顶臀长（Crown-rump length，CRL），又称坐高，用于测量4周以上的胚胎；③顶跟长（Crown-heal length，CHL），又称立高，常用于测量胎儿（图21-21）。

表21-1　胚胎外形特征与长度

胚龄/周	外形特征	长度/mm
1	受精、卵裂，胚泡形成，开始植入	
2	圆形二胚层胚盘，植入完成，绒毛膜形成	0.1～0.4（GL）
3	梨形三胚层胚盘，神经板和神经褶出现，体节初现	0.5～1.5（GL）
4	胚体渐形成，神经管形成，体节4～29对，鳃弓1～3对，眼鼻耳原基初现	1.5～5（CRL）
5	胚体屈向腹侧，第4对鳃弓出现，听泡、晶状体板及肢芽出现，手板明显，体节30～44对	5～8（CRL）
6	肢芽分为两节，足板明显，视网膜出现色素，脑泡明显，外耳逐渐形成，出现脐疝	9～13（CRL）
7	手足板相继出现指（趾）雏形，体节不见，颜面形成，脐疝明显	13～21（CRL）
8	手指、足趾明显，四肢增长，眼睑出现，尿生殖膜和肛膜先后破裂，外阴可见，性别不分，脐疝仍存	22～35（CRL）

注：此表主要参照 Jirasek（1983）。

表21-2　胎儿外形主要特征及身长、足长与体重

胎龄/周	外形特征	身长（CRL）/mm	足长/mm	体重/g
9	眼睑闭合，脐疝消失，外阴性别不可辨	50	7	8
10	肠袢退回腹腔，指甲开始发生，眼睑闭合	61	9	14
12	外阴可辨性别，颈明显	87	14	45
14	头竖直，下肢发育明显，趾甲开始发生	120	20（22.0）	110
16	耳竖起	140	27（26.3）	200
18	胎脂出现	160	33（32.9）	320
20	头与躯干出现胎毛	190	39（37.9）	460
22	皮肤红、皱	210	45（43.2）	630
24	指甲全出现，胎体瘦	230	50（49.8）	820
26	眼睑部分打开，睫毛出现	250	55（54.0）	1000

续表

胎龄 / 周	外形特征	身长（CRL）/mm	足长 /mm	体重 /g
28	眼睑完全睁开，头发出现，皮肤略皱	270	59（61.9）	1300
30	趾甲全出现，胎体平滑，睾丸开始下降	280	63（63.4）	1700
32	指甲平齐指尖，皮肤浅红、光滑	300	68（67.4）	2100
34～36	胎体丰满，胎毛基本消失，趾甲平齐趾尖，肢体弯曲	340	79（73.4）	2900
38	胸部发育好，乳房略隆起，睾丸位于阴囊或腹股沟管，指甲超过指尖	360	82（77.1）	3400

注：足长括号内数据是应用 B 超测国人妊娠胎儿足长所得均数，其他数据均参照 Moore（1988）直接测量胎儿结果。

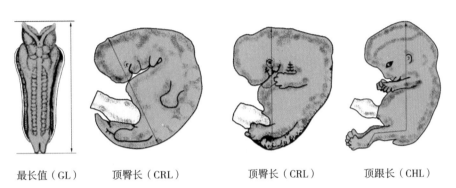

最长值（GL）　　　顶臀长（CRL）　　　顶臀长（CRL）　　　顶跟长（CHL）

图 21-21　胚胎长度测量示意图

六、双胎、多胎和联胎

（一）双胎

双胎（Twins）又称孪生，发生率约占新生儿的 1%，一般有两种情况。

（1）双卵孪生：即双胎来自两个受精卵，它们有各自的胎膜与胎盘，性别相同或不同，相貌和生理特征的差异如同一般兄弟姐妹，仅是同龄而已。

（2）单卵孪生：即一个受精卵发育为两个胚胎，这种孪生儿的基因完全一样，因此性别一致，相貌、体态和生理特征等也极相似。单卵孪生的成因可以是：①从受精卵发育出两个胚泡，它们分别植入，两个胎儿有各自的羊膜腔和胎盘；②一个胚泡内出现两个内细胞群，各自发育为一个胚胎，他们位于各自的羊膜腔内，但共享一个胎盘；③一个二胚层胚盘上出现两个原条与脊索，形成两个神经管，发育为两个胚胎，孪生儿共享一个羊膜腔和胎盘（图 21-22）。

（二）多胎

一次娩出两个以上新生儿为多胎（Multiplets）。其原因可以是单卵性、多卵性或混合性，以混合性为多。多胎发生率极低，但近年随着临床应用促性腺激素治疗不孕症，以及试管婴儿技术的应用，其发生率有所增高。

（三）联体双胎

联体双胎（Conjoined twins）是指两个未完全分离的单卵双胎。当一个胚盘出现两个原条并分别发育为两个胚胎时，若两原条靠得较近，胚体形成时可发生局部联接，则导致联体双胎。联体双胎有对称型和不对称型两类。对称型指两个胚胎大小相同，根据联接的部位可分为头联体、臀联体、胸腹联体等。不对称型指两个胚胎一大一小，小者常发育不全，形成寄生胎；如果小而发育不全的胚胎被包裹在大的胎体内，则称胎中胎（图21-23）。

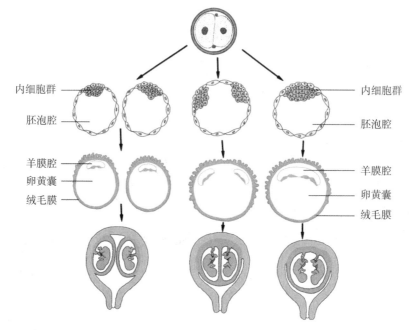

内细胞群
胚泡腔

羊膜腔
卵黄囊
绒毛膜

内细胞群
胚泡腔

羊膜腔
卵黄囊
绒毛膜

图 21-22　单卵孪生形成示意图

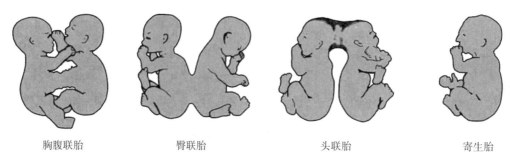

胸腹联胎　　　臀联胎　　　头联胎　　　寄生胎

图 21-23　人联体畸形示意图

本章小结

　　人胚胎发育的过程始于受精形成的受精卵，随后受精卵经过复杂的增殖分化过程形成胎儿。受精的完成需要精子和卵子达到相应的条件，包括精子的获能等。受精卵经过卵裂增殖形成胚泡，同时移动至子宫腔，植入子宫内膜，使后者转化为蜕膜。胚泡中的内细胞群依次分化演变为二胚层胚盘和三胚层胚盘及其相关结构；其中原条和脊索的形成及其分化，是促使二胚层分化形成三胚层胚盘及三胚层分化的重要因素。经过复杂的过程，三胚层胚盘分化形成相应器官及系统的原基，外胚层主要分化形成神经系统和体表结构等；中胚层主要分化形成心脏、其他内脏器官的肌组织、结缔组织及泌尿、生殖系统的器官等结构；内胚层主要分化形成消化系统和呼吸系统的上皮组织以及一些腺体等。随着三胚层胚盘的分化，胚体的外形逐步建立。与此同时还形成了胚胎的附属结构，胎膜和胎盘，对胚胎起到重要的保护和支持作用。受精卵的形成和发生过程中还可能产生双胎、多胎或联胎。

试管婴儿之父——张民觉

1951 年，美籍华裔生殖生物学家张民觉发现"精子获能"的生理现象，同年澳大利亚学者奥斯汀博士也在实验中发现相同现象。国际生理学界把他们俩的研究成果命名为"张—奥原理"。精子获能的发现是人类最终实现体外受精、试管授精的重要里程碑。揭开精子获能现象的奥秘后，张民觉对原先屡试不成的兔子体外受精实验做了很多改进。经过不断的摸索，他终于在 1959 年成功地完成了兔子体外受精实验，并在《自然》杂志上发表了《兔卵体外受精获得成功》的学术论文。1969 年，他和他的试验小组还完成了人卵的体外受精。这一切都为试管婴儿的诞生奠定了基础。这也正是他被称为"试管婴儿之父"的原因。1978 年 7 月 25 日晚 11 时 47 分，世界上第一个"试管婴儿"——英国女婴路易斯·布朗诞生了。主持这个项目的两位英国医生斯蒂伯托和爱德华，在回忆完成这一医学史上奇迹的艰辛过程时，数次提到了张民觉的名字。他们说经历过几百次失败的痛苦后，有幸读到张民觉早期的研究论文，因而得到了很大的启发。

思考题

1. 简述受精的过程及其意义。
2. 简述内细胞群分化形成三胚层胚盘的过程。
3. 简述胎膜和胎盘的基本结构和功能。

第二十二章　颜面、颈和四肢的发生

📑 **思维导图**

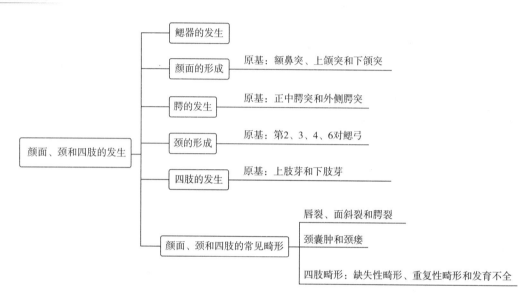

```
                          ┌─ 鳃器的发生
                          │
                          ├─ 颜面的形成 ──── 原基：额鼻突、上颌突和下颌突
                          │
                          ├─ 腭的发生 ──── 原基：正中腭突和外侧腭突
                          │
颜面、颈和四肢的发生 ──────┤─ 颈的形成 ──── 原基：第2、3、4、6对鳃弓
                          │
                          ├─ 四肢的发生 ──── 原基：上肢芽和下肢芽
                          │
                          │                   ┌─ 唇裂、面斜裂和腭裂
                          │                   │
                          └─ 颜面、颈和四肢的常见畸形 ├─ 颈囊肿和颈瘘
                                              │
                                              └─ 四肢畸形：缺失性畸形、重复性畸形和发育不全
```

📖 **学习目标**

1. 掌握：颜面、颈和四肢发生的原基。
2. 熟悉：颜面、颈和四肢发生的常见畸形。
3. 了解：颜面、颈和四肢发生的过程。

思政入课堂

　　人胚发育至第4周时，扁平状的胚盘卷折成为圆柱形胚体。前神经孔闭合后，神经管头端膨大形成脑泡。脑泡和脑泡腹侧增生的间充质使胚体头部形成一个大的圆形突起，称额鼻突（Frontonasal process），额鼻突位于口咽膜上方。同时，口咽膜尾侧的原始心脏发育长大形成一个较大突起，称心突（Heart process）（图22-1）。

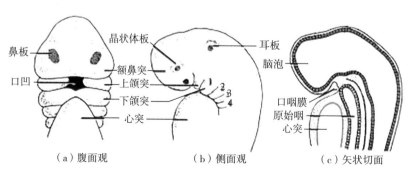

（a）腹面观　　　　　（b）侧面观　　　　　（c）矢状切面

图22-1　第4周人胚头部模式图

一、鳃器的发生

在第 4 ~ 5 周，原始咽（原始消化管头段）两侧的间充质增生，从头至尾依次形成左右对称、背腹走向的 6 对弓状突起，称鳃弓（Branchial arch）。相邻鳃弓之间的凹陷称为鳃沟（Branchial groove），共有 5 对。人的前 4 对鳃弓明显，第 5 对出现不久即消失，第 6 对很小，不明显。在鳃弓发生的同时，原始咽侧壁内胚层向外膨出，形成左右对称的 5 对囊状结构，称咽囊（Pharyngeal pouch），它们分别与 5 对鳃沟相对应。鳃沟外胚层、咽囊内胚层及两者之间的少量间充质构成的薄膜称鳃膜（Branchial membrane）（图 22-2）。

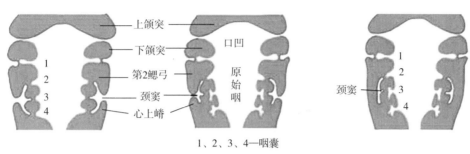

1、2、3、4—咽囊

图 22-2　第 5 ~ 6 周人胚头部冠状切面

鳃弓、鳃沟、咽囊和鳃膜统称为鳃器（Branchial apparatus）。鱼类和两栖类的鳃器发育为具有呼吸功能的器官，人胚的鳃器存在时间短暂，其中鳃弓参与颜面和颈的形成，其间充质分化为肌组织、软骨和骨；咽囊内胚层则是多种重要器官的发生原基。鳃器在人胚的发生是个体发生重演种系发生的现象，也是生物进化和物种起源的佐证。

二、颜面的形成

颜面的原基是围绕口凹的 5 个突起，即额鼻突和左、右上颌突及左、右下颌突。胚胎早期的颜面就是由这 5 个突起和口凹构成。

第 1 鳃弓出现后，其腹侧部分迅速分叉为两支，分别称为上颌突（Maxillary process）和下颌突（Mandibular process）。额鼻突和左、右上颌突及左、右下颌突围绕了一个宽大的凹陷，称为口凹（Stomodeum）（图 22-1），即原始口腔。口凹底部的口咽膜（Oropharyngeal membrane）将口凹与原始消化管分隔。口咽膜在第 4 周破裂，原始口腔与原始咽相通。

颜面的形成和鼻的发生相关。第 5 周，额鼻突下缘两侧局部外胚层增生，形成了左、右两个椭圆形增厚区，称鼻板（Nasal placode），随后鼻板中央向深部凹陷形成鼻窝（Nasal pit），鼻窝下缘有一细沟与口凹相通。鼻窝周围的间充质增生形成马蹄形突起，位于鼻窝内、外侧的突起分别称为内侧鼻突（Median nasal process）和外侧鼻突（Lateral nasal process）（图 22-3）。

颜面的演化是从两侧向中央方向发展的。首先左、右下颌突向中线生长，于第 5 周融合，形成下颌和下唇。随后左、右上颌突也向中线生长，并先后与同侧外侧鼻突和内侧鼻突融合。与此同时，两侧的鼻窝也向中线靠拢，左、右内侧鼻突在中线融合，形成鼻梁、鼻尖、人中和上唇正中部分。上颌突形成上颌以及上唇的外侧部分。当上颌突与内侧鼻突融合后，鼻窝与口凹被分隔开。外侧鼻突形成鼻外侧壁和鼻翼。额鼻突形成前额和鼻根。随着鼻的形成，鼻窝朝向前方的开口转向下方，形成外鼻孔。鼻窝向深部扩大，形成原始鼻腔。原始鼻腔与原始口腔起初以菲薄的口鼻膜相隔，口鼻膜破裂后，两腔相通。

原始口腔的开口起初很宽大，随着同侧上、下颌突从分叉处向中线融合形成颊，口裂缩小。眼的原基位于额鼻突下缘外侧，两眼相距较远并朝向外侧，随着脑的发育和颜面形成及额鼻突变窄，两眼逐渐向中线靠近并转向前方。第1鳃沟形成外耳道，鳃沟周围的间充质形成耳郭，因此耳郭的位置起初很低，位于下颌下方，后来随着下颌与颈的发育被推向后上方。至第8周末，胚胎颜面初具人貌。

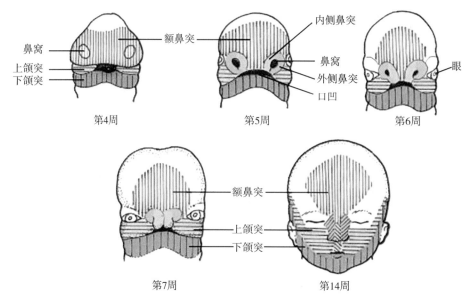

图 22-3　颜面形成过程

三、腭的发生

腭的发生从第5周开始，至第12周完成。腭的原基是3个突起，即正中腭突和左、右外侧腭突。正中腭突（Median palatine process）是左、右内侧鼻突融合后，向原始口腔内长出的一个短小突起，形成腭前部的一小部分。外侧腭突（Lateral palatine process）是左、右上颌突向原始口腔内长出的一对扁平突起。外侧腭突起初在舌的两侧斜向下生长，随着口腔扩大和舌变扁，左、右外侧腭突在舌上方呈水平方向生长并在中线融合，形成腭的大部分，其前缘正中腭突会拢融合，融合处残留一小孔，即切齿孔。以后，腭前部间充质骨化为硬腭，后部为软腭。软腭后缘正中部的组织增生突起，形成腭垂。腭的形成将原始鼻腔与原始口腔再次分隔开，形成永久的口腔与鼻腔（图 22-4）。

四、颈的形成

颈的原基是第2、3、4、6对鳃弓。第5周，第2对鳃弓迅速生长，向尾侧延伸并越过第3、4、6对鳃弓表面，与心突上缘的突起即心上嵴融合。这样第2鳃弓与其下方的其他鳃弓之间形成一密闭间隙，称颈窦（Cervical sinus）。以后第2鳃弓与其他鳃弓融合，

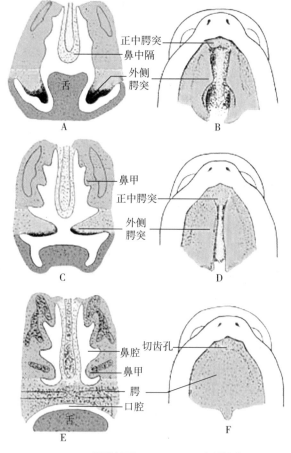

A、C、E. 冠状切面；B、D、F. 口腔顶部观

图 22-4　腭的发生及口腔与鼻腔的分隔

颈窦闭锁消失。随着鳃弓的生长和气管、食管的伸长及心脏位置的下降，颈部形成并逐渐延长。

五、四肢的发生

四肢的原基是上、下肢芽。人胚第 4 周末，由于体壁中胚层局部增生，胚体左、右外侧体壁先后出现上、下两对突起，即上肢芽和下肢芽（图 22-5）。肢芽由深部的体壁中胚层和表面的外胚层组成。上、下肢芽逐渐增长变粗，先后出现两个缩窄环，将每一肢芽分为三段。上肢芽被分为上臂、前臂和手，下肢芽被分为大腿、小腿和足。手和足起初为扁平板状，称为手板和足板。随后手板和足板的远端由于细胞凋亡出现 4 条凹沟，使手板、足板呈蹼状。随着蹼膜处的细胞不断凋亡，至第 8 周末，游离指（趾）形成（图 22-6）。

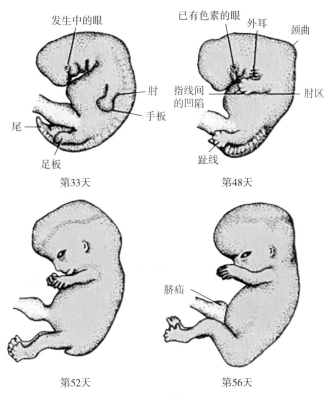

图 22-5　肢体的发生

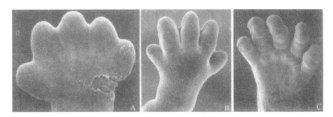

图 22-6　手的形态演变扫描电镜图

六、颜面、颈和四肢的常见畸形

（一）唇裂

唇裂（Cleft lip）是最常见的颜面畸形，多发生于上唇，裂隙位于人中外侧，由上颌突与同侧内侧鼻突未融合所致。唇裂多为单侧，也可见双侧，可伴有腭裂。如果内侧鼻突发育不良导致人中缺损，则出现正中唇裂（图22-7）。

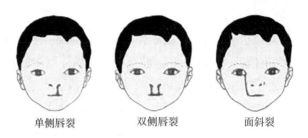

单侧唇裂　　　　　双侧唇裂　　　　　面斜裂

图22-7　唇裂与面斜裂

（二）面斜裂

面斜裂（Oblique facial cleft）的裂隙位于眼内眦至口角之间，由上颌突与同侧外侧鼻突未融合所致（图22-7）。

（三）腭裂

腭裂（Cleft palate）较常见，有多种类型。正中腭突与外侧腭突未融合导致切齿孔与切齿之间有一斜行裂隙，称前腭裂（单侧或双侧，常伴有唇裂）；左、右外侧腭突未在中线融合导致腭垂至切齿孔之间有一矢状裂隙，称正中腭裂；前腭裂和正中腭裂同时存在，称完全腭裂（图22-8）。

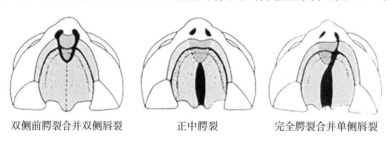

双侧前腭裂合并双侧唇裂　　　　　正中腭裂　　　　　完全腭裂合并单侧唇裂

图22-8　腭裂

（四）颈囊肿和颈瘘

颈窦若未完全闭锁消失，就会在胸锁乳突肌前缘处留有封闭囊泡，称颈囊肿（Cervical cyst）。若颈囊肿有开口与咽腔或体表相通，则形成颈瘘（Cervical fistula）。

（五）四肢畸形

四肢畸形（Malformation of the limbs）一般可分为三大类：缺失性畸形、重复性畸形和发育不全。缺失性畸形可表现为肢体部分或全部缺失，又称残肢畸形或缺肢畸形。重复性畸形表现为肢体某一部分的重复发生，如多指（趾）畸形。发育不全可表现为并肢、并指（趾）等。四肢畸形有些是遗传因素所致，有些与环境因素相关。

本章节理论联系具体临床案例

患儿，男，2天龄，出生即发现上唇有裂隙，裂隙位于人中左侧，进一步检查发现腭垂至切齿孔有一长形裂隙，切齿孔至切齿还存在斜行裂隙。患儿吸奶费力并出现呛咳。请分析患儿患有何种疾病，如何喂养和治疗？

分析和处理：

根据患儿裂隙的部位，判断患儿患有唇裂和完全腭裂（正中腭裂和前腭裂同时存在）。唇、腭裂患儿吸吮母乳时，由于口腔内负压不够，吸吮力不强，因此出现喂养困难，有时还会因乳汁进入气道引起呛咳甚至窒息。唇、腭裂患儿有反复呼吸道感染的潜在可能，由于母乳中有多种免疫物质，可增加新生儿的抗病能力，因此对于唇、腭裂患儿更应该采取母乳喂养。母乳喂养的方式可采取将新生儿垂直坐于母亲大腿上，母亲用手挤压乳房，促进乳汁喷入口腔或者将母乳挤出后用勺、滴管或唇、腭裂专用奶瓶喂养。唇、腭裂除了影响患儿的面容，还会影响听力、发音和心理，因此需要对患儿进行序列治疗，包括唇、腭裂修复术，术后正畸治疗，语音治疗和心理治疗。唇裂修复术的最佳时间是生后 3 ~ 6 个月，腭裂修复术的最佳时间是生后 8 ~ 18 个月。但具体手术时间的选择还要根据患儿身体情况和疾病严重程度来判断。

本章小结

颜面由围绕口凹的 5 个突起形成，包括额鼻突和左、右上颌突及左、右下颌突。额鼻突下缘两侧还有两对突起，分别是左、右内侧鼻突和左、右外侧鼻突。这些突起由两侧向中央方向发展，形成了颜面的相关结构。左、右下颌突向中线生长融合，形成下颌、下唇；左、右内侧鼻向中线生长融合，形成鼻梁、鼻尖、人中和上唇正中部分；左、右上颌突发育为上颌和上唇的外侧部分；外侧鼻突发育为鼻外侧壁和鼻翼；额鼻突发育为前额和鼻根。鼻窝向深部扩大形成原始鼻腔。至第 8 周末，胚胎颜面初具人貌。腭由 3 个突起形成，正中腭突和左、右外侧腭突。正中腭突形成腭前部的一小部分，左、右外侧腭突形成腭的大部分。颜面发生中常见的畸形有唇裂、面斜裂和腭裂。

颈由第 2、3、4 和 6 对鳃弓形成。颈发生过程中常见的畸形有颈囊肿和颈瘘。

上、下肢由上、下肢芽形成。四肢发育过程中常见的畸形有缺失性畸形、重复性畸形和发育不全。

思考题

1.简述颜面、腭和四肢发生的原基和原基发育的具体结构。

2.颜面、腭和四肢发生中常见的畸形有哪些？简述其成因。

第二十三章 消化系统和呼吸系统的发生

📋 **思维导图**

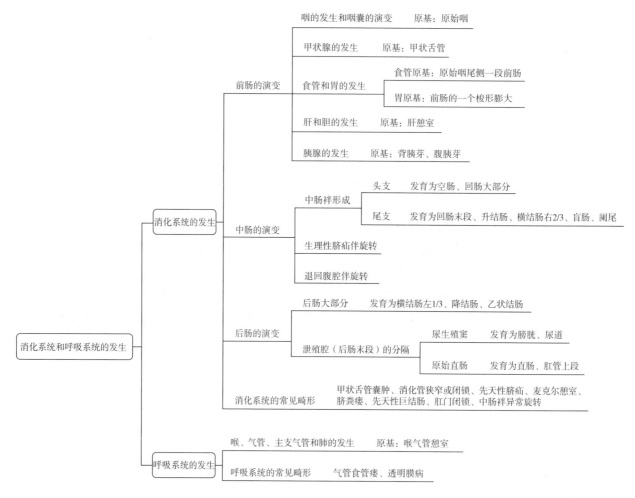

⚘ **学习目标**

1. 掌握：消化系统和呼吸系统发生的原基。
2. 熟悉：消化系统和呼吸系统发生的常见畸形。
3. 了解：消化系统和呼吸系统发生的过程。

思政入课堂

消化系统和呼吸系统大多数器官的原基是原始消化管。

人胚第 3～4 周，随着圆柱状胚体的形成，卵黄囊顶部的内胚层被卷入胚体内，形成一条头尾方向的封闭管道，称原始消化管或原肠（Primitive gut）（图 23-1）。原始消化管头、尾端分别由口咽膜和泄殖腔膜封闭，两者分别在第 4 周和第 8 周破裂、消失，原始消化管与外界相通。原始消化管的头段称前肠（Foregut），与卵黄囊相连的中段称中肠（Midgut），尾段称后肠（Hindgut）。前肠主要分化为咽、食管、胃、十二指肠上段、肝、胆、胰、喉、气管、主支气管、肺、胸腺、甲状腺及甲状旁腺等器官；中肠主要分化为十二指肠中段至横结肠右 2/3 部的肠管；后肠分化为横结肠左 1/3 部、降结肠、乙状结肠、直肠和肛管上段以及膀胱和尿道。上述器官中的黏膜上皮、腺上皮和肺泡上皮来自原始消化管的内胚层，结缔组织、肌组织、间皮来自脏壁中胚层。

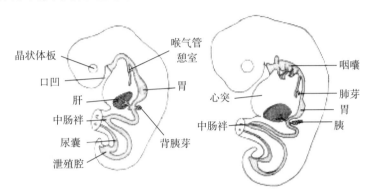

图 23-1　原始消化管的早期演变示意图

一、消化系统的发生

（一）前肠的演变

1. 咽的发生和咽囊的演变

咽的原基是前肠头端的原始咽。原始咽为左右较宽、背腹略扁、头宽尾细的漏斗状结构，其头端有口咽膜封闭，第 4 周口咽膜破裂，咽与原始口腔和原始鼻腔相通。在原始咽的侧壁有 5 对咽囊，随着胚胎的发育，咽囊演化出一些重要的器官（图 23-2）。

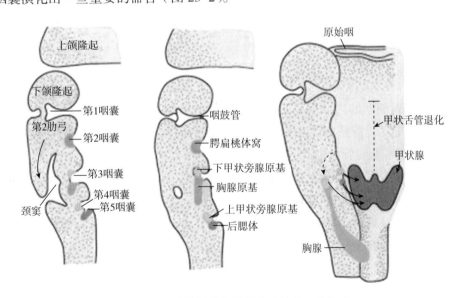

图 23-2　咽囊的演化及甲状腺的发生示意图

第 1 对咽囊：外侧份膨大，形成中耳鼓室；内侧份伸长，形成咽鼓管；第 1 鳃沟形成外耳道；第 1 鳃膜形成鼓膜。

第 2 对咽囊：外侧份退化；内侧份形成腭扁桃体表面的上皮。

第 3 对咽囊：腹侧份上皮增生，形成左、右两条细胞索并向尾侧生长，细胞索尾端合并，形成胸腺；背侧份上皮增生，下移至甲状腺原基背侧，形成下一对甲状旁腺。

第 4 对咽囊：腹侧份退化；背侧份上皮增生迁移至甲状腺原基背侧，形成上一对甲状旁腺。

第 5 对咽囊：形成一小的细胞团，称后鳃体，其部分细胞迁入甲状腺内，分化为滤泡旁细胞。也有人认为，滤泡旁细胞由迁移来的神经嵴细胞分化而来。

2. 甲状腺的发生

甲状腺的原基是甲状舌管（Thyroglossal duct）。第 4 周初，在原始咽底壁正中线处（相当于第 1 对咽囊平面），内胚层细胞向间充质内增生、下陷形成一盲管，即甲状舌管。甲状舌管向尾侧方向生长、延伸，末端向两侧膨大，形成甲状腺的侧叶。第 7 周，甲状舌管的上段退化，仅在起始处残留一浅凹，称舌盲孔（图 23-2）。第 11 周，甲状腺滤泡出现，内含胶质，不久即开始分泌甲状腺激素。

3. 食管和胃的发生

食管的原基是原始咽尾端至胃之间的一段前肠。第 5 周时，食管为一短管，以后随着颈部的形成和心、肺的下降而迅速增长。其上皮由单层增生为复层，致使管腔一度闭锁，以后过度增生的上皮退化，管腔重新出现。

第 4 ~ 5 周时，食管尾侧的前肠膨大呈梭形，是胃的原基。其背侧缘生长较快，形成胃大弯，腹侧缘生长较慢，形成胃小弯。胃大弯的头端向上膨起，形成胃底。胃背系膜生长迅速并形成突向左侧的网膜囊，致使胃沿胚体纵轴顺时针旋转了 90°，胃大弯由背侧转向左侧，胃小弯由腹侧转向右侧。由于肝的增大将胃头端推向左侧，而胃的尾端因十二指肠贴于腹后壁被固定，因此胃的位置也由原来的垂直位变成由左上至右下的斜行位（图 23-3）。

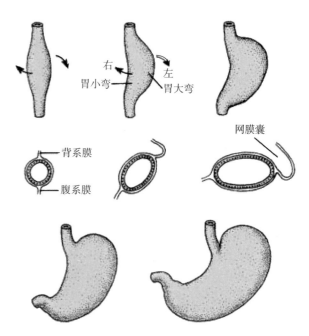

图 23-3 胃的发生示意图

4. 肝和胆的发生

第 4 周，前肠末端腹侧壁的内胚层上皮增生，形成一囊状突起，称肝憩室（Hepatic diverticulum）（图 23-4），是肝和胆的原基。肝憩室迅速生长并伸入原始横隔内，憩室的末端膨大，分头、尾两支。头支形成肝，尾支形成胆囊和胆囊管。

头支细胞迅速生长，形成许多分支并吻合成网状细胞索，即肝索。肝索形成肝板和肝内各级胆管。穿行于原始横隔内的卵黄静脉和脐静脉反复分支，在肝索间隙形成毛细血管网，即肝血窦。大约第 6 周，肝细胞间出现胆小管，第 9 ~ 10 周出现肝小叶。第 3 个月，肝细胞开始分泌胆汁并出现其他功能。第 6 周，造血干细胞从卵黄囊迁入肝，因此胚胎肝有造血功能，主要产生红细胞，也产生少量粒细胞和巨核细胞。第 5 个月后肝造血功能减弱，出生时基本停止，但保留少量造血干细胞。

肝憩室的尾支较小，其近端伸长形成胆囊管，远端扩大形成胆囊。肝憩室的根部形成胆总管，并与胰腺主导管合并，开口于十二指肠。

5. 胰腺的发生

第 4 周末，前肠末端的内胚层细胞增生，先后在背侧和腹侧形成两个突起，分别称背胰芽（Dorsal

pancreatic bud）和腹胰芽（Ventral pancreatic bud），它们是胰腺的原基（图23-4）。腹胰芽紧靠肝憩室尾侧；背胰芽位置稍高，体积略大于腹胰芽。背、腹胰芽的上皮细胞增生，形成细胞索，细胞索反复分支，其末端形成腺泡，与腺泡相连的各级分支形成各级导管。部分细胞脱离细胞索，形成腺泡间的细胞团，以后分化为胰岛。于是，背、腹胰芽形成背、腹胰，二者各有一条贯穿腺体全长的导管，分别称背胰导管和腹胰导管。胃和十二指肠的旋转及肠壁的不均等生长，致使腹胰转向右侧，背胰转向左侧，进而腹胰转至背胰下方并与之融合，形成一个胰腺（图23-4）。腹胰形成胰头下部，背胰形成胰头上部、胰体和胰尾。腹胰导管与背胰导管远侧段接通形成主胰导管，背胰导管近侧段大多退化消失，少数保留形成副胰导管，开口于十二指肠副乳头。

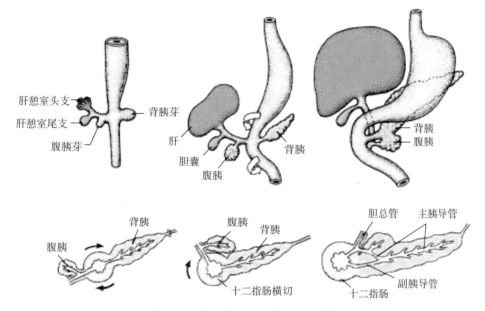

图23-4　肝、胆及胰腺的发生示意图

（二）中肠的演变

第4周，中肠为一条直管，借助于背系膜连于腹后壁。中肠头段和前肠末段共同形成十二指肠。第5周，由于中肠的增长速度较胚体快，十二指肠以下的中肠向腹侧弯曲，形成矢状位的"U"字形肠袢，称中肠袢（Midgut loop）。中肠袢顶端连于卵黄蒂，以此为界分为头、尾两支。尾支近卵黄蒂处有一囊状突起，称盲肠突（Cecal bud），是盲肠和阑尾的原基，也是小肠与大肠的分界。中肠袢的背系膜中轴部位有肠系膜上动脉走行。第6周，中肠袢生长迅速，但由于肝、肾的增大，腹腔容积相对较小，致使中肠袢突入脐带内的胚外体腔即脐腔（Umbilical coelom），形成生理性脐疝。中肠袢在脐腔内生长的同时，以肠系膜上动脉为轴逆时针旋转90°（从胚胎腹面观），头支从上方转至右侧，尾支从下方转至左侧，中肠袢由

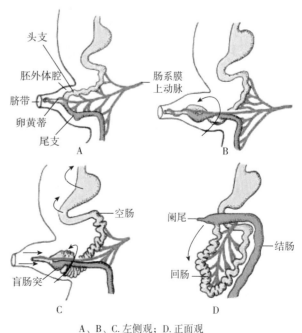

A、B、C.左侧观；D.正面观

图23-5　中肠袢的旋转示意图

矢状位变为水平位。第 10 周，腹腔容积增大，脐腔内的中肠袢返回腹腔，脐腔随后闭锁。在返回过程中，头支在前，尾支在后，同时逆时针方向再旋转 180° ，头支转至左侧，尾支转至右侧。头支演化为空肠和回肠的大部分，位于腹腔的中部；尾支形成回肠末段和横结肠右 2/3。盲肠突近段形成盲肠，远段形成阑尾。起初盲肠、阑尾位于肝右叶的下方，以后下降至右髂窝，升结肠随之形成（图 23-5）。

（三）后肠的演变

中肠袢退回腹腔时，大部分后肠被推向腹腔左侧，形成横结肠左 1/3、降结肠和乙状结肠。后肠的末段膨大，称泄殖腔（Cloaca），其腹侧与尿囊相连，末端有泄殖腔膜封闭。第 6 ~ 7 周，后肠与尿囊之间的间充质增生，形成突入泄殖腔的镰状隔膜，称尿直肠隔（Urorectal septum）。尿直肠隔向泄殖腔膜方向生长，并与之融合，将泄殖腔分隔成腹侧的尿生殖窦（Urogenital sinus）和背侧的原始直肠。尿生殖窦主要形成膀胱和尿道，原始直肠形成直肠和肛管上段。泄殖腔膜也被尿直肠隔分为腹侧的尿生殖膜（Urogenital membrane）和背侧的肛膜（Anal membrane）。肛膜外侧有外胚层凹陷形成的一浅凹，称肛凹（Anal pit）。第 8 周时，肛膜破裂，肛凹加深形成肛管下段。肛管上段的上皮来源于内胚层，肛管下段的上皮来源于外胚层，二者的分界线为齿状线（图 23-6）。

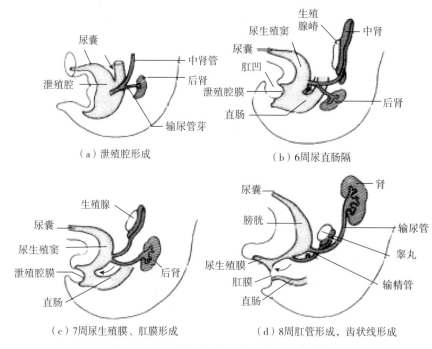

（a）泄殖腔形成　　　　　（b）6 周尿直肠隔

（c）7 周尿生殖膜、肛膜形成　　　　　（d）8 周肛管形成，齿状线形成

图 23-6　泄殖腔的分隔示意图（示尿直肠隔）

（四）消化系统的常见畸形

1. 甲状舌管囊肿

甲状舌管在发育过程中没有闭锁，局部残留小腔隙或全部残留细长的管道，若上皮细胞分化为黏液性细胞，细胞分泌的黏液聚集形成囊肿，位于舌和甲状腺之间。

2. 消化管狭窄或闭锁

在消化管发生过程中，上皮细胞一度过度增生使管腔闭锁，随后过度增生的细胞凋亡，管腔重新出现。如果管腔重建过程受阻，则会导致某段消化管管腔过细或无管腔，称消化管狭窄或闭锁（Gut stenosis or atresia），主要见于食管和十二指肠。

3.先天性脐疝

先天性脐疝（Congenital umbilical hernia）形成的原因：肠袢未从脐腔返回腹腔，胎儿出生时，脐带内有膨出的肠管；或肠袢虽返回腹腔，但脐腔未闭锁，脐部有一孔与腹腔相通，当腹压增高时，肠管可从脐部膨出（图23-7）。

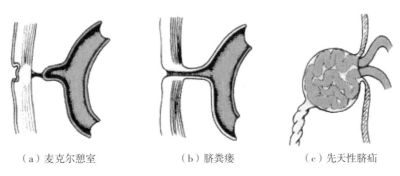

（a）麦克尔憩室　　　　　（b）脐粪瘘　　　　　（c）先天性脐疝

图23-7　肠管先天性畸形模式图

4.麦克尔憩室

麦克尔憩室（Meckel's diverticulum）又称回肠憩室。第6周，卵黄蒂闭锁并退化消失，如果卵黄蒂的近端未退化，则导致麦克尔憩室。麦克尔憩室呈囊状突起，位于距回盲部40～50 cm处的回肠壁上，其顶端可有纤维索与脐相连（图23-7）。

5.脐粪瘘

脐粪瘘（Umbilical fistula）又称脐瘘，是由于卵黄蒂未闭锁退化，残留于回肠与脐之间的一条瘘管。出生后，肠管内容物可通过此瘘管从脐溢出（图23-7）。

6.先天性巨结肠

先天性巨结肠（Congenital megacolon）是由于神经嵴细胞未能迁移至结肠壁所致。该段肠壁缺少副交感神经节细胞，肠壁不能蠕动，使结肠内粪便淤积，久之造成肠壁极度扩张，成为巨结肠。多见于乙状结肠。

7.肛门闭锁

肛管与外界不通，称肛门闭锁（Imperforate anus），又称不通肛，是由于肛膜未破或肛凹未形成所致。

8.中肠袢异常旋转

中肠袢在发育过程中，如果未发生旋转、旋转不全或反向旋转，称中肠袢异常旋转（Malrotation of the midgut loop）。中肠袢异常旋转会导致多种肠管解剖位置异常，并常伴有胃、肝、胰等器官的易位。

二、呼吸系统的发生

（一）喉、气管、主支气管和肺的发生

第4周，原始咽尾端腹侧壁正中出现一纵行浅沟，称喉气管沟（Laryngotracheal groove），此沟逐渐向外加深，形成一长形盲囊，称喉气管憩室（Laryngotracheal diverticulum），是喉、气管、主支气管和肺的原基。喉气管憩室位于食管的腹侧，其与食管间的间充质增生，形成气管食管隔。喉气管憩室的上端发育为喉；中段发育为气管；末端膨大并分为左、右两支，称肺芽，发育为主支气管和肺（图23-8）。

肺芽呈树枝状反复分支，第6个月末时已达17级，形成了从叶支气管至呼吸性细支气管的肺内支气管和少量肺泡（图23-9）。第7个月时，肺泡数量增多，肺泡上皮除Ⅰ型细胞外，还出现了Ⅱ型细胞，并分泌表面活性物质。此时肺内血液循环完善，如果发生早产，早产胎儿出生后可进行呼吸，能够存活。出生后至幼儿期，肺继续发育，肺泡数量不断增多。

（二）呼吸系统的常见畸形

1.气管食管瘘

气管食管瘘（Tracheoesophageal fistula）是由于气管食管隔发育不良，气管与食管分隔不完全所致。气管与食管间有瘘管相通，常伴有食管闭锁（图23-10）。

2.透明膜病

透明膜病（Hyaline membrane disease）多见于早产儿。由于Ⅱ型细胞分化不良，不能分泌足够的表面活性物质，致使肺泡表面张力增大。胎儿出生后，肺泡不能随呼吸运动扩张而出现呼吸困难。显微镜下可见肺泡萎缩塌陷，间质水肿，肺泡上皮表面覆盖一层从血管渗出的透明状血浆蛋白膜，故称透明膜病。

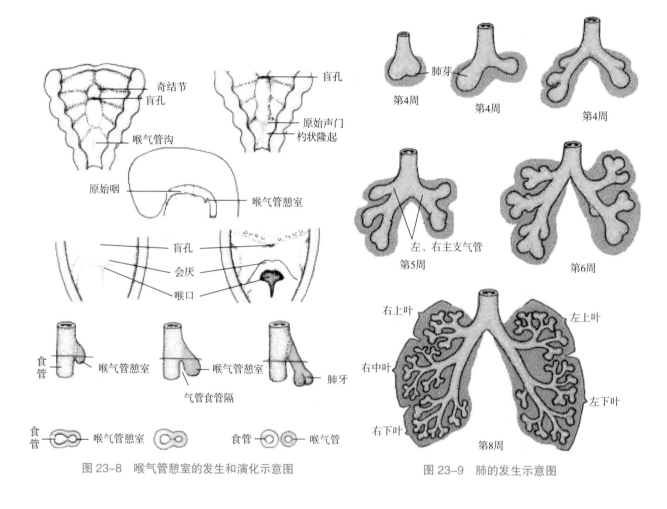

图23-8 喉气管憩室的发生和演化示意图

图23-9 肺的发生示意图

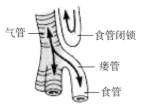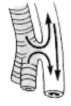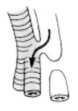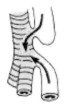

气管　　　　　食管闭锁

瘘管

食管

图 23-10　气管食管瘘模式图

本章节理论联系具体临床案例

患儿，男，4岁，因右下腹疼痛1天收住入院。入院查体：体温 36.4 ℃，脉搏 110 次 / 分，血压 101/80 mmHg，神志清楚，无脱水貌、贫血貌，心肺听诊正常，腹部平软，右下腹麦氏点压痛明显，无反跳痛，未触及明显包块，肠鸣音正常，移动性浊音阴性。血常规显示白细胞 15.95×10^9/L，中性粒细胞 93%，腹部 CT 提示阑尾炎。初步诊断为急性阑尾炎，立即行腹腔镜下阑尾切除术。术中却发现阑尾无明显异常，此时该如何处理？

分析和处理：

患儿术前被诊断为急性阑尾炎，但术中发现阑尾无炎症，与临床表现不符，此时要全面细致探查腹腔，特别是要重点探查距回盲部 100 cm 以内的回肠，避免漏诊麦克尔憩室炎。如果探查发现是麦克尔憩室炎，则需切除麦克尔憩室。麦克尔憩室发病率为 2% ～ 4%，多数患者无症状，儿童易发生并发症，表现为肠梗阻、便血及炎症。其临床表现不具备特异性，需要与低位小肠梗阻、肠套叠、下消化道出血、结肠息肉、急性阑尾炎等鉴别。因此本病早期诊断困难，易漏诊、误诊。儿童麦克尔憩室患者因并发症就诊时，通常比较危急，如果不能及时诊治，可能出现消化道穿孔、肠坏死、失血性休克等严重并发症，危及患儿的生命。

本章小结

消化系统和呼吸系统大多数器官的原基是原始消化管。

原始消化管是内胚层卷入胚体内形成的一条头尾方向的封闭管道，分前肠、中肠和后肠。前肠主要分化为咽、食管、胃、十二指肠上段、肝、胆、胰、喉、气管、主支气管、肺、胸腺、甲状腺及甲状旁腺等器官；中肠主要分化为十二指肠中段至横结肠右 2/3 部的肠管；后肠分化为横结肠左 1/3 部、降结肠、乙状结肠、直肠和肛管上段以及膀胱和尿道。上述器官中的黏膜上皮、腺上皮和肺泡上皮来自原始消化管的内胚层，结缔组织、肌组织、间皮来自脏壁中胚层。

咽的原基是原始咽。原始咽侧壁有 5 对咽囊，第 1 对咽囊形成中耳鼓室和咽鼓管；第 2 对咽囊形成腭扁桃体；第 3 对咽囊形成胸腺和下一对甲状旁腺；第 4 对咽囊形成上一对甲状旁腺；第 5 对咽囊形成甲状腺滤泡旁细胞。食管的原基是原始咽尾侧的一段前肠。胃的原基是前肠的一个梭形膨大。肝、胆的原基是肝憩室。胰腺的原基是背、腹胰芽。前肠末段和中肠头段形成十二指肠。中肠发育中形成中肠袢，分为头支和尾支，中肠袢经历生理性脐疝伴旋转和退回腹腔伴旋转的过程，头支发育为空肠和回肠大部分，尾支发育为回肠末段、升结肠和横结肠右 2/3。盲肠、阑尾的原基是尾支上的盲肠突。后肠大部分发育为横结肠左 1/3、降结肠和乙状结肠。后肠末段的泄殖腔被尿直肠隔分隔为腹侧尿生殖窦和背侧原始直肠。原始直肠是直肠和肛管上段的原基，肛管下段的原基是肛凹。消化系统发生中常见畸形有甲状舌管囊肿、消化管狭窄或闭锁、先天性脐疝、麦克尔憩室、脐粪瘘、先天性巨结肠、肛门闭锁和中肠袢异常旋转。

喉、气管、主支气管和肺的原基是喉气管憩室。喉气管憩室形成于前肠，其上端发育为喉；中段发育为气管；末端膨大为肺芽，发育为主支气管和肺。呼吸系统发生中常见畸形有气管食管瘘和透明膜病。

思考题

1. 简述原始消化管的形成和前、中、后肠的演变。

2. 简述肝和胆、胰、喉及其以下呼吸道的原基和原基发育的具体结构。

3. 简述中肠袢的形成、演变和泄殖腔的分隔、演变。

4. 消化系统和呼吸系统发生中常见的畸形有哪些？简述其成因。

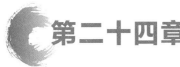

第二十四章　泌尿系统和生殖系统的发生

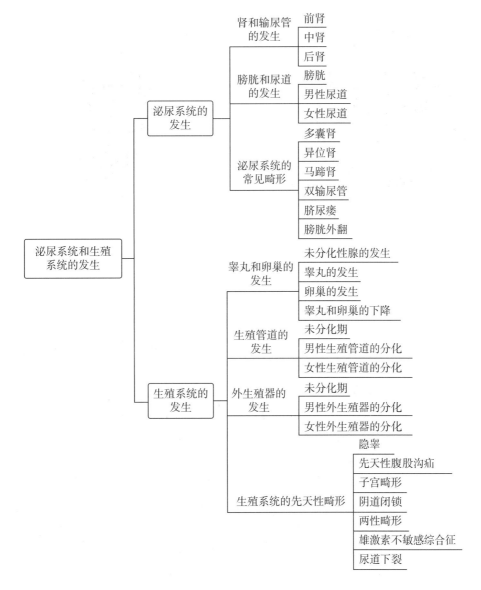

学习目标

1. 掌握：后肾的发生及其发育成为永久肾的过程；泄殖腔的分隔；膀胱和尿道的发生；生殖腺的发生和演变；生殖管道的发生和演变；泌尿生殖系统相关畸形的成因。

2. 熟悉：前肾和中肾的发生。

3. 了解：外生殖器的发生。

思政入课堂

233

泌尿系统和生殖系统的发生关系甚为密切，尤其是在早期。泌尿系统和生殖系统的主要器官均起源于胚胎早期的间介中胚层。人胚第4周初，体节外侧的间介中胚层随胚体侧褶的形成，逐渐向腹侧移动，并与体节分离，形成两条纵行的细胞索，称生肾索（Nephrogenic cord），其头侧呈分节状，称生肾节。第5周时，生肾索继续增生，从胚体后壁突向体腔，沿中轴线两侧形成左右对称的一对纵行隆起，称尿生殖嵴（Urogenital ridge），是泌尿、生殖系统发生的原基。以后尿生殖嵴的中部出现一纵沟，将其分成外侧粗而长的中肾嵴和内侧细而短的生殖腺嵴（Gonadial ridge）（图24-1、图24-2）。

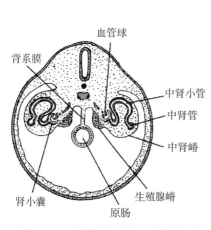

图24-1 中肾嵴与尿生殖嵴的形成

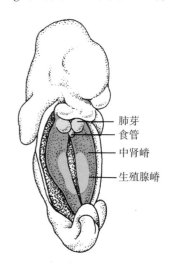

图24-2 中肾嵴与生殖腺嵴的发生

一、泌尿系统的发生

（一）肾和输尿管的发生

人胚肾的发生可分为三个阶段，即前肾、中肾和后肾，前肾和中肾是生物进化过程的重演，后肾是人的永久肾。

（1）前肾（Pronephros）：前肾发生于人胚第4周初，生肾节内出现7~10对横行的细胞索，之后成为小管，称前肾小管，其内侧端开口于胚内体腔，外侧端向尾部延伸并互相连接，形成一条纵行管道，称前肾管（Pronephric duct）。前肾无泌尿功能。第4周末，前肾小管全部退化消失，前肾管大部分保留，向尾端延伸通入泄殖腔（图24-3）。

（2）中肾（Mesonephros）：中肾发生于第4周末，当前肾小管退化时，中肾开始发生。从头端至尾端先后发生约80对横行小管，称中肾小管（Mesonephric tubule）。中肾小管起初为泡样结构，后演变为S形小管，其内侧端膨大并凹陷形成双层杯状的肾小囊，内有从背主动脉分支而来的毛细血管球。肾小囊与毛细血管球共同形成肾小体；中肾小管的外侧端汇入正向尾侧延伸的前肾管，此时原来的前肾管改称中肾管（Mesonephric duct，又称wolff管）。该管尾端通入泄殖腔。在人类，中肾可能有短暂的功能活动，直至后肾发生后。至第2个月末，中肾大部分退化，仅留下中肾管及尾端小部分中肾小管（图24-3）。

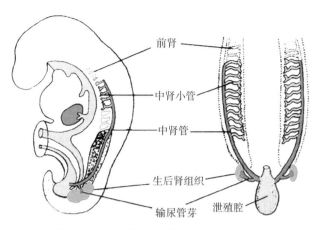

图 24-3　第 5 周人胚前、中、后肾的发生

（3）后肾（Metanephros）：后肾是人体的永久肾，发生于第 5 周初，其在发生开始后约 3 周才有功能活动。起源于输尿管芽（Ureteric bud）及生后肾组织（Metanephrogenic tissue）。

1）输尿管芽（Ureteric bud）：输尿管芽是中肾管末端近泄殖腔处发出的一个盲管，并向胚体的背外侧和颅侧方向伸展，长入中胚层的生后肾组织中。输尿管芽反复分支，其主干部分形成输尿管，各级分支形成肾盂、肾大盏、肾小盏和集合小管。

2）生后肾原基（Metanephrogenic blastema）：由胚体尾端的生肾索受输尿管芽的诱导而产生。生肾索的细胞密集并呈帽状包围在输尿管芽的末端，即成为生后肾原基（又称生后肾组织）。生后肾原基的外周部分演变为肾的被膜，内侧部分形成多个细胞团，附着于弓形集合小管末端两侧。这些上皮细胞团逐渐分化成“S”形弯曲的后肾小管，一端与弓形集合小管的盲端相连，另一端膨大凹陷形成肾小囊，并与伸入囊内的毛细血管球组成肾小体。“S”形小管逐渐增长，分化成肾小管各段，与肾小体共同组成肾单位。每个远端小管曲部末端与一个弓形集合小管相连接，继而内腔相通连（图 24-4）。

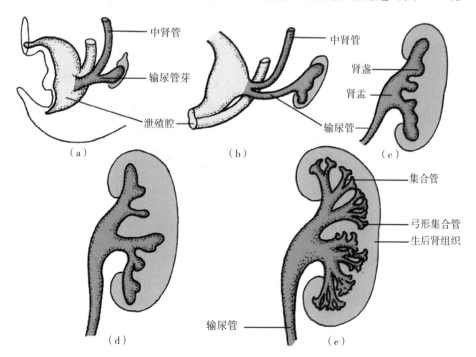

图 24-4　后肾的发生

肾的原始位置低，位于盆腔内。随着胎儿的生长及输尿管的伸展，肾逐渐移至腰部。肾上升的同

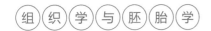

时，也沿纵轴旋转，肾门从朝向腹侧转向内侧。

（二）膀胱和尿道的发生

人胚第 4 ~ 7 周时，泄殖腔被尿直肠隔分隔为两部分（图 24-5）：背侧的直肠和腹侧的尿生殖窦。膀胱和尿道均由尿生殖窦演变而来。尿生殖窦分为三段：①上段：较大，发育为膀胱，其顶端与尿囊相连，位于膀胱与脐之间的尿囊部分缩窄，称脐尿管，胎儿出生前，脐尿管闭锁成纤维索，称脐中韧带。随着膀胱的扩大，输尿管起始部以下的一段中肾管逐渐并入膀胱，于是输尿管与中肾管分别开口于膀胱。由于膀胱各部发育速度的差异，中肾管的开口下移到尿道起始部。②中段：保持管状，在女性形成尿道的大部分，在男性形成尿道前列腺部和尿道膜部。③下段：在女性形成尿道下段和阴道前庭，在男性则形成尿道海绵体部。

（1）膀胱：膀胱的上皮来自膀胱尿道管的内胚层。固有层、肌层以及浆膜来自邻近的脏层间充质。当膀胱增大时，中肾管的尾侧部分并入膀胱，成为其背侧壁的一部分。最初中肾管的这部分构成膀胱三角区的黏膜，但这来自中肾管的中胚层上皮很快就被尿生殖窦的内胚层上皮所代替。当这部分中肾管被吸收并入膀胱壁后，左、右输尿管便分别开口于膀胱。由于肾脏向颅上侧移动的牵拉，以及中肾管的继续向下生长，男性的输尿管在射精管的上外侧开口于膀胱，而射精管源于中肾管的尾端。在女性，中肾管的尾端以后退化。当膀胱形成时，尿囊退化成一条壁厚的管，称作脐尿管。脐尿管在出生后成为一条从膀胱顶部到脐的纤维索，即脐正中韧带。

（2）男性尿道：尿道前列腺部从射精管开口到膀胱间的这一段上皮来自尿生殖窦的膀胱尿道管的内胚层。结缔组织和平滑肌来自邻近的脏层间充质。尿道前列腺部的其余部分和尿道膜部的上皮则来自尿生殖窦骨盆部的内胚层。尿道前列腺部的颅侧部的黏膜，与膀胱三角区相似，起初来源于中胚层，但很快就为内胚层的上皮所替换。尿道阴茎部的上皮，除阴茎龟头部外，则来自尿生殖窦的初阴部的细胞。尿道阴茎部的龟头部的上皮来自外胚层，这些细胞成索由阴茎龟头顶端伸入龟头内重建成管腔。结缔组织和平滑肌则来自邻近的脏层间充质。

（3）女性尿道：女性尿道的全部上皮来自尿生殖窦的膀胱尿道管的内胚层。结缔组织和平滑肌来自邻近的脏层间充质。

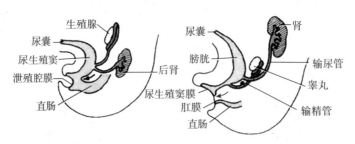

图 24-5　泄殖腔的分隔及中肾管和输尿管的位置改变

（三）泌尿系统的常见畸形

（1）多囊肾（Polycystic kidney）：多囊肾是一种常见畸形。主要成因是集合小管未能与远端小管接通，或者是由于集合小管发育异常，管腔阻塞，致使肾单位产生的尿液不能排出，肾内出现大小不等的囊泡（图 24-6）。

（2）异位肾（Ectopic kidney）：异位肾是肾上升过程受阻所致。出生后的肾未达到正常位置者，均称异位肾。异位肾多是位于骨盆腔内，也有位于腹腔低位处（图 24-6）。

（3）马蹄肾（Horseshoe kidney）：马蹄肾是由于左、右肾的下端互相融合所致，呈马蹄形。由于肾上升时被肠系膜下动脉根部所阻，故肾的位置常较正常为低。由于两侧输尿管受压，易发生尿路阻塞及感染（图24-6）。

（4）双输尿管（Double ureter）：双输尿管是由于在同一侧发生两个输尿管芽或一个输尿管芽过早分支所致。此时一侧肾有两个肾盂，各连一条输尿管，两条输尿管分别开口于膀胱，或两条输尿管合并后开口于膀胱。

（5）脐尿瘘（Urachal fistula）：脐尿瘘的成因是膀胱顶端与脐之间的脐尿管未闭锁，出生后腹压增高时，膀胱内的尿液可经此瘘从脐部漏出（图24-6）。

（6）膀胱外翻（Extrophy of bladder）：膀胱外翻主要是由于尿生殖窦与表面外胚层之间没有间充质长入，膀胱前壁与脐下腹壁之间无肌组织发生，致使腹壁和膀胱前壁变薄而破裂，膀胱黏膜外露。多见于男性。

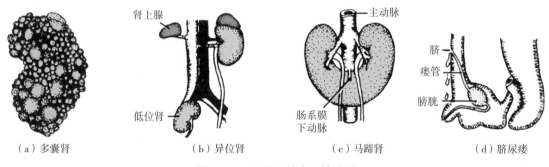

（a）多囊肾　　　　　（b）异位肾　　　　　（c）马蹄肾　　　　　（d）脐尿瘘

图24-6　泌尿系统先天性畸形

二、生殖系统的发生

人胚的遗传性别，决定于受精时与卵子所结合精子的种类，在受精时已确定，但直至胚胎第7周，在生殖腺（未来的卵巢或睾丸）开始有性别特征之前，在形态上分辨不出性别，而外生殖器性别至第12周才能分辨。因此，生殖腺、生殖管道和外生殖器的发生过程可分为性未分化期和性分化期两个阶段（图24-7）。

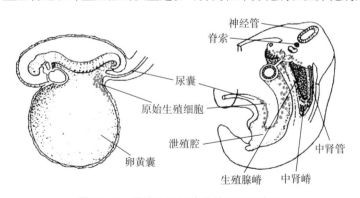

图24-7　原始生殖细胞及其迁移示意图

（一）睾丸和卵巢的发生

生殖腺是由生殖腺嵴表面的体腔上皮、上皮下的间充质和迁入的原始生殖细胞共同发育形成。

1. 未分化性腺的发生

生殖腺嵴由体腔上皮、上皮下的间充质和迁入的原始生殖细胞共同发育而成。人胚第5周时，生殖腺嵴表面上皮长入其下方的间充质，形成许多不规则的上皮细胞索，称初级性索（Primary sex cord）。人胚第3—4周，在靠近尿囊根部的卵黄囊内胚层内，出现大而圆的细胞，称原始生殖细胞（Primordial germ cell）。第6周时，原始生殖细胞沿着后肠的背系膜迁入生殖腺内的初级性索。此时的生殖腺尚无性别分化，称未分化性腺（Indifferent gonad）。

2. 睾丸的发生

性腺的分化决定于迁入的原始生殖细胞是否含有XY染色体。未分化性腺分化为睾丸还是卵巢，主要取决于原始生殖细胞和生殖腺嵴细胞有无Y染色体，已知在Y染色体短臂上有一段指导雄性性别分化的基因，称Y染色体性别决定区（Sex-determining region of the Y，SRY）。在SRY基因的产物睾丸决定因子（Testis -determining factor，TDF）的影响下，初级性索继续增生，并伸入生殖腺嵴的髓质，形成许多放射状排列的睾丸索（Testis cord），并由此分化为细长弯曲的生精小管。此时的生精小管为实心细胞索，内含两种细胞，即由原始生殖细胞分化来的精原细胞和由初级性索分化来的支持细胞。其末端断裂吻合成睾丸网。第8周时，表面上皮下方的间充质分化为一层较厚的致密结缔组织，即白膜。生精小管之间的间充质分化为睾丸的间质和间质细胞，后者分泌雄激素。生精小管的这种结构状态持续至青春期前（图24-8）。

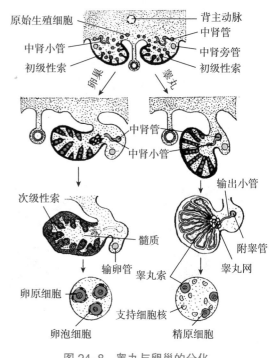

图24-8 睾丸与卵巢的分化

3. 卵巢的发生

原始生殖细胞含有XX染色体时，未分化性腺自然发育为卵巢。人胚第10周后，深入未分化性腺的初级性索退化，被基质和血管代替，成为卵巢髓质。此后，未分化性腺的表面上皮又一次向深层增殖形成新的细胞索，称次级性索或皮质索。皮质索继续增殖扩大并与上皮分离，构成卵巢的皮质。表面上皮下方的间充质形成白膜（图24-8）。

人胚第16周时，次级性索开始断裂，形成许多孤立的细胞团，其中央是一个由原始生殖细胞分化而来的卵原细胞，周围是一层由皮质索细胞分化而来的小而扁平的卵泡细胞，二者构成原始卵泡。出生时，卵巢内有100万～200万个原始卵泡，其中的卵原细胞已分化为初级卵母细胞，并停止在第一次成熟分裂的前期。初级卵母细胞不能自我复制，因此出生后卵巢内的初级卵母细胞不再增多。

4. 睾丸和卵巢的下降

生殖腺最初位于后腹壁的上部，随着体积的增大，逐渐突向腹腔，以系膜悬于腹腔。自生殖腺尾端到阴囊或大阴唇之间，有一条由中胚层形成的索状结构，称为引带。随着胚体逐渐长大，引带相对缩短，导致生殖腺下降。第3个月时，卵巢停留在骨盆缘下方，睾丸则继续下降，于胚胎第7～8个月时抵达阴囊。当睾丸下降通过腹股沟管时，腹膜沿腹股沟管向阴囊方向突出，形成一盲囊，称睾丸鞘突（图24-9）。鞘突包在睾丸的周围，并随同睾丸进入阴囊，形成鞘膜腔。睾丸降入阴囊后，腹膜腔与鞘膜腔之间的通道逐渐闭锁。若出生后3～5个月内睾丸仍未降至阴囊，即为隐睾症。促性腺激素和雄激素对睾丸下降有调节作用。

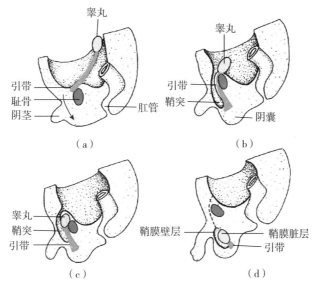

图 24-9 睾丸下降过程

（二）生殖管道的发生和演化

1. 未分化期

人胚第6周时，男女两性胚胎均具有两套生殖管道，一对中肾管和一对中肾旁管（Paramesonephric duct），又称 Müller 管。中肾旁管由体腔上皮先凹陷形成纵沟，然后沟缘闭合成管。其头端呈漏斗形，开口于腹腔；上段纵行于中肾管的外侧；中段弯曲向内，越过中肾管的腹侧；下段与对侧中肾旁管在中线合并；尾端为盲端，突入尿生殖窦的背侧壁，在窦腔内形成一小隆起，称窦结节（Sinus tubercle），又称 Müller 结节。

2. 男性生殖管道的分化

如果生殖腺分化为睾丸，则支持细胞产生中肾旁管抑制物质，又称抗中肾旁管激素，抑制中肾旁管的发育，使其退化；同时睾丸间质细胞分泌雄激素，促进中肾管发育，其头端增长弯曲成为附睾管，中段形成输精管，尾段形成射精管和精囊。中肾小管大多退化，与睾丸相邻的中肾小管发育为附睾的输出小管（图 24-10）。

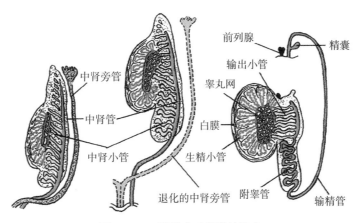

图 24-10 男性生殖管道的演变

3. 女性生殖管道的分化

如果生殖腺分化为卵巢，由于缺乏雄激素，中肾管退化。由于没有中肾旁管抑制物质的抑制作用，中肾旁管发育。其上段和中段演变成输卵管，左、右中肾旁管的下段在中线合并形成子宫及阴道穹隆部。窦结节增生形成阴道板，阴道板起初为实心结构，在胚胎第 5 个月时，演变成管状，形成阴道。其内端与子宫相通，外端与尿生殖窦之间有处女膜相隔（图 24-11、图 24-12）。

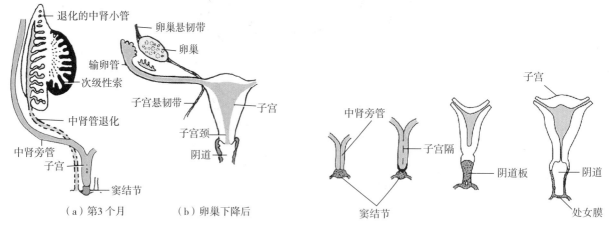

图 24-11　女性生殖管道的演变　　　　图 24-12　子宫和阴道的形成

当中肾管和中肾旁管变为成人结构器官时，其余部分可存留为残余结构。这些残余结构除非它们发生病理变化，否则是难见的。胚胎泌尿、生殖系统结构在成体的衍生器官与残余结构见表 24-1。

表 24-1　胚胎泌尿、生殖系统结构在成体的衍生器官与残余结构

男性	胚胎期结构	女性
睾丸	未分化生殖腺	卵巢
曲细精管	皮质	卵泡
睾丸网	髓质	髓质
		卵巢网
睾丸引带	引带	卵巢韧带
		子宫圆韧带
输出小管	中肾小管	卵巢冠
旁睾		卵巢旁体
附睾附件	中肾管	泡状附件
附睾管		卵巢冠的导管
输精管		Cartner 氏管
输尿管、肾盂、肾盏和集合管		输尿管、肾盂、肾盏和集合管
射精管和精囊腺	中肾旁管	Morgani 氏水囊
		输卵管
		子宫
膀胱	尿生殖窦	膀胱
尿道（龟头部除外）		尿道
前列腺囊		阴道
前列腺		尿道和尿道旁腺
尿道球腺		前庭大腺

续表

男性	胚胎期结构	女性
精阜	窦结节（Muller 结节）	处女膜
阴茎	初阴	**阴蒂**
阴茎龟头		**阴蒂龟头**
阴茎海绵体		**阴蒂海绵体**
尿道海绵体		**前庭球**
阴茎的腹侧（下）面	尿生殖褶	**小阴唇**
阴囊	阴唇阴囊隆突	**大阴唇**

注：黑体字表示其在成体的功能性衍生器官。

（三）外生殖器的发生

1. 未分化期

第 3 周时，来自原条的间充质细胞增殖迁移至泄殖腔膜周围，形成头尾走向的两条弧形皱褶，称泄殖腔褶（Urogenital fold）。第 6 周时，伴随泄殖腔和泄殖腔膜的分隔，泄殖腔褶被分隔为腹侧较大的尿生殖褶和背侧较小的肛褶。尿生殖褶之间的凹陷为尿生殖沟，沟底为尿生殖窦膜，约于第 9 周破裂。尿生殖褶的头端靠拢，增殖隆起为生殖结节（Genital tubercle）。与此同时，左、右尿生殖褶外侧的间充质增生，形成一对大的纵行隆起，称阴唇阴囊隆起（Labioscrotal swelling）。胚胎第 9 周前，外生殖器不能分辨男、女性别，第 12 周以后，外生殖器才可分辨性别。

2. 男性外生殖器的分化

在睾丸产生的雄激素的作用下，生殖结节伸长形成阴茎；两侧尿生殖褶随生殖结节伸长向前生长，并在中线愈合，形成尿道海绵体部。两侧阴唇阴囊隆起相互靠拢并在中线愈合形成阴囊（图 24-13）。

3. 女性外生殖器的分化

因无雄激素的作用，外生殖器便分化为女性。生殖结节略增大，形成阴蒂。两侧的尿生殖褶不合并，形成小阴唇。两侧阴唇阴囊隆起形成大阴唇，并在阴蒂前方愈合，形成阴阜，后方愈合形成阴唇后联合；尿道沟扩展，并与尿生殖窦下段共同形成阴道前庭（图 24-13）。

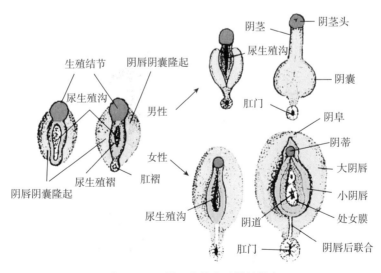

图 24-13 男、女外生殖器的发育

（四）生殖系统的先天性畸形

（1）隐睾（CryPtorchidism）：睾丸未降入阴囊，称隐睾。未降的睾丸多停在腹腔内或腹股沟管等处。隐睾可发生在一侧或双侧，双侧隐睾由于腹腔内温度高于阴囊，生精细胞不能发育成熟，可造成男性不育。据统计，约有 30% 的早产儿及 3% 的新生儿有此畸形，多数患儿的睾丸在 1 岁左右降入阴囊（图 24-14）。

（2）先天性腹股沟疝（Congenital inguinal hernia）：先天性腹股沟疝多见于男性。如腹腔与睾丸鞘间的通道没有闭合，当腹压增大时，部分小肠可突入睾丸鞘膜腔，形成腹股沟疝（图 24-14）。

（3）子宫畸形（Uterine malformation）：多由左、右中肾旁管的下段合并异常所致，常形成以下畸形：①双子宫，左、右中肾旁管的下段完全未合并，形成了完全分开的两个子宫，双子宫常伴有双阴道。②双角子宫，左、右中肾旁管的下段部分合并，致使子宫呈分叉状，形成双角子宫。③中隔子宫，由于两中肾旁管的下段合并时，合并的管壁未消失，形成子宫中隔（图 24-14）。

（4）阴道闭锁（Vaginal atresia）：阴道闭锁是由窦结节未形成阴道板，或阴道板未能形成管道所致。有的是处女膜无孔，外观见不到阴道，称处女膜闭锁。

（5）两性畸形（Hermaphroditism）：两性畸形又称"两性同体"，亦称半阴阳，是由性分化异常导致的性别畸形，患者外生殖器的形态介于男女两性之间，不易辨别。两性畸形可分为两大类：

1）真两性畸形：真两性畸形极为少见，患者体内同时具有卵巢和睾丸，其体细胞染色体核型为 46，XX 和 46，XY 嵌合体。患者的外生殖器的性别难以鉴别。

2）假两性畸形：假两性畸形的外生殖器介于男女性别之间，但生殖腺只有一种。如体内只有睾丸，染色体核型为 46，XY，由于雄激素产生不足，外生殖器介于两性之间，称男性假两性畸形。如体内只有卵巢，染色体核型为 46，XX，由于肾上腺皮质分泌过多雄激素，外生殖器介于两性之间，称女性假两性畸形。

（6）雄激素不敏感综合征（Testicular feminization syndrome）：雄激素不敏感综合征又称睾丸女性化综合征。患者体内有睾丸，染色体核型为 46，XY，能产生雄激素，但由于体细胞及中肾管细胞缺乏雄激素受体，其生殖管道和外生殖器均未能向男性方向分化。由于支持细胞产生的抗中肾旁管激素抑制了中肾旁管的发育分化，输卵管及子宫也不发育。因此，患者的外生殖器及第二性征均呈女性。

（7）尿道下裂（Hypospadias）：两侧尿生殖褶不能在正中愈合，致使阴茎腹侧面有尿道开口（图 24-14）。

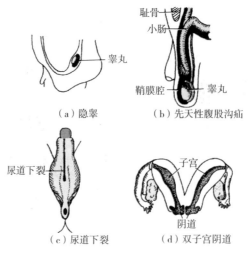

（a）隐睾　　（b）先天性腹股沟疝

（c）尿道下裂　　（d）双子宫阴道

图 24-14　生殖系统的先天性畸形

本章节理论联系具体临床案例

患儿，男性，3岁，自幼发现右侧阴囊空虚，患儿家属未在意，近日在医院就诊行阴囊彩超，彩超提示右侧腹股沟可见睾丸样回声，右侧阴囊未见睾丸，入院后在全麻下行右侧睾丸固定术，术中可见睾丸位于腹股沟管，距离外环约 3 cm，切断睾丸引带，游离精索，将睾丸固定于阴囊。

一般情况下，随着胎儿的生长发育，睾丸自腹膜后腰部开始下降，于胎儿后期降入阴囊，如果在下降过程中受到阻碍，就会形成隐睾。研究结果显示，发生隐睾的概率是 1% ~ 7%，其中单侧隐睾患者多于双侧隐睾患者，尤以右侧隐睾多见，隐睾有 25% 位于腹腔内，70% 停留在腹股沟，约 5% 停留于阴囊上方或其他部位。引起睾丸下降异常的因素很多，常见的有：

①将睾丸引入阴囊的睾丸引带异常或缺如，致使睾丸不能由原来的位置降至阴囊。

②先天性睾丸发育不全使睾丸对促性腺激素不敏感，失去了下降的动力。

③下丘脑产生的黄体生成素释放激素减少使脑垂体分泌的 LH 和 FSH 缺乏，亦可影响睾丸下降的动力作用。事实证明，由内分泌因素所致者多为双侧隐睾，由于其他因素引起者多为单侧隐睾，有时隐睾可合并有腹股沟斜疝。

本章小结

泌尿系统和生殖系统共同起源于早期胚胎的间介中胚层。人胚肾的发生可分为三个阶段：即前肾、中肾、后肾。前肾发育不完全，无功能，中肾发育良好，功能短暂，后肾成为永久性肾脏。后肾由两个来源发展而来：输尿管芽，产生输尿管、肾盂、肾盏和集合小管；生后肾原基，产生肾单位。起初肾脏位于骨盆，但它们逐渐"上升"到腹部。这种明显的迁移是由胎儿腰椎和骶骨区域不成比例的生长造成的。膀胱由泌尿生殖道窦及其周围的内脏间质发育而来。女性尿道与男性尿道几乎同源。

生殖系统的发育与泌尿系统密切相关。遗传性别是在受精时确定的，但是性腺直到第7周才开始获得性特征。原始生殖细胞在第4周在卵黄囊壁形成并迁移到发育中的性腺。在那里它们分化成卵原细胞或精原细胞。在不同的阶段，胚胎有可能发育成男性或女性。

在男性中，Y 染色体上的性别决定区域（SRY）被激活后产生特征性因子，它引发了男性的发育级联，即睾丸和男性生殖管的形成。女性 SRY 的缺失导致了卵巢和女性生殖管的形成。在 SRY 缺失和两条 X 染色体存在的情况下，卵巢发育，中肾管退化，中肾管发育成子宫和输卵管，阴道由泌尿生殖窦衍生的阴道板发育而来，无关的外生殖器发育为阴蒂和阴唇。

思考题

1.试述后肾的发生和演变，并阐明多囊肾形成的原因。

2.试述泄殖腔的分隔及演变。

3.谈谈泌尿生殖系统发生过程中的常见畸形及其成因。这些畸形的形成对机体的生理功能有何影响？

第二十五章 心血管系统的发生

📋 **思维导图**

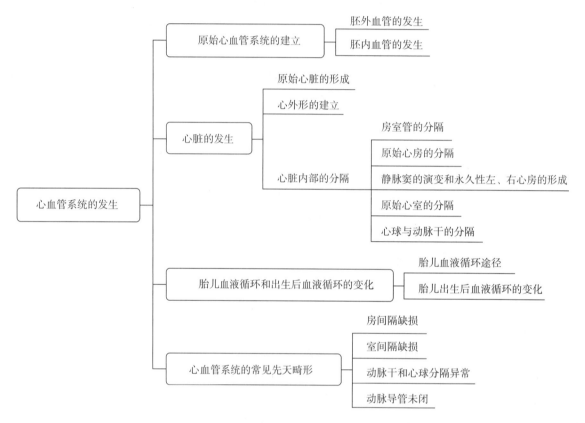

🔖 **学习目标**

1. 掌握：原始心血管系统的建立；原始心脏的形成和心脏外形的建立；心脏内部分隔和心血管系统先天畸形。

2. 熟悉：胎儿血液循环的特点及出生后血液循环变化。

3. 了解：弓动脉、卵黄静脉和脐静脉的演变。

思政入课堂

心血管系统是胚胎发育中最早建立并发挥功能的系统，出现在胚胎发育第3周，约在第3周末开始血液循环，这使胚胎在发育过程中能有效地获取营养和排出代谢废物，以适应胚胎在母体子宫内的生长需求。心血管系统主要由中胚层分化而来，首先形成原始心血管系统，在此基础上再经复杂的生长、合并、新生和萎缩等改建过程而逐渐完善，形成成体的心血管系统。

一、原始心血管系统的建立

1. 胚外血管的发生

人胚发育第 3 周，来自卵黄囊壁、体蒂和绒毛膜的胚外中胚层出现许多由间充质细胞分化形成的成血管细胞，成血管细胞聚集形成孤立分散的细胞索或团，称血岛（Blood island）。随后血岛内出现间隙，位于裂隙周边的细胞变扁分化为内皮细胞，内皮细胞围成内皮管，即原始血管。血岛中央的细胞变圆分化为造血干细胞。原始血管以出芽方式不断向外延伸，与相邻血岛形成的原始血管相互连通，逐渐在胚外中胚层形成原始血管网（图 25-1、图 25-2）。

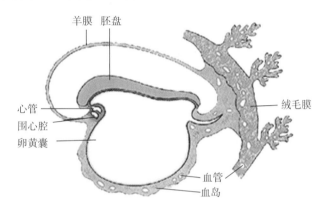

图 25-1　卵黄囊、体蒂和绒毛膜血岛及血管生成图

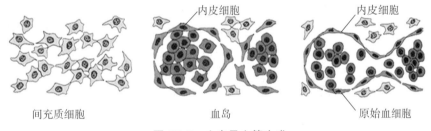

图 25-2　血岛及血管生成

2. 胚内血管的发生

人胚发育第 18 ~ 20 天，胚体内各处间充质出现许多裂隙，以同样的方式形成胚内内皮性血管网。

人胚发育第 3 周末，胚体内和胚体外的血管网在体蒂处连通，造血干细胞由胚外进入胚内，胚体原始心血管系统逐渐形成并开始血液循环（图 25-3）。最初形成的血管在结构上尚无法区分动脉和静脉，但可以根据它们将来的归属以及与发育中心脏的关系而命名为动脉和静脉。以后在内皮管周围的间充质分化为结缔组织和平滑肌细胞，逐渐形成中膜和外膜，并显示出动脉和静脉的结构。

原始心血管系统左右对称，由心管、动脉和静脉组成。

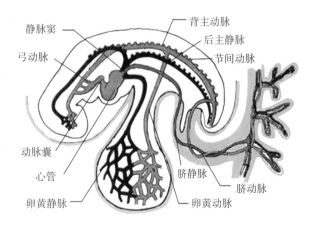

图 25-3　胚胎早期血液循环的建立

（1）心管：1对，位于前肠腹侧。人胚第4周时，左、右心管合并为1条，在发育过程中演变为原始心脏。

（2）动脉：腹主动脉（Abdominal aorta）1对，位于前肠腹侧，连于心管头端，左、右心管合并时，2条腹主动脉融合为动脉囊。背主动脉（Dorsal aorta）1对，位于原始消化管背侧。以后从咽至尾端的左右、背主动脉合并为1条并沿途发出数条分支营养胚体各部。其腹侧发出数对卵黄动脉（Vitelline artery）分布于卵黄囊；尿囊动脉（Allantoic artery）1对，以后演变为脐动脉；节间动脉若干对，分布于相应体节内；弓动脉（Aortic arch）6对，分布于相应鳃弓内，连接动脉囊和背主动脉。

（3）静脉：前主静脉（Anterior cardinal vein）和后主静脉（Posterior cardinal vein）各1对，分别位于胚体前、后部，各收集胚体上半身和下半身血液。左右两侧前、后主静脉汇合成左、右总主静脉（Common cardinal vein），分别开口于心管尾端静脉窦的左、右角。卵黄静脉（Vitelline vein）和脐静脉（Umbilical vein）各1对，由卵黄囊毛细血管和绒毛膜毛细血管汇合而成，均回流于静脉窦。

二、心脏的发生

心脏发生的部位是胚盘头端口咽膜前方的中胚层，此处称为生心区。其头侧的中胚层为原始横隔。

（一）原始心脏的形成

人胚发育第18～19天，生心区内出现腔隙，称为围心腔（Pericardiac coelom）。在围心腔腹侧，部分细胞聚集成一对前后纵行、左右并列的长条状细胞索，称生心索（Cardiogenic cord）（图25-4）。生心索内逐渐出现腔隙，间充质细胞群变扁围绕腔隙四周，生心索演变为管壁很薄的左、右两条纵行的内皮管道，称为心管（Cardiac tube）。最初，心管位于胚体的头端，随着头褶的出现，原来位于口咽膜头侧的心管和围心腔转位约180°，转到了咽的腹侧。原来在围心腔腹侧的心管则转至围心腔的背侧（图25-5）。

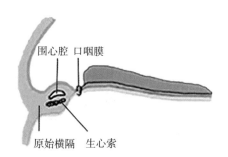

图 25-4　生心区早期演变示意图

由于胚体侧褶的发生，左、右各一并行的心管逐渐向腹侧中线靠拢，在人胚发育第22天形成从头端向尾端融合的一条心管。同时，围心腔向心管背侧扩展，致使心管与前肠之间的间充质变窄，在心管的背侧形成了心背系膜（Dorsal mesocardium），将心管悬于围心腔的背侧壁（图25-6）。随着发育，心背系膜仅在心管的头、尾端存留，中部退化消失，形成一个左右交通的孔道，即心包横窦。以后，围心腔发育为心包腔。当心管合并入心包腔时，心管周围的间充质逐渐密集，形成心肌外套层（Myoepicardial mantle），之后发育为心肌膜和心外膜。内皮和心肌外套层之间的胶样结缔组织，称心胶质（Cardiac jelly），将来分化为心内膜下层和内皮下层，参与组成心内膜。

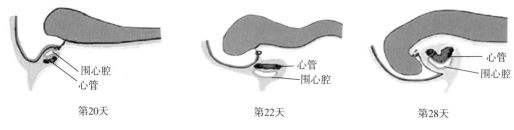

第20天　　　　　　　　第22天　　　　　　　　第28天

图 25-5　心管和围心腔位置示意图

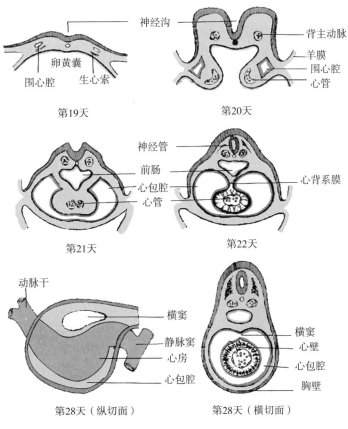

图 25-6 原始心脏发生示意图

（二）心外形的建立

心管的头端与弓动脉相连，尾端与静脉相连，两端固定在心包上。起初，心管在围心腔内呈直管状。随着胚体发育，心管各段因生长速度不同，首先出现三个膨大部分，由头端向尾端依次称为心球（Bulbus cordis）、心室和心房。以后在心房的尾端静脉又出现一个膨大，称为静脉窦（Sinus venosus）。心房和静脉窦早期位于原始横隔内。静脉窦分为左、右两角。左、右总主静脉，脐静脉和卵黄静脉分别通入两角。心球的上部细长，称为动脉干（Truncus arteriosus）。心球的头段连接于动脉干，借动脉囊与弓动脉的起始部相连。

在心管发生过程中，由于其两端固定在心包上，而游离部（心球和心室部）的生长速度又较心管其余部分生长速度快，且心包腔生长速度较慢，因而心球和心室形成"U"形弯曲，称为球室袢（Bulboventricular loop），凸向胚体右、前和尾侧。不久，心房渐渐离开原始横隔，逐渐移至心室头端背侧，并稍偏左。继之，静脉窦也从原始横隔内游离出来，位于心房的背面尾侧。此时，心外形呈"S"形弯曲，心房由于受腹侧的心球和背侧的食管限制，向左右方向扩展膨出于心球的两侧。随着心房扩大，心房与心室之间的缩窄加深，称为房室沟，心房与心室之间有一狭窄管道，称房室管（Atrioventricular canal）。心球近侧段膨大随后并入心室，成为原始右心室。原来的心室成为原始左心室。左、右心室之间的表面出现一道纵沟，称室间沟。此时，心脏已具成体心脏的外形，但内部仍未完全分割（图 25-7）。

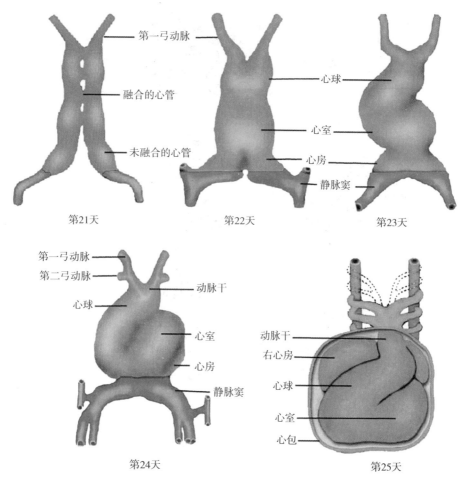

第21天 第22天 第23天

第一弓动脉
融合的心管
未融合的心管

心球
心室
心房
静脉窦

第一弓动脉
第二弓动脉
心球
动脉干
心室
心房
静脉窦

动脉干
右心房
心球
心室
心包

第24天 第25天

图 25-7 心脏外形的建立

（三）心脏内部的分隔

心脏内部的分隔于各部位同时进行，始于人胚发育的第4周，第8周末主要的分隔已基本完成。

1. 房室管的分隔

心房与心室之间原以狭窄的房室管相通，人胚第4周，房室管背侧壁和腹侧壁正中的心内膜组织增生，各形成一个隆起，分别称为背侧和腹侧心内膜垫（Endocardial cushion）。两者对向生长，至第6周时互相融合，将房室管分隔为左、右房室管。围绕房室管的间充质局部增生并向腔内隆起，逐渐形成房室瓣，右侧为三尖瓣，左侧为二尖瓣。心内膜垫不仅参与房室管的分隔，还参与心房和心室的分隔（图 25-8）。

2. 原始心房的分隔

心内膜垫发生的同时，原始心房顶部背侧壁的中央出现一个薄的半月形隔膜，称为第一房间隔或原发隔（Septum primum）。此隔沿心房侧壁向心内膜垫方向生长，在其下缘和心内膜垫之间暂时留有一孔，称为第一房间孔或原发孔（Foramen primum）。此后，心内膜垫组织向上凸起并与第一房

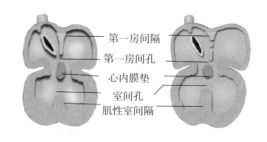

第一房间隔
第一房间孔
心内膜垫
室间孔
肌性室间隔

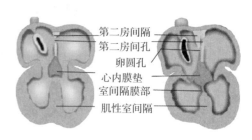

第二房间隔
第二房间孔
卵圆孔
心内膜垫
室间隔膜部
肌性室间隔

图 25-8 房室管、心房和心室的分隔

间隔下缘融合，第一房间孔封闭。在第一房间孔消失前，第一房隔的上部中央变薄并出现多个小孔，小孔继而融合形成一个大孔，称为第二房间孔或继发孔（Foramen secundum）。此时，原始心房被分隔为左、右心房，两房以第二房间孔相交通。

第5周末，在第一房间隔的右侧，从心房顶端腹侧壁又长出一个较厚的半月形隔，称为第二房间隔或继发隔（Septum secundum）。此隔逐渐向心内膜垫生长，并覆盖第二房间孔。第二房间隔下缘呈弧形，当其下缘与心内膜垫接触时，下方留有一个卵圆形的孔，为卵圆孔（Foramen ovale）。卵圆孔位置较第二房间孔稍低，两孔交错排列。薄而软的第一房间隔在左侧下方覆盖卵圆孔，相当于卵圆孔瓣（Valve of foramen ovale）。出生前，右心房的压力大于左心房，从下腔静脉进入右心房的血液可推开卵圆孔瓣流入左心房，左心房的血液由于卵圆孔瓣的存在不能流入右心房。出生后，肺循环开始，左心房压力增大，致使第一房间隔紧贴第二房间隔并逐渐愈合，形成一个完整的房间隔，卵圆孔关闭形成卵圆窝，左、右心房完全分隔（图25-8）。

3. 静脉窦的演变和永久性左、右心房的形成

静脉窦最初位于原始心房尾端背面，开口于心房背侧壁中央，其左、右两个角是对称的，分别与同侧的总主静脉、脐静脉和卵黄静脉通连。静脉窦在发育中受以下两个因素的影响，一是肝的发生使卵黄静脉和脐静脉的大部分被吸收、退化改建成下腔静脉的头段，汇入静脉窦右角；二是头臂静脉的形成使右前主静脉尾段和右总主静脉共同形成的上腔静脉也汇入静脉窦右角，这样使静脉窦右角的回流血量大大增加，右角因此逐渐变大，而左角因血液回流量的大大减少则渐萎缩变小，其远侧段成为左心房斜静脉的根部，近侧段成为冠状窦，从而导致静脉窦向原始心房的开口窦房孔（Sinuatrial orifice）移向右侧（图25-9）。

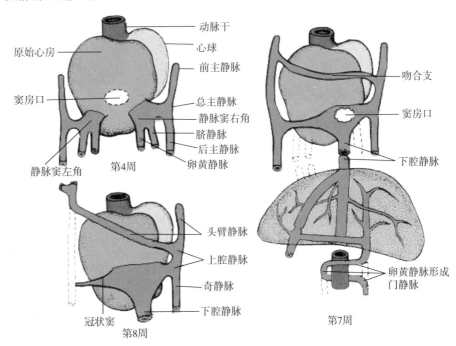

图 25-9　静脉窦及其相连静脉的演变

胚胎发育第7～8周，原始右心房扩展很快，以致静脉窦右角被吸收并入右心房，成为永久性右心房的光滑部，原始右心房则成为右心耳。原始左心房最初只有单独一条肺静脉在第一房间隔的左侧通入，此静脉分出左、右属支，各支再分为两支。当原始左心房扩展时，肺静脉根部及其左、右属支逐渐并入左心房，结果有4条肺静脉直接开口于左心房，参与形成永久性左心房的光滑部，原始左心房则成为左心耳。

4. 原始心室的分隔

胚胎发育第4周末，心室底壁近心尖处组织向心内膜垫方向凸起，形成一个较厚的半月形肌性隔膜，称为室间隔肌部（Muscular part of interventricular septum）（图25-8），此隔不断向心内膜垫方向生长，在其上缘与心内膜垫之间留有一孔，称为室间孔（Interventricular foramen），此时左、右心室相通。

第7周末，由于心球内部形成左、右心球嵴，球嵴对向生长融合，并向下延伸，分别与室间隔肌部的前后缘融合，关闭了室间孔上部的大部分；此时心内膜垫也向室间孔延伸，分别和左、右心球嵴，肌性室间隔游离缘融合，至此形成室间隔膜部（Membranous part of interventricular septum），封闭了室间孔。室间孔封闭后，肺动脉干与右心室相通，主动脉与左心室相通。

5. 心球与动脉干的分隔

胚胎发育第5周，心球和动脉干的内膜组织局部增生，形成一对螺旋状纵嵴，位于心球内称为心球嵴，位于动脉干内称为动脉干嵴。以后心球嵴和动脉干嵴对向生长，在中线融合成一螺旋形隔膜，称主动脉肺动脉隔（Aortico pulmonary septum）（图25-10），此隔将心球和动脉干分隔成相互缠绕的主动脉和肺动脉。主动脉和肺动脉起始处的内膜组织向腔内增生，各形成三个薄片状隆起，逐渐演变为半月瓣。

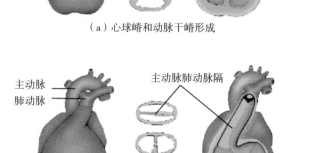

（a）心球嵴和动脉干嵴形成

（b）主动脉肺动脉隔形成

图 25-10 动脉干和心球分隔

三、胎儿血液循环和出生后血液循环的变化

（一）胎儿血液循环途径

脐静脉血富含从母体获得的氧和营养物质，在胎儿体内脐静脉血经脐流入肝脏后，大部分血液经静脉导管直接注入下腔静脉，少部分血液流经肝血窦后再入下腔静脉。下腔静脉还收集下肢、盆腔和腹腔器官的静脉血。经下腔静脉送入右心房的含氧和营养物质相对较多的混合血，大部分经正对下腔静脉入口的卵圆孔流至左心房，小部分与来自上腔静脉的血液混合，注入右心室；右心室收缩，血液进入肺动脉干。由于胚胎时期肺尚未执行呼吸功能，肺动脉内血液仅有小部分进入肺，90%以上的血液经动脉导管注入降主动脉。

左心房一方面接纳大量来自右心室经卵圆孔注入的血液，另一方面接纳来自肺静脉的血液，二者混合后注入左心室。左心室的血液大部分经主动脉弓及其三大分支供应到头、颈和上肢，以适应胎儿发育所需的氧和营养；小部分血液流入降主动脉。降主动脉内的血液部分经分支分布到盆腔、腹腔器官和下肢；部分经脐动脉回流入胎盘，在胎盘内和母体血液进行气体和物质交换后，再由脐静脉送往胎儿体内（图25-11）。

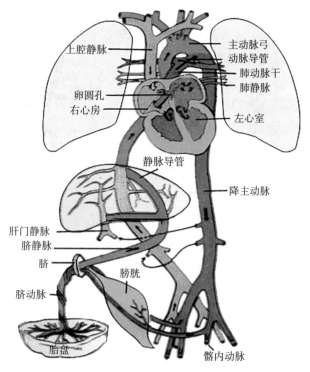

图 25-11 胎儿血液循环示意图

（二）胎儿出生后血液循环的变化

胎儿出生后，胎盘血液循环中断，新生儿肺开始呼吸，血液循环发生了一系列改变，主要变化如下：

（1）脐静脉闭锁形成肝圆韧带，脐动脉大部分闭锁成为脐外侧韧带，近侧段保留为膀胱上动脉，肝静脉导管随着脐静脉的闭锁成为静脉韧带，动脉导管由于肺动脉血不再向主动脉分流而关闭，形成动脉韧带。

（2）卵圆孔闭锁，胎儿出生后，肺开始呼吸，大量血液经肺静脉回流入左心房，左心房压力增高；同时由于下腔静脉回流入右心房的血量减少，右心房内压力下降。至此，左心房压力高于右心房，第一房间隔紧贴第二房间隔使卵圆孔功能性关闭，胎儿出生后约1年，第一房间隔与第二房间隔完全融合，卵圆孔完全封闭形成卵圆窝。

四、心血管系统的常见先天畸形

由于心血管系统的发生较为复杂，故先天畸形的发生也较多见。

（一）房间隔缺损

房间隔缺损（Atrial septal defect）是最常见的先天性心脏畸形，多见于卵圆孔未闭（Patent foramen ovale），可因下列原因产生：卵圆孔瓣上有穿孔；第一房间隔在形成第二房间孔时过度吸收，导致卵圆孔瓣过小，不能完全遮盖卵圆孔；第二房间隔发育不全，导致卵圆孔过大，卵圆孔瓣不能完全关闭卵圆孔；心内膜垫发育不全，第一房间隔不能与其融合，也可造成房间隔缺损。

（二）室间隔缺损

室间隔缺损（Ventricular septal defect）的发病率仅次于房间隔缺损，有室间隔膜部缺损和室间隔肌部缺损两种情况，以室间隔膜部缺损较为常见。通常是由于心内膜垫或心球嵴发育不良，在室间隔膜部形成时不能与室间隔肌部融合所致。室间隔肌部缺损较少见，是由于室间隔肌部形成时被过度吸收所致，可出现在室间隔肌部的各个部位，呈单发性或多发性。

（三）动脉干和心球分隔异常

1. 主动脉和肺动脉错位

表现为主动脉从右心室发出，肺动脉干则从左心室发出，主动脉位于肺动脉干的前面，常伴有室间隔缺损或动脉导管未闭。发生原因是动脉干和心球分隔时，主动脉肺动脉隔不呈螺旋状走行，而是直行，导致主动脉和肺动脉干错位（图25-12）。

2. 主动脉狭窄或肺动脉狭窄

由于主动脉肺动脉隔偏位，动脉干和心球分隔不均等，造成一侧动脉粗大，另一侧动脉狭小，即主动脉或肺动脉狭窄。偏位的主动脉肺动脉隔常不能与室间隔融合，导致室间隔缺损。

3. 法洛四联症

法洛四联症（Tetralogy of Fallot）包括肺动脉狭窄、主动脉骑跨、室间隔膜部缺损和右心室肥大（图25-13）。发生的主要原因是主动脉肺动脉隔分隔时偏于肺动脉一侧，致使肺动脉狭窄并伴有室间隔缺损，粗大的主动脉向右侧偏移，骑跨在室间隔缺损处。肺动脉狭窄造成右心室排血阻力增高，引起右心室代偿性肥大。

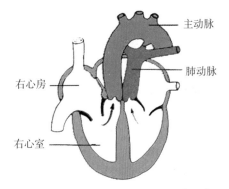

图 25-12　主动脉和肺动脉分隔异常示意图

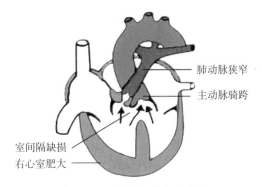

图 25-13　法洛四联症示意图

（四）动脉导管未闭

动脉导管未闭（Patent ductus arteriosus）多见于女性，致畸原因可能是出生后的动脉导管壁肌组织不能收缩，使肺动脉和主动脉保持相通。主动脉血液经动脉导管分流入肺动脉，肺循环血量增加，引起肺动脉高压、右心室肥大等，由此影响患儿的生长发育和活动。

本章节理论联系具体临床案例

患儿，男，2 岁 3 个月，因"哭闹后口唇发绀"就诊。患儿入院前 1 h 剧烈哭闹后出现口唇发绀、呼吸急促症状，家属安抚后无明显改善，送入急诊。出生 6 月龄前患儿无特殊病史，6 月龄后患儿有剧烈哭闹后口唇发紫加重，安抚后好转。平素活动量少，喜静不喜动，喜抱，偶尔有走路时反复下蹲。目前身高、体重均不及同龄儿。大小便正常。患儿第一胎，第一产，足月顺产，无窒息抢救史，出生体重 2.9 kg，母乳喂养。母孕期健康，无 X 线接触史及药物应用史。家族中无先天性心脏病史或其他遗传病史。体格检查：体温 36.2 ℃，血压 79/40 mmHg，体重 10.3 kg，身高 78 cm。口唇发绀，可见杵状指，四肢脉搏稍弱，对称。心前区饱满，心尖冲动位于第 4 肋间左乳线上，范围约 2 cm；心率 118 次 / 分。腹部平软，肝脏肋下 2.6 cm，质地软。脾未触及。双下肢无水肿。实验室检查结果如下。①心电图检查：窦性节律，右心房、右心室增大。电轴右偏，Ⅱ导联 P 波高尖，呈双峰，时限 =0.12 s。V_1 导联 QRS 波群呈 R 形，V5 导联 QRS 波群呈 RS 形；ST 段压低，V_3-V_5 导联 T 波倒置。②胸部 X 线检查：右心房、右心室大。心胸比例 0.65，心影呈"靴型"心，心尖钝圆、上翘；肺动脉端内凹，肺血少。③超声心动图检查：心脏位置正常。右心房、右心室增大，右室壁肥厚。主动脉增宽，骑跨于室间隔上。左、右冠状动脉开口可见，肺动脉瓣及瓣下狭窄，瓣环 0.66 cm，总干内径 1.30 cm，流速 2.4 m/s。左肺动脉开口 0.83 cm，内径 0.98 cm；右肺动脉开口 10.79 cm，内径 0.84 cm。房间隔完整。室间隔缺损，对位不良型，双向分流。左位主动脉弓。根据患儿情况及检查结果，请做出诊断并总结该病例常见病理改变。

初步诊断：

先天性心脏病，法洛四联症。病理改变：肺动脉狭窄、主动脉骑跨、室间隔缺损和右心室肥厚。

本章小结

心血管系统是胚胎最早形成的系统，由胚外的血岛和胚体内间充质形成。胚胎期血管的形成包括胚外血管的发生和胚内血管的发生两种方式，最初形成内皮管网，然后由内皮管发育为动脉、静脉和毛细血管。心脏来源于生心区，此区分化为一对心管和围心腔。由于心管不均等生长（形成心球、心室、心房和静脉窦膨大），以及心管头尾固定，其生长速度快于围心腔，致使心管卷曲，形成近似成体心脏外形，但内部的分隔尚不完全。

心脏内部的分隔同时进行，包括房室管的分隔、心房的分隔、心室的分隔、心球和动脉干的分隔。①房室管：由背、腹心内膜垫融合，分隔为左、右房室管。②心房：心房分隔经历"二隔三孔"，相继形成第一房间隔、第一房间孔、第二房间孔、第二房间隔和卵圆孔。③心室：源于室间隔肌部和室间隔膜部。④心球和动脉干：心球、动脉干嵴对生、融合，呈螺旋状走行，分隔为彼此缠绕的主动脉和肺动脉干。⑤静脉窦左角退化，形成冠状窦和左心房斜静脉根部；右角扩大被吸收，形成永久右心房固有部；肺静脉参与形成永久左心房固有部。

胎儿血液循环有脐动脉、脐静脉、静脉导管、动脉导管和卵圆孔 5 个特有结构。出生后分别形成脐外侧韧带、肝圆韧带、静脉韧带、动脉韧带和卵圆窝。

心血管系统的发育非常复杂，任何一个环节出现障碍，都可能引起发育异常或先天畸形，相关畸形包括房间隔缺损、室间隔缺损、动脉干和心球分隔异常、法洛四联症和动脉导管未闭。

思考题

1. 简述心脏的一般发生过程及相关畸形。
2. 试述胎儿出生前后的血液循环差异。

第二十六章　神经系统的发生

📖 **思维导图**

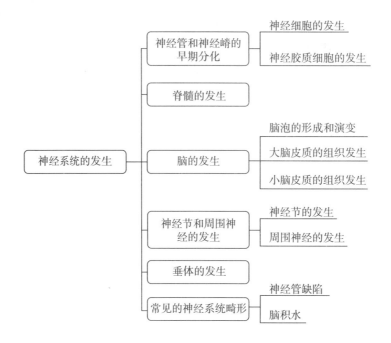

⚓ **学习目标**

1. 熟悉：神经管和神经嵴的早期分化。
2. 掌握：脊髓的发生；脑的发生。
3. 了解：神经节和周围神经的发生；垂体的发生；常见的神经系统畸形。

思政入课堂

一、神经管和神经嵴的早期分化

人胚第 3 周，脊索及轴旁间充质诱导背侧中线外胚层增厚形成神经板。随着脊索的延长，神经板也逐渐长大并形成神经沟。在相当于枕部体节的平面上，神经沟首先愈合成管，愈合过程向头、尾两端进展，第 27 天左右完整的神经管形成。在由神经沟愈合为神经管的过程中，神经沟边缘与表面外胚层相延续的一部分神经外胚层细胞游离出来，形成左、右两条与神经管平行的细胞索，位于表面外胚层的下方，神经管的背外侧，称神经嵴（Neural crest）。

神经管形成后，管壁由单层柱状上皮变为假复层柱状上皮，上皮的基膜较厚，称外界膜（External limiting membrane）。神经上皮细胞不断分裂增殖，部分细胞迁至神经上皮的外周，相继分化为成神经细胞（Neuroblast）和成神经胶质细胞（Glioblast），在神经上皮的外周由成神经细胞和成胶质细胞构成一层新细胞层，称套层（Mantle layer）。原来的神经上皮停止分化，变成一层立方形矮柱状细胞，称室管膜层（Ependymal layer）。套层的成神经细胞起初为圆球形，很快长出突起，突起逐渐增长并伸至套层外周，形成一层新的结构，称边缘层（Marginal layer）（图 26-1）。随着成神经细胞的分化，套层中的成胶质细胞也分化为星形胶质细胞和少突胶质细胞，并有部分细胞进入边缘层。

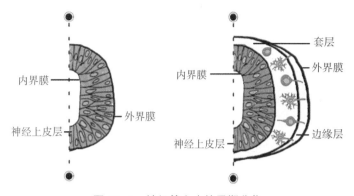

图 26-1　神经管上皮的早期分化

（一）神经细胞的发生

成神经细胞属于分裂后细胞，一般不再分裂增殖，起初为无突起的圆形细胞，称无极成神经细胞（Apolar neuroblast）。随后无极成神经细胞发生两个突起，成为双极成神经细胞（Bipolar neuroblast）。双极成神经细胞朝向神经管腔一侧的突起退化消失，成为单极成神经细胞（Unipolar neuroblast）；伸向边缘层的一个突起迅速增长，形成原始轴突。单极成神经细胞内侧端又形成若干短突起，为原始树突，称为多极成神经细胞（Multipolar neuroblast）（图 26-2）。多极成神经细胞进一步生长发育，分化为各种神经细胞（又称神经元，Neuron）。

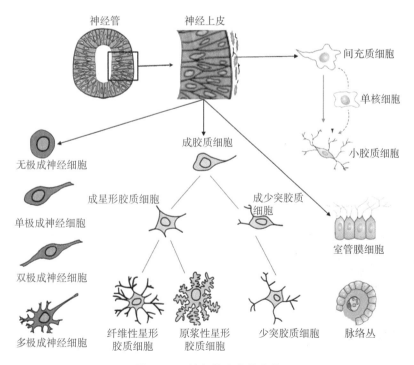

图 26-2　神经管上皮的分化

在神经元的发生过程中，最初产生的神经细胞的数目远比最终分化存留的数目多。神经元的存活与其靶细胞或靶组织密切相关，未能与靶细胞或靶组织建立连接或处于异常部位的神经元会在一定时间死亡。神经细胞的存活及其突起的发生主要受靶细胞和靶组织产生的神经营养因子的调控，如神经生长因子（Nerve growth factor，NGF）、成纤维细胞生长因子(Fibroblast growth factor，FGF)、表皮生长因子（Epidermal growth factor，EGF）、类胰岛素生长因子（Insulin-like growth factor，IGF）等。大量神经元的生理性死亡，与这些细胞不能获得靶细胞或靶组织释放的神经营养因子密切相关。

（二）神经胶质细胞的发生

胶质细胞的发生稍晚于神经细胞。成胶质细胞首先分化为各类胶质细胞的前体细胞，即成星形胶质细胞（Astroblast）和成少突胶质细胞（Oligodendroblast）。然后，成星形胶质细胞分化为原浆性和纤维性星形胶质细胞，成少突胶质细胞分化为少突胶质细胞。对于小胶质细胞的起源问题，至今尚有争议，有学者认为这种胶质细胞来源于神经管周围的间充质细胞，更多人认为其来源于血液中的单核细胞（图 26-2）。神经胶质细胞始终保持分裂增殖能力。

二、脊髓的发生

（一）脊髓的形态发生

神经管的下段分化为脊髓。在发育过程中，脊髓基本上保持神经管的三层结构，套层分化为脊髓的灰质，边缘层分化为白质，室管膜层分化为室管膜，其管腔演化为脊髓中央管。神经管的两侧壁由于套层中成神经细胞和成胶质细胞的增生而迅速增厚，腹侧部增厚形成左、右两个基板（Basal plate），背侧部增厚形成左、右两个翼板（Alar plate）。由于基板和翼板的增厚，在两板之间的神经管内表面出现了左、右两条纵沟，称界沟（Sulcus limitans）；神经管的顶壁和底壁则变薄、变窄，分别形成顶板（Roof plate）和底板（Floor plate）（图 26-3）。

由于成神经细胞和成胶质细胞的增多，左、右两基板向腹侧突出，致使在两者之间形成了一条纵行的深沟，位居脊髓的腹侧正中，称前正中裂；左、右两翼板增大，主要是向内侧推移并在中线愈合，致使神经管的背侧份消失，左、右两翼板在中线的愈合处形成一隔膜，称后正中隔。基板形成脊髓灰质的前角（或前柱），其中的成神经细胞分化为躯体运动神经元；翼板形成脊髓灰质的后角（或后柱），其中的神经细胞分化为中间神经元。若干成神经细胞聚集于基板和翼板之间，形成脊髓侧角（或侧柱），其内的成神经细胞分化为内脏运动神经元；边缘层分化为脊髓白质（图 26-3）。至此，神经管的尾端分化成脊髓，神经管周围的间充质分化成脊膜。

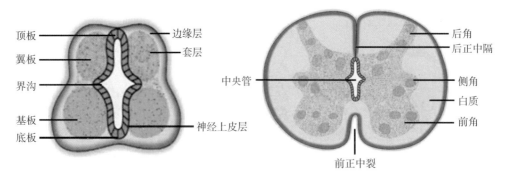

图 26-3　脊髓的形态发生

（二）脊髓位置的改变

胚胎第 3 个月之前，脊髓与脊柱等长，其下端可达脊柱的尾骨。第 3 个月后，由于脊柱增长比脊髓快，脊柱逐渐超越脊髓向尾端延伸，脊髓的位置相对上移。至出生前，脊髓下端与第 3 腰椎平齐，仅以终丝与尾骨相连。由于节段分布的脊神经均在胚胎早期形成，并从相应节段的椎间孔穿出，当脊髓位置相对上移后，脊髓颈段以下的脊神经根便越来越斜向尾侧，至腰、骶和尾段的脊神经根则在椎管内垂直下行，与终丝共同组成马尾（图 26-4）。

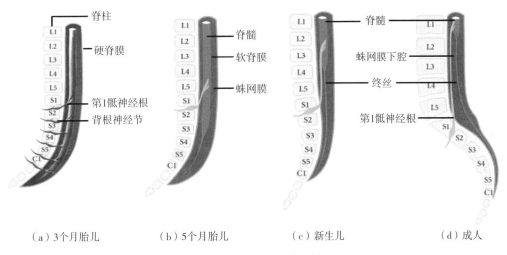

（a）3个月胎儿　　　（b）5个月胎儿　　　（c）新生儿　　　　　　（d）成人

图 26-4　脊髓发育与脊柱的关系

三、脑的发生

脑由神经管头段发育而成。

（一）脑泡的形成和演变

胚胎第 4 周末，神经管头段形成三个膨大，即脑泡（Brain vesicle），由前向后分别为前脑泡、中脑泡和菱脑泡。至第 5 周时，前脑泡的头端向两侧膨大，形成左、右两个端脑（Telencephalon），以后演变为大脑两半球，而前脑泡的尾端则形成间脑。中脑泡变化不大，演变为中脑，菱脑泡演变为头侧的后脑（Metencephalon）和尾侧的末脑（Myelencephalon），后脑演变为脑桥和小脑，末脑演变为延髓（图 26-5）。

随着脑泡的形成和演变，神经管的管腔也演变为各部位的脑室。前脑泡的腔演变为左、右两个侧脑室和间脑中的第三脑室；中脑泡的腔很小，形成狭窄的中脑导水管；菱脑泡的腔演变为宽大的第四脑室（图 26-6）。

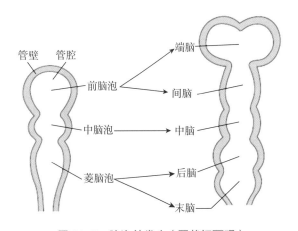

图 26-5　脑泡的发生（冠状切面观）

在脑泡的形成和演变过程中，同时出现了几个不同方向的弯曲。首先出现的是凸向背侧的颈曲（Cervical flexure）和头曲（Cephalic flexure）。前者位于脑与脊髓之间，后者位于中脑部，故又称中脑曲。之后，在脑桥和端脑处又出现了两个凸向腹侧的弯曲，分别称脑桥曲和端脑曲（图 26-6）。

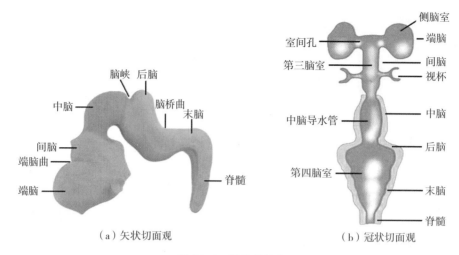

（a）矢状切面观　　　　　　　　　　（b）冠状切面观

图 26-6　脑泡的演变

脑壁的演化与脊髓相似，其侧壁上的神经上皮细胞增生并向侧面迁移，分化为成神经细胞和成胶质细胞，形成套层。由于套层的增厚，侧壁分成了翼板和基板。端脑和间脑的侧壁大部分形成翼板，基板甚小。端脑套层中的大部分都迁至外表面，形成大脑皮质；少部分细胞聚集成团，形成神经核。中脑、后脑和末脑中的套层细胞多聚集成细胞团或细胞柱，形成各种神经核。翼板中的神经核多为感觉中继核，基板中的神经核多为运动核（图 26-7）。

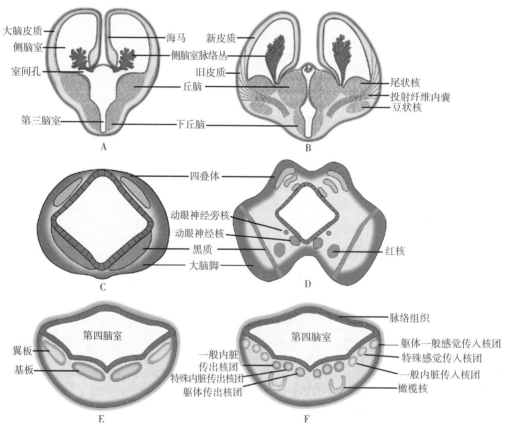

A、B. 间脑和端脑（冠状切面）；C、D. 中脑（横切面）；E、F. 末脑（横切面）
（A、C、E 为第 6~7 周胚，B、D、F 为第 10 周胚）

图 26-7　脑的各部分化

（二）大脑皮质的组织发生

大脑皮质由端脑套层的成神经细胞迁移和分化而成。大脑皮质的种系发生分三个阶段，最早出现的是原皮质，继之出现旧皮质，最晚出现的是新皮质。人类大脑皮质的发生过程重演了皮质的种系发生。海马和齿状回是最早出现的皮质结构，相当于种系发生中的原皮质（Archicortex），与嗅觉传导有关。胚胎第 7 周时，在纹状体的外侧，大量成神经细胞聚集并分化，形成梨状皮质（Pyriform cortex），相当于种系发生中的旧皮质（Paleocortex），也与嗅觉传导有关。旧皮质出现不久，神经上皮细胞分裂增殖，分批分期地迁至表层并分化为神经细胞，形成了新皮质（Neocortex），这是大脑皮质中出现最晚、面积最大的部分。由于成神经细胞分批分期地产生和迁移，因而皮质中的神经细胞呈层状排列。越早产生和迁移的细胞，其位置越深，越晚产生和迁移的细胞，其位置越表浅，即越靠近皮质表层。胎儿出生时，新皮质已形成 6 层结构。古皮质和旧皮质的分层无一定规律性，有的分层不明显，有的分为三层。

在大脑皮质内，随着神经元的不断发生，突触也随之形成。早在胚胎第 8 周，皮质内即已出现突触。突触的形成主要包括轴突生长的终止、树突和树突棘的发育、突触部位的选择和突触的形成等过程。

（三）小脑皮质的组织发生

小脑起源于后脑翼板背侧部的菱唇（Rhombic lip）。左、右两菱唇在中线融合，形成小脑板（Cerebellar plate），这就是小脑的始基。胚胎第 12 周时，小脑板的两外侧部膨大，形成小脑半球；板的中部变细，形成小脑蚓。之后，由一条横裂从小脑蚓分出了小结，从小脑半球分出了绒球（图 26-8）。由绒球和小结组成的绒球小结叶是小脑种系发生中最早出现的部分，故称原小脑（Archicerebellum），其仍然保持着与前庭系统的联系。

起初，小脑板由神经上皮、套层和边缘层组成。之后，神经上皮细胞增殖并通过套层迁至小脑板的外表面，形成了外颗粒层（External granular layer）。这层细胞仍然保持分裂增殖的能力，在小脑表面形成一个细胞增殖区，使小脑表面迅速扩大并产生皱褶，形成小脑叶片。至第 6 个月，外颗粒层细胞开始分化出不同的细胞类型，部分细胞向内迁移，分化为颗粒细胞，位于浦肯野细胞层深面，构成内颗粒层。套层的外层成神经细胞分化为浦肯野细胞和高尔基细胞，构成浦肯野细胞层；内层的成神经细胞则聚集成团，分化为小脑白质中的核团，如齿状核。外颗粒层大部分细胞向内迁移，这些细胞分化为篮状细胞和星形细胞，形成了小脑皮质的分子层，原来的内颗粒层则改称颗粒层（图 26-8）。

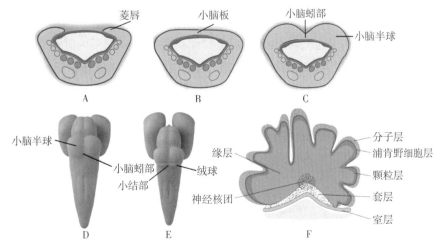

A、B、C.胚胎菱脑横切面示意图；D、E.胚胎小脑背面观示意图；F.胚胎期小脑皮质示意图

图 26-8　小脑的发生

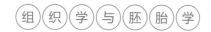

四、神经节和周围神经的发生

（一）神经节的发生

神经嵴分化为周围神经系统的神经节和神经胶质细胞、肾上腺髓质的嗜铬细胞、黑色素细胞、滤泡旁细胞、颈动脉体Ⅰ型细胞等（图26-9）。另外，神经嵴头段的部分细胞还可变为间充质细胞，并由此分化为头颈部的部分骨、软骨、肌肉及结缔组织。因此，这部分神经嵴组织又称为中外胚层（Mesoectoderm）。

神经节起源于神经嵴。神经嵴细胞向两侧迁移，分列于神经管的背外侧并聚集成细胞团，分化为脑神经节和脊神经节。这些神经节均属感觉神经节。神经嵴细胞首先分化为成神经细胞和卫星细胞，再由成神经细胞分化为感觉神经细胞。成神经细胞最先长出两个突起，成为双极神经元，由于细胞体各面的不均等生长，两个突起的起始部逐渐靠拢，最后合二为一，于是双极神经元变成假单极神经元。卫星细胞是一种神经胶质细胞，包绕在神经元胞体的周围。神经节周围的间充质分化为结缔组织的被膜，包绕整个神经节。

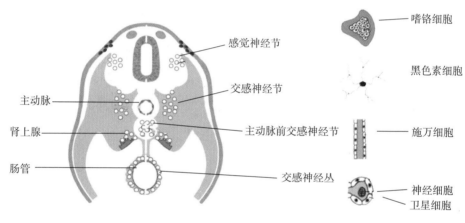

图26-9　神经嵴的分化

（二）周围神经的发生

周围神经由感觉神经纤维和运动神经纤维构成，神经纤维由神经细胞的突起和施万细胞构成。感觉神经纤维中的突起是感觉神经节细胞的周围突；躯体运动神经纤维中的突起是脑干及脊髓灰质前角运动神经元的轴突；内脏运动神经的节前纤维中的突起是脊髓灰质侧角和脑干内脏运动核中神经元的轴突，节后纤维的突起则是自主神经节内节细胞的轴突。施万细胞由神经嵴细胞分化而成，并与发生中的轴突或周围突同步增殖和迁移。施万细胞与突起相贴处凹陷，形成一条深沟，沟内包埋着轴突。当沟完全包绕轴突时，施万细胞与轴突间形成一扁系膜。在有髓神经纤维，此系膜不断增长并不断环绕轴突，于是在轴突外周形成了由多层细胞膜环绕而成的髓鞘。在无髓神经纤维，一个施万细胞与多条轴突相贴，并形成多条深沟包绕轴突，也形成扁平系膜，但系膜不环绕，故不形成髓鞘。

五、垂体的发生

垂体是由两个截然不同的原基共同发育而成的。腺垂体来自拉特克囊（Rathke pouch），神经垂体来自神经垂体芽（Neurohypophyseal bud）（图26-10）。

胚胎发育至第 3 周，口凹顶的外胚层上皮向背侧下陷，形成一囊状突起，称拉特克囊。稍后，间脑的底部神经外胚层向腹侧突出，形成一漏斗状突起，称神经垂体芽。拉特克囊和神经垂体芽逐渐增长并相互接近。至第 2 月末，拉特克囊的根部退化消失，其远端长大并与神经垂体芽相贴。之后，囊的前壁迅速增大，形成垂体前叶。从垂体前叶向上长出一结节状突起并包绕漏斗柄，形成垂体的结节部。囊的后壁生长缓慢，形成垂体的中间部。囊腔大部消失，只残留一小的裂隙。神经垂体芽的远端膨大，形成神经垂体；其起始部变细，形成漏斗柄。腺垂体中分化出多种腺细胞，神经垂体主要由神经纤维和神经胶质细胞构成。

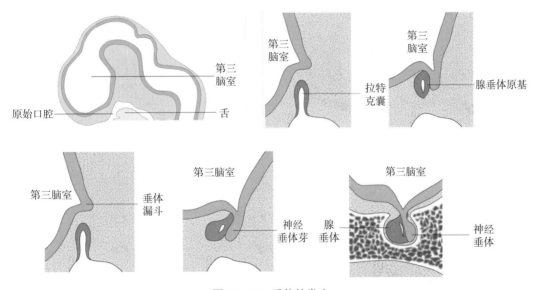

图 26-10　垂体的发生

六、常见的神经系统畸形

（一）神经管缺陷

神经管缺陷是由神经管闭合不全所引起的一类先天畸形，主要表现是脑和脊髓的异常，并常伴有颅骨和脊柱的异常。

正常情况下，胚胎第 4 周末神经管应完全闭合。如果失去了脊索的诱导作用或受到环境致畸因子的影响，神经沟就不能正常地闭合为神经管。如果头侧的神经沟未闭，就会形成无脑畸形（Anencephaly）；如果尾侧的神经沟未闭，就会形成脊髓裂（Myeloschisis）。无脑畸形常伴有颅顶骨发育不全，称露脑（Exencephaly）；脊髓裂常伴有相应节段的脊柱裂（Spina bifida）（图 26-11）。脊柱裂可发生于脊柱各段，最常见于腰骶部。脊柱裂的发生程度不同，轻者少数几个椎弓未在背侧中线愈合，留有一小的裂隙，脊髓、脊膜和神经根均正常，称隐性脊柱裂（Spina bifida occulta）。患者的局部皮肤表面常有一小撮毛发。多无任何症状。严重的脊柱裂可为大范围的椎弓未发育，伴有脊髓裂，表面皮肤裂开，神经组织暴露于外。中度的脊柱裂比较多见，在患处常形成一个大小不等的皮肤囊袋。如果囊袋中只有脊膜和脑脊液，称脊膜膨出（Meningocele）；如果囊中既有脊膜和脑脊液，又有脊髓和神经根，则称脊髓脊膜膨出（Meningomyelocele）。由于颅骨的发育不全，也可出现脑膜膨出和脑膜脑膨出（Meningoencephalocele），多发生于枕部，枕骨鳞未发生，缺口常与枕骨大孔相通连。如果脑室也随之膨出，称积水性脑膜脑膨出（Meningohydroencephalocele）（图 26-12）。

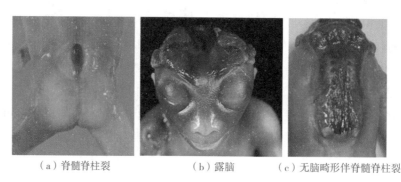

（a）脊髓脊柱裂　　　　　（b）露脑　　　　　（c）无脑畸形伴脊髓脊柱裂

图 26-11　神经系统的几种畸形

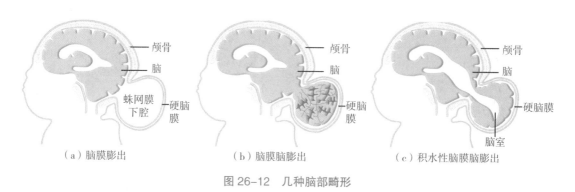

（a）脑膜膨出　　　　　（b）脑膜脑膨出　　　　　（c）积水性脑膜脑膨出

图 26-12　几种脑部畸形

（二）脑积水

脑积水（Hydrocephalus）是一种比较多见的先天畸形，多由脑室系统发育障碍、脑脊液生成和吸收失去平衡所致，以中脑导水管和室间孔狭窄或闭锁最常见。由于脑脊液不能正常流通循环，脑室中积满液体或在蛛网膜下腔中积存大量液体，前者称脑内脑积水（Internal hydrocephalus），后者称脑外脑积水（External hydrocephalus），其临床特征主要是颅脑增大，颅骨变薄，颅缝变宽。

🦴 本章节理论联系具体临床案例

患儿王某，男，新生儿，表现为背部正中一圆形或椭圆形膨出物，影像学诊断为脊髓脊膜膨出畸形，其发病机制是胚胎时期神经管闭合不全，属于神经管畸形。

神经管畸形的病因一般认为是多基因遗传和环境因素共同作用的结果。孕妈妈在怀孕时缺乏叶酸、因癫痫服用抗惊厥药物等可诱发神经管缺陷；对于有神经管缺陷家族史的患者，神经管缺陷发生率显著增加。神经管缺陷畸形的检查诊断包括超声检查、唐氏筛查或羊水穿刺、血清学筛查等。神经管畸形预防的最新理念是采取 3 级预防模式。①一级预防：主要探讨发生神经管畸形的危险因素，并采取有效的干预措施，防止神经管畸形发生；②二级预防：为一级预防的补充，针对已妊娠妇女采取有效的筛查手段，进行产前诊断，做到早发现、早诊治，以适时终止妊娠，减少神经管畸形胎儿出生；③三级预防：为被动预防措施，是指对已出生且能生存的神经管畸形患儿进行内外科治疗和康复训练，以达到减少病痛、延长生存期的目的。

📖 本章小结

神经系统起源于神经外胚层分化而来的神经管和神经嵴。神经管主要发育演变为脑、脊髓、神经垂体、松果体和视网膜。神经嵴分化演变为神经节、周围神经和肾上腺髓质。

神经管形成后，管壁由假复层柱状上皮构成，称为神经上皮。神经上皮的细胞持续分裂增殖，部分细胞向外迁移出管壁。管壁逐渐形成三层，自内向外依次为室管膜层、套层、边缘层。成神经细胞和成胶质细胞分别分化为神经元和神经胶质细胞。神经管的尾端演化为脊髓，围绕神经管的间充质分化为脊髓膜。神经管的头端分化为前脑泡、中脑泡和菱脑泡，三脑泡分别演化为脑的不同部分。神经管的腔演化为中枢神经系统的室管系统。神经嵴演化为脑神经节、脊神经节和自主神经节。腺垂体来自拉特克囊，神经垂体来自神经垂体芽。

神经系统发育畸形可见于任何胚胎发育阶段。畸形主要源于神经管闭合不全和脑脊液循环障碍两种。

思考题

1. 简述神经管的发生和早期分化。
2. 简述大脑皮质的组织发生。
3. 简述脊髓的组织发生。
4. 简述垂体的发生。

第二十七章 眼和耳的发生

思维导图

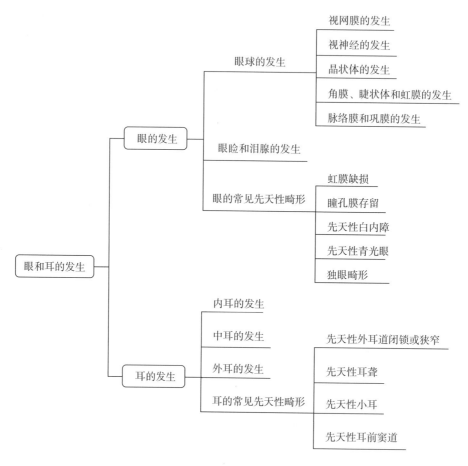

学习目标

1. 掌握：视杯和视泡的形成；视网膜、视神经、晶状体的发生；外耳、中耳和内耳的发生。
2. 熟悉：角膜、睫状体、虹膜、脉络膜和巩膜的发生；眼睑和泪腺的发生。
3. 了解：先天性眼耳畸形。

一、眼的发生

眼的发生开始于胚胎第4周，其原基为神经管前端形成的视泡和视柄，分别形成视网膜和视神经。围绕视泡周围的间充质和表面外胚层则形成眼球的其他结构及眼的附属器。

思政入课堂

（一）眼球的发生

人胚胎第 3 周，神经管前端尚未闭合前，其两侧发生一对视沟（Optic groove）。第 4 周，当神经管前端闭合成前脑时，视沟向外膨出形成左、右一对视泡（Optic vesicle）。视泡腔与脑室相通，视泡远端膨大，贴近表面外胚层，并内陷形成双层杯状结构，称视杯（Optic cup），分为内、外两层（图 27-1）。视泡近端变细，称视柄（Optic stalk），与前脑分化成的间脑相连。与此同时，表面外胚层在视泡的诱导下增厚，形成晶状体板（Lens placode），晶状体板内陷入视杯内，形成晶状体凹（Lens pits），且渐与表面外胚层脱离，形成晶状体泡（Lens vesicle）。眼的各部分就是由视杯、视柄、晶状体泡及它们周围的间充质进一步分化发育形成的。

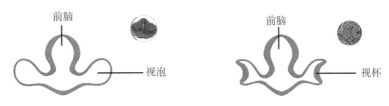

图 27-1　视泡、视杯发生模式图

1. 视网膜的发生

视网膜（Retina）由视杯内、外两层共同分化而成。视杯外层分化为视网膜色素上皮层。视杯内层增厚，为神经上皮层，自第 6 周起，先后依次分化出节细胞、视锥细胞、无长突细胞、水平细胞、视杆细胞和双极细胞。随着胚胎的发育，视杯内、外两层之间的腔变窄，最后消失，于是两层直接相贴，形成视网膜视部，通称视网膜。在视杯边缘部，内层上皮不增厚，与外层分化的色素上皮相贴，视杯前缘向晶状体泡与角膜之间的间充质内延伸，形成视网膜盲部，即睫状体部和虹膜部（图 27-2）。睫状体部内层上皮分化为非色素上皮，虹膜部内层上皮分化为色素上皮。虹膜的外层上皮还分化出虹膜的平滑肌，即瞳孔括约肌和瞳孔开大肌。

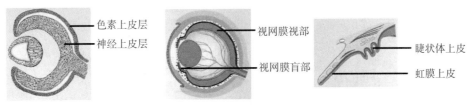

图 27-2　视网膜发生模式图

2. 视神经的发生

胚胎第 5 周，视杯及视柄下方向内凹陷，形成一条纵沟，称脉络膜裂（Choroid fissure）。脉络膜裂内除含间充质外，还有玻璃体动、静脉，为玻璃体和晶状体的发育提供营养（图 27-3）。玻璃体动脉还发出分支营养视网膜。脉络膜裂于胚胎第 7 周封闭，玻璃体动、静脉穿经玻璃体的一段退化，并遗留一残迹称玻璃体管。玻璃体动、静脉近段成为视网膜中央动、静脉。视柄与视杯相连，也分内、外两层，两层之间夹一腔隙。随着视网膜的分化发育，逐渐增多的节细胞轴突向视柄内层聚集，视柄内层逐渐增厚，并与外层融合，两层之间的腔隙消失。视柄内、外层细胞演变为星状胶质细胞和少突胶质细胞，并与节细胞轴突混杂在一起，于是视柄演变为视神经。此时脉络膜裂已愈合关闭，若不关闭，则发生视网膜、睫状体和虹膜全部或者局部缺损。视神经向中枢神经系统方向生长，在垂体前形成视交叉，人胚胎 10 周时形成视束。

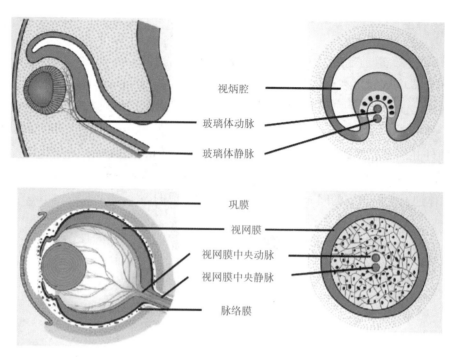

图 27-3　视神经发生模式图

3. 晶状体的发生

晶状体（Lens）由晶状体泡演变而成。最初，晶状体泡由单层上皮组成。泡的前壁细胞呈立方形，分化为晶状体上皮；后壁细胞呈高柱状，并逐渐向前壁方向伸长，形成初级晶状体纤维（Primary lens fiber），泡腔逐渐缩小，直到消失，晶状体变为实体的结构。此后，晶状体赤道区的上皮细胞不断增生、变长并形成新的次级晶状体纤维（Secondary lens fiber），原有的初级晶状体纤维及其胞核逐渐退化形成晶状体核（图 27-4）。新的晶状体纤维逐层添加到晶状体核的周围，晶状体及晶状体核逐渐增大。晶状体纤维终身不断形成，旧的纤维不断被挤到中心，形成不同层次的晶状体核，但随年龄的增长速度减慢。若晶状体在发育过程中受到障碍，则可形成不同类型的先天性白内障或无晶状体畸形。

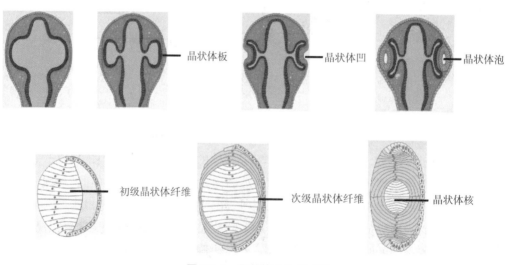

图 27-4　晶状体发生模式图

4. 角膜、睫状体和虹膜的发生

在晶状体泡的诱导下，与其相对的表面外胚层分化为角膜上皮层；角膜上皮后面的间充质分化为角膜其余各层。靠近视杯前缘处的两层上皮增殖，连同进入其间的毛细血管和结缔组织共同形成睫状突，其后侧逐渐变成平坦的睫状环，睫状突和睫状环合成睫状体。晶状体前面的间充质形成一层膜，周边部厚，以后形成虹膜的基质；中央部薄，封闭视杯口，称为瞳孔膜（Pupillary membrane）。视杯两层上皮的前缘部分形成虹膜上皮层，与虹膜的基质共同发育成虹膜。在晶状体泡与角膜上皮之间充填的间充质内出现一个腔隙，即前房（图 27-5）。虹膜与睫状体形成后，虹膜、睫状体与晶状体之间形成后房。胚胎第 7 个月，瞳孔膜中央开始萎缩退化，出生前被吸收形成瞳孔，前、后房经瞳孔相连通。

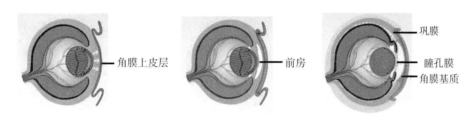

图 27-5　角膜发生模式图

5. 脉络膜和巩膜的发生

视杯周围的间充质在视网膜色素上皮的诱导下分化为内、外两层。内层富含血管和色素细胞，分化成眼球壁的血管膜。血管膜的大部分贴在视网膜外面，即为脉络膜，贴在视杯口边缘部的间充质则分化为虹膜基质和睫状体的主体。外层分化为纤维层，即巩膜。脉络膜与巩膜分别与视神经周围的软脑膜和硬脑膜相连续。

（二）眼睑和泪腺的发生

胚胎第 7 周时，眼球前方与角膜上皮毗邻的表面外胚层形成上、下两个皱褶遮盖角膜，即为眼睑原基（Primordium of eyelid），分别发育成上、下眼睑。反折到眼睑内表面的表面外胚层分化为复层柱状的结膜上皮，与角膜上皮相延续。眼睑外面的表面外胚层则分化为表皮。皱褶内的间充质分化为眼睑的其他结构。第 10 周时，上、下眼睑的边缘互相融合，至第 26 周到第 28 周时才重新张开。上眼睑外侧部表面外胚层上皮下陷形成实心细胞索。第 3 个月，细胞索中央出现腔隙，形成由腺泡和导管构成的泪腺（Lacrimal gland）。出生时，泪腺很小，直到出生 6 周左右，泪腺才具有分泌泪液的功能。泪腺于出生后 3 ~ 4 岁基本完成发育。

（三）眼的常见先天性畸形

1. 虹膜缺损

正常情况下，脉络膜裂在胚胎第 7 周就关闭了。若脉络膜裂在虹膜处未完全闭合，造成虹膜下方缺损，致使圆形的瞳孔呈钥匙孔样，称虹膜缺损（Coloboma of iridis）。此种畸形严重者可延伸到睫状体、视网膜和视神经，并常伴有眼的其他异常。单纯的虹膜缺损经常具有遗传性，被认为是常染色体显性遗传性疾病。

2. 瞳孔膜存留

正常情况下，虹膜瞳孔膜在胎儿期就完全消失了。若覆盖在晶状体前面的瞳孔膜在出生前吸收不完

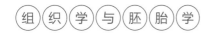

全，致使在晶状体的前方保留着残存的结缔组织网，称瞳孔膜存留（Persistent pupillary membrane）。这种组织很少会影响视力，而且出生后可随年龄增长而逐渐吸收。若残存的瞳孔膜影响视力，可手术剔除。

3. 先天性白内障

出生前晶状体即不透明，为先天性白内障（Congenital cataract），往往导致失明。患儿的晶状体是浑浊的，呈现灰白色。先天性白内障多为遗传性，也可由妊娠早期感染风疹病毒而引起。

4. 先天性青光眼

巩膜静脉窦发育异常或缺失，致使房水回流受阻，眼压增高，眼球膨大，最后导致视网膜损伤而失明，称先天性青光眼（Congenital glaucoma），又称牛眼（Buphthalmos）。先天性青光眼属于常染色体隐性遗传性疾病，发病机制尚不十分明确。

5. 独眼畸形

若两侧视泡在中线合并，则产生独眼畸形（Cyclopia），即仅在正中部有一个眼，眼的上方常有一管状鼻。倘若视泡未发生或视泡发育受阻，则产生无眼或小眼畸形。

二、耳的发生

耳分内耳、中耳和外耳三部分，分别由头部表面外胚层形成的听板、内胚层来源的第 1 咽囊、外胚层来源的第 1 鳃沟及围绕鳃沟的 6 个结节演变而来。

（一）内耳的发生

胚胎第 4 周初，菱脑两侧的表面外胚层在菱脑的诱导下增厚，形成听板（Otic placode），继之向下方间充质内下陷，形成听窝（Otic pit），最后听窝闭合并与表面外胚层分离，形成一个囊状的听泡（Otic vesicle）。听泡是内耳膜迷路的原基，初为梨形，以后向背腹方向延伸增大，形成背侧的前庭囊和腹侧的耳蜗囊，并在背端内侧长出一小囊管，为内淋巴管（图 27-6）。前庭囊演化为三个膜半规管和椭圆囊的上皮；耳蜗囊演化为球囊和耳蜗管的上皮。胚胎第 3 个月时，膜迷路周围的间充质分化成一个软骨性囊，包绕膜迷路。约在胚胎第 5 个月时，软骨性囊骨化，成为骨迷路。于是膜迷路被套在骨迷路内，两者间隔狭窄的外淋巴间隙。

（二）中耳的发生

胚胎第 9 周时，第 1 咽囊向背外侧扩伸，远侧盲端膨大成管鼓隐窝（Tubotympanic recess），近端细窄形成咽鼓管，是鼓室与鼻咽的通道。管鼓隐窝上方的间充质密集形成 3 个听小骨原基。第 6 个月时，3 个听小骨原基先后经软骨内成骨，形成 3 个听小骨。与此同时，管鼓隐窝的末端扩大形成原始鼓室（Primary tympanic cavity），3 个听小骨周围的结缔组织被吸收形成腔隙，并向上部扩展形成鼓室。3 个听小骨渐入鼓室内。管鼓隐窝顶部内胚层与第 1 鳃沟底面的外胚层最初是相贴的，分别形成鼓膜内、外上皮，两者之间的间充质形成鼓膜的结缔组织，于是形成了具有三层结构的鼓膜，位于鼓室和外耳道底之间。

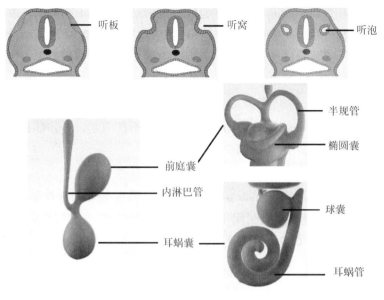

图 27-6　内耳发生模式图

（三）外耳的发生

外耳道（External acoustic meatus）起源于第 1 鳃沟的背侧份。胚胎第 2 个月末，第 1 鳃沟向内生长，形成漏斗状管，演变成外耳道外侧段。管道的底部外胚层细胞增生形成一实心上皮细胞板，称外耳道栓（External acoustic meatus plug）。胚胎第 7 个月时，外耳道栓内部细胞退化吸收，形成管腔，成为外耳道的内侧段。胚胎第 6 周时，第 1 鳃沟周围的间充质增生，形成 6 个结节状隆起，称耳丘（Auricular hillock）。这些耳丘围绕外耳道口，逐渐演变形成耳郭。耳郭发生模式图见图 27-7。

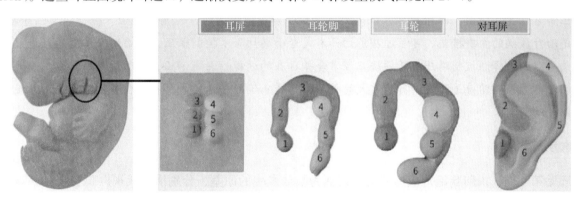

图 27-7　耳郭发生模式图

（四）耳的常见先天性畸形

1. 先天性外耳道闭锁或狭窄

先天性外耳道闭锁或狭窄（Congenital atresia or stenosis of the external auditory meatus）是由第 1 鳃沟和第 1、2 鳃弓后部的发育异常所致，故常伴有耳郭和中耳畸形、颌面骨发育不全。根据畸形的程度可分为轻、中、重三种。临床上中度畸形最常见。男性较女性发病率高。单侧性畸形的发生率高于双侧性。

2. 先天性耳聋

先天性耳聋（Congenital deafness）是指在新生儿出生时或生后不久就已存在的听力障碍，有遗传性

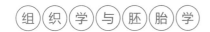

和非遗传性两类。遗传性耳聋属于常染色体隐性遗传，主要是由程度不同的内耳发育不全、耳蜗神经发育不良、听小骨发育缺陷与外耳道闭锁所致；非遗传性耳聋与孕期药物中毒、病毒感染等因素有关。这些因素可损伤胎儿的内耳、螺旋神经节、蜗神经和听觉中枢。每类耳聋均可表现为导音性、感觉神经性或混合性耳聋。先天性耳聋者因听不到语言，不能进行语言学习与锻炼，常表现为又聋又哑。

3. 先天性小耳

先天性小耳（Congenital microtia）常为第1、2鳃弓发育不良引起，耳郭部分缺如，如无耳垂、无耳屏等。小耳畸形多为单侧，常伴有中耳畸形和听力障碍。

4. 先天性耳前窦道

先天性耳前窦道（Congenital preauricular sinuses）是儿童常见的先天性外耳畸形，系胚胎期第1、第2鳃弓上的耳丘融合不良或第1鳃沟背部封闭不全所致，形成皮肤性盲管继续向下延伸，并和鼓室相通，可挤压出白色乳酪状液体，其外口常位于耳轮脚前上方。一旦感染，则红、肿、痛而化脓，可反复发作。本病属常染色体显性遗传性疾病。

本章节理论联系具体临床案例

患儿张某，男，4个月，家长自诉患儿自出生后就有怕光流泪情况，开始家长没有太在意，反而为孩子有一双水汪汪的大眼睛而倍感欣喜。但患儿自3个多月开始，眼球逐渐发绿，角膜增大，不透明，而且看不见东西。家长遂带患儿到医院就诊，检查见双眼角膜高度扩张，已增大到了13 mm，混浊呈灰白色，眼压大于40 mmHg。患儿患的是何种疾病？该如何治疗？

分析和处理：

患儿双眼角膜高度扩张，已增大到了13 mm，混浊呈灰白色，眼压大于40 mmHg。诊断为"先天性青光眼"，是由于胚胎时期前房角发育异常，房水排出受阻、眼压升高。一般患儿在出生时症状不明显，但常常怕光、流泪、眼睑痉挛、眼球大，之后逐渐出现视力下降、角膜混浊、视神经萎缩等症状。手术是治疗该病的主要措施，可通过房角切开术或者小梁切除术控制眼压，小梁切除术是治疗先天性青光眼最合理的选择。控制眼压后还须矫正经常合并存在的近视性屈光不正，预防近视的形成。先天性青光眼的治疗效果与治疗是否及时有非常大的关系，选择正确的手术方式，在出生早期进行手术，绝大部分可以被治愈。

本章小结

胚胎第4周，由前脑泡形成的视泡与视柄为眼球发生的原基，分别演变成视网膜和视神经。视泡内陷成双层视杯结构，外层分化为色素上皮层，内层分化为神经上皮层。在视泡的诱导下，与之紧邻的表面外胚层增厚成晶状体板，随之内陷成晶状体泡。晶状体泡后壁细胞向前延伸成初级晶状体纤维，前壁细胞保持单层立方形状，赤道区细胞不断分裂分化形成次级晶状体纤维。初级晶状体纤维形成晶状体核，次级晶状体纤维逐层添加到晶状体核周围，使晶状体核及晶状体逐渐增大。在晶状体泡的诱导下，其前方表面外胚层分化形成角膜上皮层，角膜的其他层则由上皮后面的间充质分化而成。视杯周围的间充质分为内、外两层，分别分化为血管膜和巩膜。第7周时，眼球前方的表面外胚层形成上、下两个皱褶，分别发育成上、下眼睑。胚胎第10周，上、下眼睑边缘融合，至第26周到第28周时又重新分开。上眼睑外侧部表面外胚层上皮长入间充质，分化为泪腺。眼发育相关畸形有虹膜缺损、先天性白内障和先天性青光眼等。

胚胎第4周，在菱脑的诱导下，表面外胚层增厚，内陷形成听板、听窝，最终与表面外胚层分离，形成囊状的听泡，为内耳膜迷路原基，其周围的间充质分化为骨迷路。听泡向背腹方向延伸，形成背侧的前庭囊和腹侧的耳蜗囊，前者演变为半规管和椭圆囊的上皮，后者演变为球囊和膜蜗管的上皮。中耳由第1咽囊演变而成，其外侧端膨大形成管鼓隐窝，演变为鼓室和咽鼓管，管鼓隐窝上方的间充质形成听小骨原基，分化成3块听小骨。外耳道由第1鳃沟演变而来，耳郭则由围绕外耳道口的6个耳丘演变而成。耳发生的相关畸形有先天性耳聋、先天性外耳道闭锁或狭窄和先天性耳前窦等。

思考题

1. 简述视网膜的发生。
2. 简述听泡的演变。
3. 简述先天性耳前窦发生的原因。

第二十八章 先天性畸形

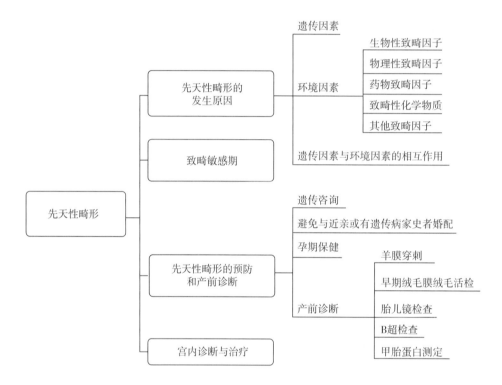

先天性畸形

- 先天性畸形的发生原因
  - 遗传因素
  - 环境因素
    - 生物性致畸因子
    - 物理性致畸因子
    - 药物致畸因子
    - 致畸性化学物质
    - 其他致畸因子
  - 遗传因素与环境因素的相互作用
- 致畸敏感期
- 先天性畸形的预防和产前诊断
  - 遗传咨询
  - 避免与近亲或有遗传病家史者婚配
  - 孕期保健
  - 产前诊断
    - 羊膜穿刺
    - 早期绒毛膜绒毛活检
    - 胎儿镜检查
    - B超检查
    - 甲胎蛋白测定
- 宫内诊断与治疗

学习目标

1. 熟悉：先天性畸形的发生原因。
2. 掌握：致畸敏感期。
3. 了解：先天性畸形的预防和诊断、宫内治疗。

思政入课堂

先天性畸形（Congenital malformation）是先天性异常的一种，为在宫内发生并可在产前、出生或后来发现的结构性异常。先天性异常除形态结构的异常外，还包括功能、代谢、遗传、精神行为方面的异常。

一、先天性畸形的发生原因

（一）遗传因素

遗传因素包括染色体畸变和基因突变。染色体畸变（Chromosome aberration）包括染色体数目异常和染色体结构异常。这类改变可来自亲代遗传，亦可由生殖细胞的异常发育引起。电离辐射、病毒感染、微波辐射、某些药物或化学物质等均可引起染色体畸变。染色体数目异常多因减数分裂时同源染色体不分离所致，常染色体或性染色体均可发生。染色体数目的减少常表现为单体型。常染色体单体型胚胎几乎不能存活；性染色体单体型如先天性卵巢发育不全综合征，即 Turner 综合征（45，XO），胚胎成活率极低，并伴有严重畸形。染色体数目的增多表现为三体型。常染色体三体型如先天性愚型，即唐氏综合征，为第 21 号染色体的三体型［47，XY（XX），+21］所引起，故又称为 21- 三体综合征。性染色体三体型（47，XXY）可引起先天性睾丸发育不全，又称为 Klinefelter 综合征。染色体的结构异常，包括缺失、重复、倒位、异位、插入等。如 5 号染色体短臂末端断裂缺失可引起猫叫综合征。基因突变（Gene mutation）指 DNA 分子碱基组成或排列顺序异常，染色体组型不变，染色体外形不发生改变。基因突变主要引起微观结构或功能方面的遗传性疾病，如镰形红细胞贫血、苯丙酮尿症等，引起的先天性畸形有软骨发育不良、肾上腺肥大、小头畸形、多囊肾、多发性结肠息肉、皮肤松垂症、雄激素不敏感综合征等。若致畸基因在性染色体上，则表现为性连锁遗传，因致畸基因多在 X 染色体上，故又称为 X 连锁遗传病。常见的如血友病、线粒体病、色盲、鱼鳞病、家族性肾炎等。

（二）环境因素

虽然在整个分化和发育过程中，胚胎均受到绒毛膜和胎盘屏障的保护，但环境中仍有某些因子，直接或间接干扰胚胎的正常发育，引起胚胎的发育迟缓、先天性畸形或死亡。引起先天性畸形的环境因素统称致畸因子（Teratogen）。影响胚胎发育的环境有三个层次：①母体周围的环境，这是距离胚胎最远，也是最复杂的外环境；②母体自身的内环境，包括母体的营养、代谢、疾病等；③胚胎所处的环境，包括胎膜、胎盘、羊水等，这是直接作用于胚胎的微环境。外环境中的致畸因子，有的可穿过内环境和微环境而直接作用于胚胎，有的则通过影响和改变内环境和微环境而间接影响胚胎。

1. 生物性致畸因子

现已确定的生物性致畸因子有风疹病毒、巨细胞病毒、单纯疱疹病毒、柯萨奇病毒、弓形体和梅毒螺旋体等。这些致畸因子或通过胎盘屏障，直接作用于胚胎而影响胚胎发育，或通过作用于母体，使母体发热、缺氧、脱水、酸中毒和休克等，造成胎盘结构与功能的改变，引起各种畸形。如风疹病毒可引起先天性心脏病、先天性白内障、小头、小眼、先天性耳聋等，弓形体可引起小头、小眼、脑积水，梅毒螺旋体可引起脑积水、牙齿畸形等。

2. 物理性致畸因子

已经确认的物理性致畸因子包括机械性压迫、损伤和各种射线等。由于胚胎受母体腹壁、子宫和羊水的保护，外环境中的机械因素一般不会损伤胚胎而造成畸形。但是宫腔的某些机械因素有时会影响胚胎发育，导致先天性畸形。例如，羊水过少引起的粘连、羊膜纤维带的压迫、脐带过长而缠绕胎儿肢体等，均可引起胎儿畸形。高强度的电离辐射可引起胎儿小头畸形、中枢神经系统发育障碍、骨发育不全、甲状腺发育不全、多器官畸形等。诊断量的 X 射线或放射性同位素一般不引起胎儿畸形，但仍可能干扰神经细胞的分化，影响胎儿神经系统的发育。故妊娠期妇女应尽量避免接受大剂量的射线。另外，高热、严寒、噪声、微波等，在动物实验中证实有致畸作用，但对人胚有无致畸作用，尚不明确。

3. 药物致畸因子

某些治疗精神病的药物（如吩噻嗪、溴化锂、安非他明等），抗惊厥药物（如三甲双酮、噁唑烷、乙内酰脲等），抗凝血药物（如香豆素等）均有致畸作用，可引起颜面部畸形。多数抗肿瘤药物（如环磷酰胺、氨基蝶呤、氨甲蝶呤、白消安、6- 巯基嘌呤）会导致无脑畸形及四肢畸形。大剂量激素（如黄体酮）可引起男胎尿道下裂和女胎男性化。大剂量抗生素（如新生霉素、链霉素等）可导致先天性耳聋、先天性白内障、短肢畸形等。妊娠两个月后应用治疗量的放射性碘、硫氧嘧啶等抗甲状腺药物，可使胎儿的甲状腺滤泡萎缩退化。妊娠中期，孕妇长期服用亚碘酸盐、碘化钾等含碘类药物，可引起胎儿甲状腺肿。在妊娠后期大剂量使用四环素可引起胎儿牙釉质发育不全，呈棕黄色。

4. 致畸性化学物质

除致畸性药物外，随着社会经济的发展，人类所处环境中也存在大量致畸性化学物质，对人胚发育的危害日渐严重。如工业"三废"、农药、食品防腐剂中均含有致畸因子，某些多环芳香碳氢化合物、亚硝基化合物、烷基和苯类化合物、含磷农药以及重金属（如铅、汞、镉、砷等）均有致畸作用。如甲基汞可引起大脑萎缩、共济失调等。

5. 其他致畸因子

孕妇严重营养不良，维生素缺乏、咖啡因、酗酒，大量吸烟、缺氧等均可致胎儿畸形。如酗酒可导致胎儿酒精综合征（Fetal alcohol syndrome），表现为胎儿发育迟缓，出现小头、小眼，短睑裂、眼距小等，有时还会出现上颌发育不良、关节畸形、掌纹异常、心血管畸形、小颌、腭裂、外生殖器官畸形等多种畸形。近年研究发现，吸烟量与胚胎畸形发生率呈正比。尼古丁使胎盘血管收缩，胎儿缺血缺氧。吸烟产生的一氧化碳可进入胎儿血液并使胎儿缺氧。吸烟所产生的其他有害物质如氰酸盐，对胎儿的正常发育也有不良影响。这些吸烟产生的有害因素使胎儿发育迟缓、产生畸形，甚至死亡、流产。

（三）遗传因素与环境因素的相互作用

在先天性畸形发生中，仅有少数单纯由遗传因素或环境因素引起，多数为遗传因素与环境因素相互作用的结果。遗传因素与环境因素相互作用引起先天性畸形过程中，两种因素所起作用的大小不同。用来衡量遗传因素在某种畸形发生中作用大小的指标，称为该畸形的遗传度。某一畸形的遗传度越高，说明遗传因素在该畸形发生中的作用越大。如先天性巨结肠的遗传度约为 80%，腭裂的遗传度约为 76%，无脑儿和脊柱裂的遗传度约为 60%，先天性心脏畸形的遗传度约为 35%。环境致畸因子可引起基因突变或染色体畸变，导致胚胎发育异常。遗传因素可决定并影响胚胎对环境致畸因子的易感程度，它在种间及个体间均有差异。如人类和其他灵长类动物对沙利度胺易感程度高，可出现残肢畸形。但灵长类动物以外的其他哺乳动物应用沙利度胺几乎不发生畸形。可的松对猪、猴等几乎无影响，但对小白鼠有较明显的致畸作用，可引起腭裂。

环境因素是否对胚胎起作用，以及其作用的程度，均受到胚胎遗传特性的影响。如研究表明，胚胎个体的遗传基因对风疹病毒的敏感性不同。在相同环境条件下，同期妊娠的妇女同时感染了同型风疹病毒，有的新生儿畸形严重，有的发生轻微畸形，有的则完全正常。另外，通过出生后控制环境因素，可使个体潜在的遗传因素不表达，避免或减轻其先天异常导致的临床表现，但不能根除对子代的遗传效应。如蚕豆病为由红细胞内葡萄糖 -6- 磷酸脱氢酶缺乏引起的遗传性疾病，表现为机体在食用蚕豆或某些药物如磺胺、奎宁等环境因素的作用下出现急性溶血性贫血，但只要机体不接触这些诱因，就可以不发病。

二、致畸敏感期

胚胎受致畸因子作用后，最易发生畸形的发育时期称致畸敏感期（Susceptible period）。胚胎发育是连续的过程，处于不同发育阶段的胚胎对于致畸因子作用的敏感性不同。这除了与胚胎的遗传特性和致畸因子的作用强度有关外，还与该发育阶段胚胎细胞的分裂速度及分化程度密切相关。胚胎某器官处在迅速分化和形态发生阶段时，即该器官的致畸敏感期。由于各器官原基的发生和分化时间不同，故致畸敏感期也具有一定差异。

胚前期（0～2周），胚胎受致畸因子作用后，通常死亡，很少发展为畸形。

胚期（3～8周），胚胎细胞增殖分化活跃，各器官的原基出现，并向专一的组织和器官分化。本时期各发育阶段均容易受到致畸因子的干扰和影响，导致胚胎发育异常，从而出现器官水平的畸形，故此期为致畸敏感期。

胎期（9～38周），此期对致畸因子的敏感性降低，一般不出现器官水平的畸形，多表现为微观结构与功能的异常。但由于中枢神经系统、耳、眼、牙、腭和外生殖器等器官发育持续时间较长或发育较晚，若受致畸因子作用，仍可能发生畸形。如外生殖器，自妊娠3个月开始分化，至第8个月发育成型，在此期受到致畸因子的作用，仍然可能出现器官水平上的畸形，如外生殖器发育不全、隐睾等。

不同致畸因子对胚胎作用的致畸敏感期也存在差异。例如，风疹病毒的致畸敏感期为胚胎发育第1个月，畸形发生率为50%；第2个月降至22%，第3个月只有6%～8%。药物沙利度胺的致畸敏感期为受精后的第21～40天内（图28-1）。

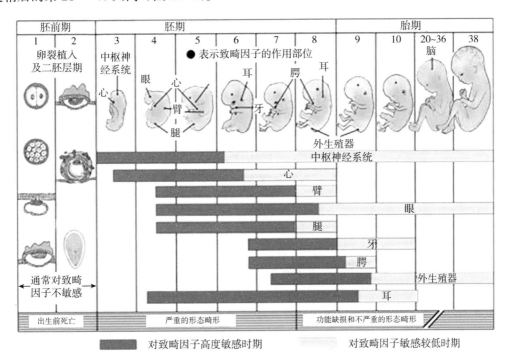

图28-1 人胚胎主要器官的致畸敏感期

三、先天性畸形的预防和产前诊断

随着现代科学技术的发展，先天性畸形发生的机制逐渐被人们所认识，为畸形的预防提供了科学的依据。现代医学诊疗技术的提高，为先天性畸形的宫内诊断和宫内治疗开辟了广阔的前景。

遗传因素是畸形发生的重要因素。因此，采用遗传学方法预防遗传性畸形的发生，是畸形预防中的重要组成部分。近年来，遗传工程的兴起为遗传病的根治展示了美好的前景，但要在临床上大范围的应用还为时尚早。目前对遗传性畸形的预防只能是防患于未然。

（一）遗传咨询

遗传咨询是防止遗传性畸形的重要措施。一般说来，凡是出现或曾经出现过遗传性先天畸形患者的家族、多次出现过同样疾患的家族、先天性智力发育不全的家族和多次自然流产者，均应进行遗传咨询。在咨询过程中，通过家系调查、家谱分析、临床资料等，必要时进行特殊检查，以确定婚配双方是否患遗传性疾病，确定遗传方式，评估遗传风险，并据此制订合理的婚姻和生育计划，以便防止该病的再度发生。对于不适宜生育的夫妇，可建议应用人工授精等生殖工程学措施。

（二）避免与近亲或有遗传病家族史者婚配

这是预防遗传性畸形的一个重要措施。因为血缘关系越近，相同的基因也越多。父母和子女之间有半数左右的基因相同，兄弟姊妹之间有 1/4 左右的基因相同，姑表或姨表兄弟姊妹之间约有 1/6 的基因相同。因此，近亲结婚所生子女纯合型基因对的机会增多。

除避免近亲结婚外，有下列情况者也不应结婚：双方的近亲中有人患有严重的相同隐性遗传病或多基因遗传病，如先天性聋哑、精神分裂症、全身白化病、克汀病等。因为这样的群体大都是隐性致病或致畸基因携带者。尽管其本人并不表现疾病或畸形，但两个隐性致病基因携带者结婚所生的子女有可能表现出来。双方都患有同一种遗传病或畸形，或一方为患者，另一方为隐性基因携带者，也不宜婚配，因为二者婚配所生育子女，至少是隐性致病基因携带者。

（三）孕期保健

孕期保健是防止环境致畸的根本措施。妊娠早期，即妊娠 8 周以内的保健最为重要。因为这个时期正是胚胎各器官系统发生的关键期，最易受到致畸因子的影响而发生畸形。对于妊娠期妇女，特别是在妊娠前 8 周，要避免接触有毒有害物质和放射线等致畸因素。尽量预防感染、合理营养、谨慎用药、戒烟戒酒、避免和减少射线的照射等，这些都是确保胎儿正常发育、减少先天性畸形的基本手段。

（四）产前诊断

产前诊断又称宫内诊断，是指在胎儿出生前，利用各种方法对其发育状态、是否患有某种遗传病或先天性疾病进行诊断。为了更好地预防畸形儿的出生，应对本人或其丈夫有遗传疾病家族史的孕妇、曾生育过有遗传性或遗传度较高的畸形儿的孕妇，多次发生自然流产和死胎、死产的孕妇，高龄初孕者，妊娠早期应用过较多致畸药物者、接受过较多放射或同位素检查、长期处于污染环境或有过致畸性感染的孕妇，羊水过多或过少的孕妇进行宫内诊断，以便早发现、早诊断、早采取措施，预防缺陷儿的出生。宫内诊断的方法随着医疗技术的提高也不断改进、不断更新。产前诊断的方法主要分为有创性和无创性两种。有创性产前诊断包括羊膜穿刺、绒毛膜活检、胎儿镜等。无创性产前诊断包括：①利用超声、X 线、磁共振成像（MRI）等观察胎儿结构；②甲胎蛋白测定；③利用细胞学和分子遗传学方法对孕妇外周血中的胎儿游离 DNA 进行分析，如 PCR、荧光原位杂交技术（FISH）、比较基因组杂交技术（CGH）等。现将常用的几种方法介绍如下。

1. 羊膜穿刺（Amniocentesis）

羊膜穿刺是在超声引导下抽取 10 ~ 20 mL 羊水，做细胞染色体组型检查和化学成分检测。羊水中不仅含有胎儿的尿液、分泌物、代谢产物和多种酶，而且还含有从胎儿体表、消化道和泌尿道脱落下来的上皮细胞。所以羊水的化学组成能够准确地反映胎儿的代谢状况，羊水细胞的染色体分析能够准确地反映胎儿的遗传构成。羊膜穿刺的时间以 15 ~ 17 周最为适宜，因此时宫底已高过耻骨联合，羊水已达 170 mL 左右，与胎儿体积相比，相对数量大，胎儿周围有较广阔的羊水带，羊水中的细胞也较多。因此，此时进行羊膜穿刺，操作简便、安全可靠，而且易于进行培养，如果发现畸形，还易于进行人工流产。

2. 早期绒毛膜绒毛活检（Chorionic villus biopsy，CVB）

绒毛膜细胞与胚体细胞同源于受精卵，二者具有相同的染色体组型。因此，可以通过绒毛膜绒毛活检诊断胚体的染色体异常。CVB 检查可在妊娠第 8 周通过宫颈穿刺吸取绒毛的滋养层细胞，将滋养层细胞与子宫的蜕膜细胞分离，然后直接进行染色体分析和 DNA 研究或培养后进行细胞遗传学检查、DNA 研究和代谢分析。

3. 胎儿镜检查

胎儿镜是用光导纤维制成的一种内窥镜，在妊娠第 15～20 周应用效果最好。先用 B 超测定胎儿和胎盘的确切位置，然后在局麻下经下腹部切口将胎儿镜插入羊膜囊。通过胎儿镜可直接观察胎儿头面、四肢和躯体的发育状况，观察有无面裂、唇裂、残肢、并指（趾）、神经管缺陷、前腹壁裂等畸形，确定胎儿性别。应用胎儿镜还可采集血液、皮肤标本，以进行相关检查；还可直接给胎儿注射药物或输血。

4. B 超检查

B 超检查是一项简便实用、准确可靠的产前诊断方法，它不仅是羊膜穿刺和胎儿镜检查的先导，能确定胎儿和胎盘的位置，而且能确定多种畸形，包括胎儿外部畸形和某些内脏畸形。

5. 甲胎蛋白测定

甲胎蛋白又称胎儿蛋白（Alpha-fetoprotein，AFP），是胎儿产生的一种特殊蛋白。在孕妇血清中和胎儿羊水中均有表达，但羊水中的 AFP 在检测中敏感性更高一些。胎儿出现开放性神经管畸形时，AFP 浓度高于正常数十倍。

四、宫内诊断与治疗

宫内诊断的目的是防止严重畸形儿的降生和宫内治疗某些畸形。近年来，宫内诊断的研究进展很快，现有技术已经能够对若干畸形做出准确的宫内诊断。但是能够进行宫内治疗的畸形还非常有限。非手术性治疗方法开展较早，也收到了一定效果。例如，用小剂量的可的松治疗胎儿肾上腺性综合征（Adrenogenital syndrome）；用甲状腺素治疗胎儿甲状腺功能减退引起的发育紊乱等。进展较快并能收到立竿见影之效的宫内治疗方法是胎儿手术治疗。宫内诊断和宫内手术治疗已经形成了一个专门的学科领域，称胎儿外科学（Fetal surgery）。超声技术大大提高了畸形的宫内诊断水平，使更多的畸形能够得到准确的产前诊断，为宫内手术矫正提供了前提条件。首例宫内手术治疗是 1963 年 Liley 用宫内胎儿输血方法治疗胎儿脑积水，并获得了成功。此后，胎儿颅脑穿刺术、脑室—羊膜腔沟通术等治疗脑积水也取得了成功。目前，越来越多的先天性畸形能够进行功能介入性治疗及手术治疗，如先天性胎儿膈疝修补术、胎儿脐带血管穿刺、胎儿先天性肺囊性腺瘤样病变的治疗、胸腔积液的治疗、尿道梗阻等。

📖 本章节理论联系具体临床案例

患者，女，28 岁，G1P0，无既往病史，无服药史，有家庭装修史。妊娠 13 周行超声检查，可见：胎儿全身皮下见无回声包绕，颈部为著。颈后探及范围约 2.7×1.1×0.7 cm 囊性回声，透声差，可见分隔。上唇探及两处连续性中断，均宽约 0.12 cm，硬腭探及宽约 0.31 cm 回声中断，可见颌骨前突。另于三尖瓣口探及轻度反流信号，三血管切面肺动脉内径窄于主动脉，CDFI：肺动脉内可探及双向血流信号。超声诊断为胎儿发育异常：①双侧唇腭裂；②全身皮肤水肿，颈后淋巴水囊瘤；③肺动脉狭窄可能、三尖瓣轻度反流，建议进行遗传咨询。

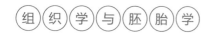

分析和处理：

孕妇有家庭装修史，即有致畸性化学物质接触史，超声检查结果提示唇腭裂、淋巴水囊瘤、心血管等先天性畸形发生，应及时终止妊娠。孕妇行引产术后，患儿所见符合超声诊断。家属拒绝尸检，因此心脏结构异常无法证实。孕妇染色体核型分析结果未见明显异常。患儿染色体微阵列芯片检测（CMA）报告提示 13 号染色体三体。预防先天性畸形，应于孕前、孕期尽量避免接触各种致畸因子，尤其是致畸敏感期。重视孕期保健，及时发现先天性畸形，避免严重畸形儿的出生。

📖 本章小结

先天性畸形（Congenital malformation）是先天性异常的一种，为在宫内发生并可在产前、出生或后来发现的结构性异常。导致先天性畸形发生的原因有遗传因素、环境因素、遗传和环境因素共同作用。

胚胎受致畸因子作用后最易发生畸形的发育时期称致畸敏感期（Susceptible period）。一般说来，致畸敏感期为胚期（3 ~ 8 周），但胎期（9 ~ 38 周）仍可发生先天性畸形。

为预防先天性畸形，可开展遗传咨询、避免与近亲或有遗传家族史者婚配，重视孕期保健及产前诊断，积极进行宫内诊断和治疗。

🧠 思考题

1. 常见的致畸因子包括哪些？

2. 什么是致畸敏感期？

3. 常见的产前诊断方法包括哪些？

参考文献

［1］王春艳，余鸿 . 组织学与胚胎学［M］. 北京：人民卫生出版社，2020.

［2］白咸勇，胡军 . 组织学与胚胎学：案例版［M］.3 版 . 北京：科学出版社，2020.

［3］李继承，曾园山 . 组织学与胚胎学［M］.9 版 . 北京：人民卫生出版社，2018.

［4］李培，沈华平 . 组织学与胚胎学［M］. 上海：同济大学出版社，2017.

［5］成令忠，钟翠平，蔡文琴 . 现代组织学［M］. 上海：上海科学技术出版社，2003.

［6］人体解剖学与组织胚胎学名词审定委员会 . 组织学与胚胎学名词［M］.2 版 . 北京：科学出版社，2014.

［7］李和，李继承 . 组织学与胚胎学［M］.3 版 . 北京：人民卫生出版社，2015.

［8］邹仲之，李继承 . 组织学与胚胎学［M］.8 版 . 北京：人民卫生出版社，2013.

［9］刘厚奇，张远强，周国民 . 医学发育生物学［M］. 北京：科学出版社，2004.

［10］苏衍萍，王春艳 . 组织学与胚胎学［M］. 南京：江苏科学技术出版社，2013.

［11］郭顺根 . 组织学与胚胎学［M］.2 版 . 北京：人民卫生出版社，2012.

［12］唐军民，张雷 . 组织学与胚胎学［M］.4 版 . 北京：北京大学医学出版社，2018.

［13］贾建平，陈生弟 . 神经病学［M］.8 版 . 北京：人民卫生出版社，2018.

［14］王亚平，周雪 . 组织学与胚胎学［M］.2 版 . 北京：科学出版社，2016.

［15］刘黎青 . 组织学与胚胎学［M］.3 版 . 北京：人民卫生出版社，2016.

［16］苏衍萍 . 组织学与胚胎学［M］. 北京：中国科学技术出版社，2014.

［17］葛均波，徐永健，王辰 . 内科学［M］.9 版 . 北京：人民卫生出版社，2018.

［18］陈孝平，汪建平，赵继宗 . 外科学［M］.9 版 . 北京：人民卫生出版社，2018.